U0304741

Antibiotics Manual   2nd Edition

抗生素手册
常用抗生素指南

A Guide to Commonly Used Antimicrobials

第 2 版

著　者　[美] 大卫·施洛斯伯格 (*David Schlossberg*)

　　　　[美] 拉菲克·塞缪尔 (*Rafik Samuel*)

主　译　李小悦　杨　潇

审　译　张忠丽

WILEY

CTS K　湖南科学技术出版社

·长沙·

图书在版编目（CIP）数据

抗生素手册：常用抗生素指南：第2版 /（美）大卫·施洛斯伯格，（美）拉菲克·塞缪尔著；李小悦，杨潇主译 . — 长沙：湖南科学技术出版社，2023.4
（国际临床经典指南系列丛书）
ISBN 978-7-5710-1549-7

Ⅰ . ①抗… Ⅱ . ①大… ②拉… ③李… ④杨… Ⅲ . ①抗菌素—用药法—手册 Ⅳ . ① R978.1-62

中国国家版本馆 CIP 数据核字 (2023) 第 062667 号

Title: Antibiotics manual: a guide to commonly used antimicrobials, Second edition by David Schlossberg, Rafik Samuel, ISBN: 9781119220756
Copyright ©2017 John Wiley & Sons Ltd.
All Rights Reserved. This translation published under license. Authorized translation from the English language edition.Published by John Wiley & Sons. No part of this book may be reproduced in any form without the written permission of the original copyrights holder.
Copies of this book sold without a Wiley sticker on the cover are unauthorized and illegal.

本书中文简体版专有翻译出版权由 John Wiley & Sons,Inc. 公司授予北京医莱博克文化有限公司。未经许可，不得以任何手段和形式复制或抄袭本书内容。本书封底贴有 Wiley 防伪标签，无标签者不得销售。版权所有，侵权必究。
著作权合同登记号 18-2023-065

KANGSHENGSU SHOUCE CHANGYONG KANGSHENGSU ZHINAN DI 2 BAN

抗生素手册　常用抗生素指南　第 2 版

著　者：[美]大卫·施洛斯伯格　[美]拉菲克·塞缪尔
主　译：李小悦　杨潇
出 版 人：潘晓山
出版统筹：张忠丽
责任编辑：李忠　杨颖
特约编辑：王超萍
出版发行：湖南科学技术出版社
社　址：长沙市芙蓉中路一段 416 号泊富国际金融中心
网　址：http://www.hnstp.com
湖南科学技术出版社天猫旗舰店网址：
　　　　http://hnkjcbs.tmall.com
邮购联系：0731-84375808
印　刷：廊坊市海涛印刷有限公司
　　　　（印装质量问题请直接与本厂联系）
厂　址：廊坊市安次区码头镇金官屯
邮　编：065000
版　次：2023 年 4 月第 1 版
印　次：2023 年 4 月第 1 次印刷
开　本：787mm×1092mm 1/32
印　张：20.25
字　数：503 千字
书　号：ISBN 978-7-5710-1549-7
定　价：138.00 元
（版权所有·翻印必究）

对 Yuan，再一次：

Shall I compare thee to a summer's day?
Thou art more lovely and more temperate.
Rough winds do shake the darling buds of May,
And summer's lease hath all too short a date.

....

But thy eternal summer shall not fade,
Nor lose possession of that fair thou ow'st

——莎士比亚《十四行诗 18》

大卫·施洛斯伯格

这本书献给我的家人，法里德、莱拉、达利亚、埃德和马特。谢谢你们，是你们成就了今日的我。

拉菲克·塞缪尔

PREFACE
前言

很高兴推出我们这本书的第 2 版。自第一版以来，新抗菌药物的开发呈爆炸式增长，因此需要增加 36 个新章节，包括新的抗逆转录病毒、抗丙型肝炎病毒、抗分枝杆菌、抗真菌和合成抗菌药物。所有较旧的章节都根据需要进行了更新，并添加了新的表格，突出了显著的抗菌毒性，并指出了对疑难病原体困难病原形的潜在特定覆盖范围。与第一版相同，我们打算让这本书填补临床医生武器库中一个重要的特定领域：它是各个简短章节的汇编，每个章节都专门针对特定的抗生素。配方、公式和有用定义的最后一章，现在还包括上述提到的毒性和覆盖率表。每个抗菌药章节都列出了药物的类别、作用机制、耐药机制、代谢途径、适应证和药品说明书中的用途、相关毒性、显著的药物相互作用，以及常规和特殊人群的剂量。本书的重点不是针对特定生物体或临床综合征的建议；相反，它是关于可用抗菌药物临床有用信息的概要。

我们已经包括了目前存在的美国食品药品管理局（FDA）批准的适应证，还包括药品说明书外的用途。对于许多药剂而言，毒性和药物相互作用大且复杂。通常，临床医生必须研究药品说明书本身的和其他的用途，以确定显著的毒性。我们试图以方便、易于阅读的格式组织编写最常见和最重要的毒性和药物相互作用。

剂量信息包括肾功能不全、肝功能障碍和儿科的特殊人群，每章最后都列出了临床学习精华，为前面的讨论增加了实用技巧。在可能的情况下，我们使用官方药品标签作为主要信息来源，并在参考文献中补充各种印刷和电子来源，读者可在这些资源中查找更多详细信息。

除了 FDA 批准的适应证外，我们还列出了选定药物的标签外用途。此外，由于许多抗寄生虫药在美国很难买到，我们在适当处提供了美国疾病控制中心（CDC）或复方药房的相关联系方式。

主要目录按品牌名称和通用名称的字母顺序列出了抗菌药物；接下来是第二个目录，其中按通用名称和品牌名称列出了抗菌药物。因此，可以通过品牌和通用名称方便地访问药物信息。配方、定义和公式一章提供了肝病的分类、肌酐清除率和体表面积的计算公式，并讨论了连续性肾脏替代治疗 (CRRT) 的各种术语。接下来是针对选定和具有挑战性的生物体的各种药物毒性和特定抗菌生物体覆盖率的表格。

我们希望这本书能帮助临床医生以一种方便且临床实用的形式浏览抗生素处方中日益复杂的细节。

我们衷心感谢 Claire Bonnett、Deirdre Barry、Teresa Netzler、M.R.Shobana、Patricia Bateson 和 Sonali Melwani 的远见和专业知识。

David Schlossberg, MD, FACP, FIDSA, FCPP
医学博士、美国内科医师学会会员、美国传染病学会会员、美国胸科医师学会会员 大卫·施洛斯伯格

Rafik Samuel, MD, FACP, FIDSA, FCPP
医学博士、美国内科医师学会会员、美国传染病学会会员、美国胸科医师学会会员 拉菲克·塞缪尔

BRAND TABLE OF CONTENTS
商品名目录

GENERIC NAME
通用名目录

Z

ABELCET/两性霉素B脂质复合物

基本特性

1. 类别：多烯类。

2. 作用机制：①两性霉素 B 通过麦角甾醇插入细胞质膜，导致真菌膜通透性增加和细胞内离子丢失。②两性霉素 B 也影响氧化，并可能以这种方式导致真菌死亡。

3. 耐药机制：耐药是罕见的，是由于细胞膜的变化阻止了两性霉素插入细胞膜。

4. 代谢途径：两性霉素 B 由肾脏缓慢排泄，2% ~ 5% 的剂量以生物活性形式排泄。停止治疗后，至少 7 周内可在尿液中检测到两性霉素。可能的代谢途径的细节尚不清楚。

FDA 批准的适应证

对常规两性霉素 B 治疗无效或不耐受的患者的侵袭性真菌感染。

不良反应 / 毒性

不良反应与两性霉素 B 脱氧胆酸盐相似，但发生频率较低或严重程度较低。

对两性霉素 B 或制剂中的任何其他成分表现出过敏反应的患者禁用。开始静脉输注后 1 ~ 3 小时常见急性反应，包括发烧、寒战、低血压、厌食、恶心、呕吐、头痛和呼吸急促。快速静脉输注与低血压、低钾血症、心律失常和休克有关，因此应避免。

肾功能减退的患者应谨慎使用两性霉素 B，建议经常监测肾功能。

由于在白细胞输注期间或输注后不久接受两性霉素 B 的患者报告了急性肺部反应，因此，建议尽可能暂时分开这些输注并监测肺功能。

已有报道使用两性霉素 B 后出现白质脑病。

药物相互作用

与抗肿瘤药同时使用可能会增加肾毒性、支气管痉挛和低血压的可能性，因此应谨慎地同时使用。

与皮质类固醇和促肾上腺皮质激素（ACTH）同时使用时需密切监测血清电解质和心脏功能。

与洋地黄苷同时使用时，两性霉素 B 诱导的低钾血症可能会增强洋地黄的毒性。

与氟胞嘧啶同时使用可能会增加氟胞嘧啶的毒性。

与咪唑类（例如氟康唑）同时使用，咪唑类可能会引起真菌对两性霉素 B 的耐药性，联合用药时应谨慎。

与其他肾毒性药物同时使用，可能会增加药物引起的肾毒性的可能性，应谨慎地同时使用。

与骨骼肌松弛剂同时使用，两性霉素 B 诱导的低钾血症可能增强骨骼肌松弛剂的箭毒样作用。

据报道，接受静脉内两性霉素 B 和白细胞输注的患者会出现急性肺毒性。

剂量

5 毫克 /（千克体重·日），单次输注。

特殊人群

1. 肾功能不全：密切监测肾功能。对于肾功能不全或透析的患者，不建议调整剂量。

2. 肝功能损害：应定期监测肝脏检查。

3. 儿科：同成人。

抗生素治疗艺术

临床学习精华

（1）两性霉素有多种形式，但有许多重要区别。两性霉素 B 脱氧胆酸盐、两性霉素 B 脂质分散体、两性霉素 B 脂质复合物或脂质体两性霉素 B。本节仅涉及两性霉素 B 脂质复合物。两性霉素 B 脂质复合物的不良反应与两性霉素 B 脱氧胆酸盐的不良反应相似，但往往发生频率较低或严重程度较低。

（2）预先使用对乙酰氨基酚、苯海拉明、杜冷丁，甚至氢化可的松可降低输注相关毒性。

（3）两性霉素 B 给药前补水和补钠可降低发生肾毒性的风险。

（4）葡萄牙假丝酵母菌、波氏假阿利什霉菌和镰刀菌属通常对两性霉素 B 耐药，伏立康唑常用于治疗这些感染。

（5）建议定期监测肝功能、血清电解质（特别是镁和钾）、血细胞计数和血红蛋白浓度。

ALBENZA/阿苯达唑

基本特性

1. 类别：广谱抗蠕虫药。

2. 作用机制：抑制微管蛋白聚合，导致细胞质微管丢失。

3. 代谢途径：在肝脏中转化为阿苯达唑亚砜并随粪便排出体外。

FDA 批准的适应证

治疗神经囊虫病和包虫病（猪带绦虫的幼虫形式），还有细粒棘球绦虫。

也用于：钩虫病、蛔虫病、皮肤幼虫移行症、蛲虫病、支睾吸虫病、颚口线虫病、钩虫病、微孢子虫病、类圆线虫病、旋毛虫病、鞭虫病和内脏幼虫移行症。

不良反应 / 毒性

粒细胞减少症、粒细胞缺乏症和全血细胞减少症，超过 15% 的患者肝酶升高。

药物相互作用 / 食物相互作用

阿苯达唑应与食物一起服用。

阿苯达唑可诱导细胞色素 P450-1A 酶的产生，与茶碱、西咪替丁、地塞米松和吡喹酮合用时应慎用。

剂量

阿苯达唑以 200 毫克片剂形式给药。

包虫病：400 毫克，每日 2 次，随餐服用，持续 28 日，然后 14 日不服用药物。此疗程重复两次直到第 3 个疗程。

神经囊尾蚴病：400 毫克，每日 2 次，随餐服用，持续

8～30日。对于体重60千克以下的人，剂量为15毫克/（千克体重·日），分次服用，最大剂量为800毫克/日。

钩虫：400毫克×1次。

蛔虫病：400毫克×1次。

支睾吸虫：10毫克/千克体重，每日1次，持续7日。

皮肤幼虫移行症：1次400毫克，每日1次，持续3日。

蛲虫病：400毫克×1次。

颚口线虫病：400毫克，每日2次，共21日。

钩虫：400毫克×1次。

微孢子虫病：400毫克，每日2次。

类圆线虫病：400毫克×1次。

旋毛虫病：400毫克，每日2次，持续14日。

鞭虫病：400毫克×1次。

内脏幼虫移行症：400毫克，每日2次，持续5日。

🌐 特殊人群

1. 肾功能不全：目前没有对肾功能不全患者调整剂量。

2. 肝功能障碍：肝外梗阻患者的阿苯达唑水平升高，但无需调整剂量。

3. 儿科：15毫克/（千克体重·日），分为2次。

🗡 抗生素治疗艺术

临床学习精华

（1）治疗神经囊尾蚴病时，应在服用阿苯达唑前给予类固醇。

（2）阿苯达唑应与食物同服。

（3）对于儿童，应将药片压碎，因为儿童通常吞咽药片有困难。

（4）治疗期间应每2周检查1次全血细胞计数和肝功能检查。

ALINIA/硝唑尼特

📋 基本特性

1. 类别：抗原虫剂。

2. 作用机制：抑制原虫中的丙酮酸铁氧化还原蛋白氧化还原酶。

3. 代谢途径：服药剂量的 1/3 通过尿液排出，2/3 通过粪便排出。

FDA FDA 批准的适应证

硝唑尼特口服混悬液（1 岁及以上患者）和片剂（12 岁及以上患者）适用于治疗由兰伯氏鞭毛虫或隐孢子虫引起的腹泻。

也用于：溶组织阿米巴、环孢子虫、阴道毛滴虫、肠脑炎微孢子虫、贝氏等孢子球虫、人芽囊原虫、结肠小袋纤毛虫、微孢子虫、人蛔虫、猪鞭虫、牛带绦虫、短膜壳绦虫和肝片吸虫。

✳ 不良反应 / 毒性

恶心、呕吐、腹泻和腹痛。

🔺 药物相互作用 / 食物相互作用

食物会增加硝唑尼特的吸收。

💊 剂量

治疗由兰伯氏鞭毛虫或隐孢子虫引起的腹泻	1 ~ 3 岁	每 12 小时 5 毫升（100 毫克硝唑尼特）与食物一起服用	服用 3 日
	4 ~ 11 岁	每 12 小时 10 毫升（200 毫克硝唑尼特）与食物一起服用	
	≥ 12 岁	每 12 小时服用 1 片（500 毫克硝唑尼特）或每 12 小时服用 25 毫升（500 毫克硝唑尼特）与食物一起服用	

⊕ 特殊人群

1. 肾功能不全：无需调整剂量。

2. 肝功能障碍：无需调整剂量。

3. 儿科：见上面的剂量表。

⚡ 抗生素治疗艺术

临床学习精华

在 HIV 感染或免疫缺陷患者中，硝唑尼特治疗由隐孢子虫引起的腹泻并未显示出优于安慰剂。

AMBISOME/脂质体两性霉素B

基本特性

1. 类别：冻干的多烯。

2. 作用机制：①两性霉素 B 通过麦角甾醇插入细胞质膜，导致真菌膜通透性增加和细胞内离子丢失。②两性霉素 B 也影响氧化，并可能以这种方式导致真菌死亡。

3. 耐药机制：耐药性很少见，是由于细胞膜的变化阻止了两性霉素插入细胞膜。

4. 代谢途径：可能的代谢途径的细节尚不清楚。

FDA 批准的适应证

发热性中性粒细胞减少患者推测的真菌感染的经验性治疗。

HIV 感染患者的隐球菌性脑膜炎。

曲霉属真菌、念珠菌属或隐球菌属感染对两性霉素 B 脱氧胆酸盐无效，或肾损伤或毒性不可接受的患者不能使用两性霉素 B 脱氧胆酸盐。

治疗内脏利什曼虫病。

不良反应 / 毒性

不良反应与两性霉素 B 脱氧胆酸盐相似，但发生频率较低或严重程度较低。

对两性霉素 B 或制剂中的任何其他成分表现出过敏反应的患者禁用。开始静脉输注后 1 ~ 3 小时常见急性反应，包括发烧、寒战、低血压、厌食、恶心、呕吐、头痛和呼吸急促。快速静脉输注与低血压、低钾血症、心律失常和休克有关，因此应避免。

肾功能减退的患者应谨慎使用两性霉素 B，建议经常监测肾功能。

由于在白细胞输注期间或输注后不久接受两性霉素B的患者报告了急性肺部反应，因此，建议尽可能暂时分开这些输注并监测肺功能。

已有报道使用两性霉素B后出现白质脑病。

⚠ 药物相互作用

与抗肿瘤药同时使用可能会增加肾毒性、支气管痉挛和低血压的可能性，因此应谨慎地同时使用。

与皮质类固醇和促肾上腺皮质激素（ACTH）同时使用，应密切监测血清电解质和心脏功能。

与洋地黄苷同时使用，两性霉素B诱导的低钾血症可能会增强洋地黄的毒性。

与氟胞嘧啶同时使用可能会增加氟胞嘧啶的毒性。

与咪唑类（例如氟康唑）同时使用，咪唑类可能会引起真菌对两性霉素B的耐药性，联合用药时应谨慎。

与其他肾毒性药物同时使用，可能会增加药物诱发肾毒性的可能性，因此，同时使用时应谨慎。

与骨骼肌松弛剂同时使用，两性霉素B诱导的低钾血症可能增强骨骼肌松弛剂的箭毒样作用。

据报道，接受静脉内两性霉素B和白细胞输注的患者出现急性肺毒性。

💊 剂量

适应证	剂量
经验性治疗	3毫克/（千克体重·日）
全身性真菌感染	3～5毫克/（千克体重·日）
隐球菌性脑膜炎	6毫克/（千克体重·日）
内脏利什曼病 （有免疫力）	3毫克/（千克体重·日），持续5日；然后在第14日和第21日再次给药
（免疫受损）	4毫克/（千克体重·日），持续5日；然后在第10、17、24、31和38日再次给药

⊕ 特殊人群

1. 肾功能不全：密切监测肾功能。对于肾功能不全或透析者，不建议调整剂量。

2. 肝功能损害：应定期监测肝脏检查。

3. 儿科：使用与成人相似的剂量。

⚗ 抗生素治疗艺术

临床学习精华

（1）两性霉素有多种形式，但有许多重要区别：两性霉素B脱氧胆酸盐、两性霉素B脂质分散体、两性霉素B脂质复合物或两性霉素B脂质体。本节仅涉及脂质体两性霉素B。脂质体两性霉素B的不良反应类似于那些使用两性霉素B脱氧胆酸盐出现的情况，但往往发生频率较低或严重程度较低。

（2）预先服用对乙酰氨基酚、苯海拉明、杜冷丁和氢化可的松，可以降低输液相关的毒性。

（3）两性霉素B给药前补水和补钠可降低发生肾毒性的风险。

（4）葡萄牙假丝酵母菌、波氏假阿利什霉菌和镰刀菌属通常对两性霉素B耐药，伏立康唑常用于治疗这些感染。

（5）建议定期监测肝功能、血清电解质（特别是镁和钾）、血细胞计数和血红蛋白浓度。

AMIKIN/阿米卡星

基本特性

1. 类别：氨基糖苷类。

2. 作用机制：①重排细菌细胞壁外膜中的脂多糖，导致细胞壁破裂。②结合细菌核糖体的30S亚基，终止蛋白质合成。

3. 耐药机制：①革兰氏阴性菌通过乙酰化灭活氨基糖苷类。②一些细菌会改变30S核糖体亚基，从而防止阿米卡星干扰蛋白质合成。③低水平的耐药性可能是由于细菌对阿米卡星的吸收受到抑制所致。

4. 代谢途径：药物在尿液中以原形排出体外。

FDA 批准的适应证

治疗引起菌血症、肺炎、骨髓炎、关节炎、脑膜炎、皮肤和软组织感染、腹腔内感染、烧伤和术后感染、尿路感染的敏感革兰氏阴性菌。

也用于：结核杆菌、禽分枝杆菌细胞内肺病和诺卡氏菌；与β-内酰胺类药物联合治疗革兰氏阳性血管内感染。

不良反应 / 毒性

警告

1. 耳毒性：前庭毒性和听觉耳毒性，特别是在肾损伤患者、接受高剂量治疗和长期治疗的患者中生成。由于耳毒性增加，避免与强效利尿剂（例如依他尼酸）一起使用。

2. 肾毒性：特别是在肾功能受损的患者和接受较高剂量或长期治疗的患者中生成。避免与其他肾毒性药物和强效利尿剂同时使用，会导致脱水。

3. 神经肌肉阻滞剂：尤其是在接受麻醉剂、神经肌肉阻滞剂或大量输血的患者中生成。其他神经毒性可能包括麻木、皮肤刺痛、肌肉抽搐。

其他不良反应包括皮疹、发热、头痛、感觉异常、震颤、癫痫、恶心和呕吐、嗜酸性粒细胞增多、关节痛、贫血、低血压和低镁血症。据报道，玻璃体内给药（注射入眼）阿米卡星后，黄斑梗塞有时会导致永久性视力丧失。

药物相互作用

阿米卡星不应与其他具有肾毒性或耳毒性的药物一起给药。

剂量

1. 总剂量：15毫克/（千克体重·日），肌肉注射或静脉注射，每日1次或每8～12小时分次给药。

2. 鞘内剂量：10～40毫克/24小时。

特殊人群

1. 肾功能不全：通过增加间隔（血清肌酐乘以9，基于每12小时给药1次）或通过将剂量乘以观察到的肌酐清除率/正常肌酐清除率的比率来降低剂量来调整剂量。

（1）血液透析：血液透析期间负荷剂量为10毫克/千克体重，然后在血液透析后为2.5～3.75毫克/千克体重。

（2）腹膜透析：2.5毫克/（千克体重·日）的静脉注射或3～4毫克/2升的透析液去除。

（3）连续性肾脏替代治疗：10毫克/千克体重负荷剂量，然后每24～48小时7.5毫克/千克体重。

2. 肝功能障碍：无需调整剂量。

3. 儿科：儿童应谨慎使用阿米卡星。

抗生素治疗艺术

临床学习精华

（1）与其他氨基糖苷类药物相比，阿米卡星有可能对革兰氏阴性杆菌有效。

（2）氨基糖苷类需要氧气才能活跃，因此，在厌氧环境中效果较差，例如脓肿或受感染的骨骼。

（3）氨基糖苷类在低 pH 环境下活性降低，如呼吸道分泌物或脓肿。

（4）服用氨基糖苷类药物时，使用理想体重而不是实际体重。

（5）阿米卡星具有抗生素后作用，可每日使用 1 次。

（6）氨基糖苷类药物具有浓度依赖性，因此，如果间隔时间较长且剂量较高，则更有效。例如，给予阿米卡星 15 毫克 /（千克体重·日）可能比 5 毫克 /（千克体重·8 小时）更有效。

（7）静脉注射剂量应在 60 分钟内输注，以避免神经肌肉阻滞。

（8）应密切监测肾和第八神经功能。

（9）目标血清水平：每日多次给药最大量为 15 ~ 30 微克 / 毫升，最小量为 5 ~ 10 微克 / 毫升。每日给药 1 次最大量为 56 ~ 64 微克 / 毫升，最小量 < 1 微克 / 毫升。

AMOXICILLIN/阿莫西林

基本特性

1. 类别：氨基青霉素。

2. 作用机制：结合青霉素结合蛋白（PBP），破坏细胞壁合成。

3. 耐药机制：① PBP可以改变，降低亲和力。② B-内酰胺酶的产生，导致β-内酰胺环水解。③当细菌减少孔蛋白的产生时，抗生素到达PBP的能力降低，导致细胞内药物浓度降低。

4. 代谢途径：阿莫西林在尿液中以原形排出体外。

FDA 批准的适应证

阿莫西林适用于治疗下列病症中由敏感（仅β-内酰胺酶阴性）微生物菌株引起的感染：耳、鼻、喉感染、泌尿生殖道感染、皮肤和皮肤结构的感染、下呼吸道感染、淋病、急性无并发症（肛门生殖器和尿道感染）。

根除幽门螺旋杆菌：①三联疗法，阿莫西林+克拉霉素+兰索拉唑；②双联疗法，阿莫西林+兰索拉唑。

不良反应 / 毒性

任何有青霉素过敏反应史者禁用。

不良反应包括艰难梭菌相关性腹泻（CDAD）、皮肤黏膜念珠菌病、恶心、呕吐、腹泻、黑舌病、过敏反应，包括皮疹、多形红斑和史-约综合征、门冬氨酸转氨酶（谷草转氨酶）和/或丙氨酸氨基转移酶（谷丙转氨酶）升高、结晶尿、贫血、血小板减少、嗜酸性粒细胞增多、白细胞减少、多动症和抽搐。

🔺 药物相互作用 / 食物相互作用

阿莫西林胶囊、咀嚼片和口服混悬剂可在不考虑膳食的情况下服用。

同时使用阿莫西林和丙磺舒可能会导致阿莫西林血药浓度升高和作用时间延长。

氯霉素、大环内酯类、磺胺类和四环素类可能会干扰青霉素的杀菌作用。

当使用 Clinitest® 检测尿液中是否存在葡萄糖时，高浓度的阿莫西林可能导致假阳性反应，建议使用基于酶促葡萄糖氧化酶反应的葡萄糖测试（如 Clinitix®）。

🔖 剂量

每粒胶囊含 250 毫克或 500 毫克；每片含 500 毫克或 875 毫克；每片咀嚼片含有 125 毫克、200 毫克、250 毫克或 400 毫克；口服混悬液每 5 毫升含 200 毫克或每 5 毫升含 400 毫克。

感染类型	剂量
耳 / 鼻 / 喉（轻度 / 中度）	每 12 小时 500 毫克或每 8 小时 250 毫克
耳 / 鼻 / 喉（严重）	每 12 小时 875 毫克或每 8 小时 500 毫克
下呼吸道	每 12 小时 875 毫克或每 8 小时 500 毫克
皮肤 / 皮肤结构（轻度 / 中度）	每 12 小时 500 毫克或每 8 小时 250 毫克
皮肤 / 皮肤结构（严重）	每 12 小时 875 毫克或每 8 小时 500 毫克
泌尿生殖系统（轻度 / 中度）	每 12 小时 500 毫克或每 8 小时 250 毫克
泌尿生殖系统（严重）	每 12 小时 875 毫克或每 8 小时 500 毫克
根除幽门螺旋杆菌	1 克阿莫西林、500 毫克克拉霉素和 30 毫克兰索拉唑，每日给药 2 次（每 12 小时 1 次），持续 14 日 1 克阿莫西林和 30 毫克兰索拉唑，每日服用 3 次（每 8 小时 1 次），持续 14 日

🌐 特殊人群

1. 肾功能不全：肾小球滤过率 < 30 毫升 / 分钟的患者不应超过 875 毫克片剂。

肾功能	剂量
肌酐清除率 10 ～ 30 毫升 / 分钟	每 12 小时 250 ～ 500 毫克
肌酐清除率 < 10 毫升 / 分钟	每日 250 ～ 500 毫克
血液透析	每 24 小时 250 ～ 500 毫克和透析后额外剂量
连续性可动式腹膜透析	每 12 小时 250 毫克
连续性肾脏替代治疗	不适用

2. 肝功能障碍：无需调整剂量。

3. 儿科

（1）≤ 12 周（≤ 3 个月）的新生儿和婴儿：阿莫西林的推荐上限剂量为 30 毫克 /（千克体重·日），每 12 小时 1 次。

（2）> 3 个月的儿科患者：25 ～ 45 毫克 /（千克体重·日），每 12 小时分次服用或根据感染的严重程度，每 8 小时分次服用 20 ～ 40 毫克 /（千克体重·日）。

🔱 抗生素治疗艺术

临床学习精华

（1）对肾功能不全者，阿莫西林需要调整剂量。

（2）接受阿莫西林治疗的单核细胞增多症患者可能会出现红斑样皮疹。

AMPHOTEC/两性霉素B胶体分散体−ABCD

基本特性

1. 类别：多烯类。

2. 作用机制：两性霉素 B 通过麦角甾醇插入细胞质膜，导致真菌膜通透性增加和细胞内离子丢失。两性霉素 B 也影响氧化，并可能以这种方式导致真菌死亡。

3. 耐药机制：耐药性很少见，是由于细胞膜的变化阻止了两性霉素插入细胞膜。

4. 代谢途径：可能的代谢途径的细节尚不清楚。

FDA 批准的适应证

治疗肾功能不全或因毒性不可接受而不能使用有效剂量两性霉素 B 脱氧胆酸盐的患者的侵袭性曲菌病，和先前两性霉素 B 脱氧胆酸盐治疗失败患者的侵袭性曲菌病。

不良反应/毒性

对两性霉素 B 或制剂中的任何其他成分表现出过敏反应的患者禁用。开始静脉输注后 1～3 小时常见急性反应，包括发烧、寒战、低血压、厌食、恶心、呕吐、头痛和呼吸急促。快速静脉输注与低血压、低钾血症、心律失常和休克有关，因此应避免。

肾功能减退的患者应谨慎使用两性霉素 B，建议经常监测肾功能。

由于在白细胞输注期间或输注后不久接受两性霉素 B 的患者报告了急性肺部反应，因此，建议尽可能暂时分开这些输注并监测肺功能。

已有报道使用两性霉素 B 后出现白质脑病。

⚠ 药物相互作用

与抗肿瘤药同时服用可能会增加肾毒性、支气管痉挛和低血压的可能性，因此，同时使用时需谨慎。

与皮质类固醇和促肾上腺皮质激素（ACTH）同时服用，应密切监测血清电解质和心脏功能。

与洋地黄苷同时服用时，两性霉素 B 诱导的低钾血症可能会增强洋地黄的毒性。

与氟胞嘧啶同时使用可能会增加氟胞嘧啶的毒性。

与咪唑类（例如氟康唑）同时服用时，咪唑类可能会引起真菌对两性霉素 B 的耐药性，联合用药时应谨慎。

与其他肾毒性药物同时服用时，可能会增加药物诱发肾毒性的可能性，因此同时使用时需谨慎。

与骨骼肌松弛剂同时服用时，两性霉素 B 诱导的低钾血症可能增强骨骼肌松弛剂的箭毒样作用。

据报道，接受静脉内两性霉素 B 和白细胞输注的患者出现急性肺毒性。

💊 剂量

3 ～ 4 毫克 / 千克体重，每日 1 次。

⊕ 特殊人群

1. 肾功能不全：密切监测肾功能，不建议对肾功能不全或透析进行剂量调整。

2. 肝功能损害：应定期监测肝脏检查。

3. 儿科：剂量（毫克 / 千克体重）与成人相似。

⚑ 抗生素治疗艺术

临床学习精华

（1）两性霉素有多种形式，但有许多重要区别：两性霉素 B 脱氧胆酸盐、两性霉素 B 脂质分散体、两性霉素 B 脂质复合物或脂质体两性霉素 B。本节仅涉及两性霉素 B 脂质分散体。

（2）预先使用对乙酰氨基酚、苯海拉明、杜冷丁、氢化可的松，可降低输注相关毒性。

（3）两性霉素 B 给药前补水和补钠可降低发生肾毒性的风险。

（4）葡萄牙假丝酵母菌、波氏假阿利什霉菌和镰刀菌属通常对两性霉素 B 耐药，伏立康唑常用于治疗这些感染。

（5）建议定期监测肝功能、血清电解质（特别是镁和钾）、血细胞计数和血红蛋白浓度。

AMPICILLIN/氨苄西林

📋 基本特性

1. 类别：氨基青霉素。

2. 作用机制：结合青霉素结合蛋白（PBP），破坏细胞壁合成。

3. 耐药机制：① PBP 可能改变，降低亲和力。② β-内酰胺酶的产生导致 β-内酰胺环的水解。③当细菌减少孔蛋白的产生时，抗生素到达 PBP 的能力降低，导致细胞内药物浓度降低。

4. 代谢途径：氨苄西林在尿液中以原形排出体外。

FDA FDA 批准的适应证

注射用氨苄西林适用于治疗下列病症中由敏感（仅 β-内酰胺酶阴性）微生物菌株引起的感染：呼吸道感染、细菌性脑膜炎、败血症和心内膜炎、泌尿道感染、胃肠道感染。

氨苄西林胶囊适用于治疗下列病症中由敏感（仅 β-内酰胺酶阴性）微生物菌株引起的感染：泌尿生殖道感染、呼吸道感染、胃肠道感染。

❄ 不良反应 / 毒性

有青霉素过敏反应史者禁用。

不良反应包括艰难梭菌相关性腹泻（CDAD）、过敏反应，包括皮疹、多形性红斑、中毒性表皮坏死松解症和史-约综合征、恶心、呕吐、腹泻、肝肾功能障碍、结晶尿、贫血、血小板减少症、嗜酸性粒细胞增多症，白细胞减少症。

⚠ 药物相互作用 / 食物相互作用

氨苄青霉素胶囊在胃酸的存在下是稳定的。

别嘌呤醇和氨苄青霉素同时给药会增加皮疹的发生率；同时使用氨苄青霉素和丙磺舒可能导致氨苄青霉素血药浓度升高和延长。

氯霉素、大环内酯类、磺胺类和四环素类可能会干扰青霉素的杀菌作用。

当使用 Clinitest® 检测尿液中是否存在葡萄糖时，高浓度氨苄西林可能导致假阳性反应。建议使用基于酶促葡萄糖氧化酶反应的葡萄糖测试（如 Clinitix®）。

剂量

1. 静脉注射氨苄西林

感染类型	体重 40 千克或以上患者剂量
经呼吸道感染	每 6 小时静脉注射或肌肉注射 250 ~ 500 毫克
软组织感染	每 6 小时静脉注射或肌肉注射 250 ~ 500 毫克
胃肠道感染	每 6 小时静脉注射或肌肉注射 500 毫克
泌尿生殖道感染	每 6 小时静脉注射或肌肉注射 500 毫克
细菌性脑膜炎	150 ~ 200 毫克 /（千克体重·日）静脉注射，每 3 ~ 4 小时 1 次
败血症	150 ~ 200 毫克 /（千克体重·日）静脉注射，每 3 ~ 4 小时 1 次

2. 口服氨苄西林

氨苄西林以 250 毫克和 500 毫克胶囊形式提供。它还以两种浓度的口服混悬液形式提供：125 毫克 /5 毫升和 250 毫克 /5 毫升。

感染	剂量
泌尿生殖系统或胃肠道	500 毫克注射，每日 4 次
呼吸道感染	250 毫克注射，每日 4 次

🌐 特殊人群

1. 肾功能不全：推荐剂量见下表。

肾功能	剂量
肌酐清除率 10 ~ 30 毫升 / 分钟	每 12 小时 500 毫克或 250 毫克
肌酐清除率 < 10 毫升 / 分钟	每 24 小时 500 毫克或 250 毫克
血液透析	每 24 小时 500 毫克或 250 毫克 在透析期间和结束时应给予额外剂量
连续性可动式腹膜透析	每 12 小时 250 毫克
连续性肾脏替代治疗	每 8 小时 1 克

2. 肝功能障碍：无需调整剂量。

3. 儿科：推荐剂量见下表。

（1）静脉注射氨苄西林

感染	体重 < 40 千克患者的剂量
呼吸道感染	每 6 ~ 8 小时 1 次静脉注射或肌肉注射, 20 ~ 50 毫克 /（千克体重·日）
软组织感染	每 6 ~ 8 小时 1 次静脉注射或肌肉注射, 20 ~ 50 毫克 /（千克体重·日）
胃肠道感染	每 6 ~ 8 小时 1 次静脉注射或肌肉注射, 50 毫克 /（千克体重·日）
泌尿生殖道感染	每 6 ~ 8 小时 1 次静脉注射或肌肉注射, 50 毫克 /（千克体重·日）
细菌性脑膜炎	每 3 ~ 4 小时 1 次静脉注射, 150 ~ 200 毫克 /（千克体重·日）
败血症	每 3 ~ 4 小时 1 次静脉注射, 150 ~ 200 毫克 /（千克体重·日）

（2）口服氨苄西林

感染类型	体重 < 20 千克患者的剂量
泌尿生殖感染	25 毫克 /（千克体重·次）, 每日 4 次
胃肠道感染	25 毫克 /（千克体重·次）, 每日 4 次
呼吸道感染	50 毫克 /（千克体重·日）, 每日分 3 ~ 4 次

抗生素治疗艺术

临床学习精华

（1）对肾功能不全的患者，氨苄西林需要调整剂量。

（2）接受氨苄西林治疗的传染性单核细胞增多症患者中有很大比例（43% ~ 100%）会出现皮疹。

ANCEF/头孢唑林

📋 基本特性

1. 类别：第一代头孢菌素。

2. 作用机制：结合青霉素结合蛋白（PBP），破坏细胞壁合成。

3. 耐药机制：① PBP 可能改变，降低亲和力。② β - 内酰胺酶的产生，导致 β - 内酰胺环的水解。③当细菌减少孔蛋白的产生时，抗生素到达 PBP 的能力降低，导致细胞内药物浓度降低。

4. 代谢途径：原形在尿液中排泄。

🔤 FDA 批准的适应证

治疗由易感微生物引起的下列感染：呼吸道感染、尿道感染、皮肤和皮肤结构感染、胆道感染、骨和关节感染、生殖器感染、败血症、心内膜炎、围手术期预防。

✳ 不良反应 / 毒性

头孢唑林禁用于已知对头孢菌素过敏的患者，如果对青霉素过敏，应谨慎使用。

毒性包括发烧、过敏反应、皮疹（包括史 - 约综合征）、多形性红斑和中毒性表皮坏死松解症、血管性水肿、潮红、血清病样反应、脑病、癫痫发作、腹泻、艰难梭菌相关性腹泻和伪膜性肠炎、口腔念珠菌病、厌食症、恶心、呕吐、胃痉挛、肠胃气胀、肝炎、肾功能不全、生殖器念珠菌病、阴道炎、出血、凝血酶原时间延长、全血细胞减少症、血小板增多症、溶血性贫血、抗球蛋白试验阳性；使用硫酸铜溶液（本尼迪克特溶液，Clintest®）时，头孢菌素可能会导致尿糖检测假阳性。使用葡萄糖氧化酶（Tes-Tape®、Clinistix®）的测试不受头孢菌素的影响。

药物相互作用 / 食物相互作用

丙磺舒与头孢菌素合用时，可能会降低肾小管的头孢菌素分泌，导致头孢菌素血药浓度升高和延长。

剂量

通常的成人剂量见下表。

感染类型	剂量	频次
中度至重度感染	500 毫克~1 克	每 6~8 小时
轻度感染——革兰氏阳性	250~500 毫克	每 8 小时
急性尿路感染	1 克	每 12 小时
肺炎球菌性肺炎	500 毫克	每 12 小时
严重危及生命的感染（如心内膜炎或败血症）	1~1.5 克	每 6 小时
围手术期预防使用	1 克	手术开始前半小时~1 小时

* 对于长时间的手术 (例如，2 小时或更长时间)，手术期间 500 毫克~1 克; 然后在术后 24 小时内每 6~8 小时服用 500 毫克~1 克。

特殊人群

1. 肾功能不全：成人推荐剂量见下表。

肾功能	剂量调整
肌酐清除率 > 55 毫升 / 分钟	全剂量
肌酐清除率 35~54 毫升 / 分钟	全剂量，但 2 次剂量之间至少间隔 8 小时
肌酐清除率 11~34 毫升 / 分钟	每 12 小时 1/2 常用剂量
肌酐清除率 ≤ 10 毫升 / 分钟	每 18~24 小时 1/2 常用剂量
血液透析	透析后 500 毫克~1 克
连续性可动式腹膜透析	每 12 小时 500 毫克
连续性肾脏替代治疗	每 12 小时 1 克

2. 肝功能障碍：无需调整剂量。

3. 儿科：尚未确定用于早产儿和新生儿的安全性和有效性。

每日总剂量为 25 ~ 50 毫克 / 每千克体重，分为 3 或 4 次等剂量，对大多数轻度至中度严重感染有效。对于严重感染，每日总剂量可增加至 100 毫克 / 每千克体重（每磅 45 毫克）。

儿童推荐剂量见下表。

肌酐清除率（毫升 / 分钟）	剂量调整 *
40 ~ 70	每 12 小时正常日剂量的 60%
20 ~ 39	每 12 小时正常日剂量的 25%
< 20	每 24 小时正常日剂量的 10%

* 所有剂量建议均在初始负荷剂量后适用。

抗生素治疗艺术

临床学习精华

（1）头孢唑林必须根据肾脏的情况进行剂量调整。

（2）与青霉素交叉过敏 < 10%，如果过敏不严重，可谨慎用于危及生命的感染。

（3）当使用头孢唑林进行手术预防时，应在切口前 30 分钟开始，并在手术后不超过 24 小时继续使用。

ANCOBON/氟胞嘧啶

基本特性

1. 类别：氟化嘧啶类似物。

2. 作用机制：①氟胞嘧啶被真菌生物吸收并迅速转化为氟尿嘧啶。氟尿嘧啶转化为多种活性代谢物，通过错误地结合真菌 RNA 来抑制蛋白质合成，或通过抑制胸苷酸合成酶来干扰真菌 DNA 的生物合成。②氟胞嘧啶对念珠菌和新生隐球菌具有体外活性。

3. 耐药机制：氟胞嘧啶耐药可能是由于细胞摄取或代谢氟胞嘧啶所必需的酶发生突变，或者是由于嘧啶的合成增加，嘧啶与氟胞嘧啶的活性代谢物竞争。在长期接触该药物后，单药治疗期间会产生对氟胞嘧啶的耐药性。

4. 代谢途径：氟胞嘧啶通过肾脏排泄。

FDA 批准的适应证

由念珠菌（败血症、心内膜炎、尿路感染和肺炎）或隐球菌（脑膜炎、肺炎）敏感菌株引起的严重感染。氟胞嘧啶应与两性霉素 B 联合使用，因为单独使用时会出现对氟胞嘧啶的耐药性。

不良反应 / 毒性

警告

1. 肾功能受损的患者应谨慎地使用，并监测所有患者的肾脏、血液学和肝脏状态。

2. 已知对药物过敏的患者不应使用氟胞嘧啶。

3. 对骨髓抑制患者服用氟胞嘧啶必须谨慎。伴有贫血、白细胞减少症或粒细胞减少症的骨髓毒性可能是不可逆的，并可能导致免疫抑制患者死亡。

其他不良反应：包括恶心、呕吐、腹泻、肝炎、肾功能衰竭、心脏骤停、呼吸停止、胸痛、皮疹、光敏性、共济失调、周围神经病变、癫痫发作、精神病、低血糖、低钾血症。

▲ 药物相互作用

阿糖胞苷可以通过竞争性抑制使氟胞嘧啶的抗真菌活性失活。损害肾小球滤过的药物可能会延长氟胞嘧啶的生物半衰期。

💊 剂量

氟胞嘧啶以 250 毫克和 500 毫克胶囊形式给药。

50 ~ 150 毫克 /（千克体重·日），以 6 小时间隔分次给药。

🌐 特殊人群

1. 肝功能损害：定期监测肝功能检查。

2. 肾功能不全：肾功能不全患者使用时应格外小心。

肾功能	剂量
肌酐清除率 50 ~ 80 毫升 / 分钟	每 12 小时 500 毫克
肌酐清除率 10 ~ 50 毫升 / 分钟	每 18 小时 500 毫克
肌酐清除率 < 10 毫升 / 分钟	每日 500 毫克
连续性可动式腹膜透析	每 24 小时 0.5 - 1 克血液透析透析后给予额外剂量

3. 儿科：尚未在儿童中系统地研究安全性和剂量。

⚡ 抗生素治疗艺术

临床学习精华

（1）氟胞嘧啶应与两性霉素类化合物联合使用，以尽量减少耐药性。

（2）氟胞嘧啶仅对念珠菌和隐球菌菌株有效。

（3）如果在 15 分钟内 1 次服用几粒胶囊，可以减少或避免恶心呕吐。

（4）治疗期间需要经常监测肝功能、肾功能和造血功能。

（5）血清水平应介于 25 微克/毫升和 100 微克/毫升之间。

ANTIMINTH/噻吩嘧啶

基本特性

1. 类别：四氢嘧啶。

2. 作用机制：使线虫的神经肌肉接头去极化，导致肌肉收缩，然后麻痹。

3. 代谢途径：胃肠道吸收不良。主要在粪便中原形排出。

4. 用于：蛲虫、东方毛圆线虫、十二指肠钩虫和美洲钩虫、念珠棘头虫和猴管口线虫。

不良反应 / 毒性

腹部绞痛、恶心、呕吐、腹泻、厌食、头痛、头晕、瘙痒和失眠。

药物相互作用 / 食物相互作用

噻吩嘧啶与哌嗪具有拮抗作用，不应同时服用。

剂量

蛲虫属、毛圆线虫属：11 毫克 / 千克体重基础口服 1 次（最大 1 克）；2 周后重复。

钩虫属、板口线虫属、结节线虫属：每日 11 毫克 / 千克体重基础（最大 1 克）口服 3 日。

念珠棘虫属：11 毫克 / 千克体重基础（最大 1 克）；重复 2 次，间隔 2 周。

特殊人群

1. 肾功能不全：无需调整剂量。

2. 肝功能障碍：无需调整剂量。

3. 儿科：尚未确定对 2 岁以下儿童的安全性。

⚡ 抗生素治疗艺术

临床学习精华

（1）噻吩嘧啶对毛首鞭虫无效。

（2）无需处方即可使用。

（3）噻吩嘧啶混悬液可与牛奶或果汁混合。

ARALEN/磷酸氯喹和羟氯喹
CHLOROQUINE PHOSPHATE (Aralen)/磷酸氯喹（氯喹）
HYDROXYCHLOROQUINE/羟氯喹

基本特性

1. 类别：4-氨基喹诺酮。

2. 作用机制：与血红素分子形成有毒复合物，剥夺寄生虫的血红蛋白。

3. 耐药机制：消化液泡膜（PfCRT）转运分子发生突变，减少消化液中积聚的药物量。

4. 代谢途径：一半随尿液排出体外，其余降解为多种代谢产物。

FDA 批准的适应证

1. 磷酸氯喹：①抑制性治疗和急性发作由间日疟原虫、三日疟原虫、卵形疟原虫和恶性疟原虫的敏感菌株引起的疟疾。②治疗肠外阿米巴病。

2. 羟氯喹：抑制治疗和治疗由间日疟原虫、三日疟原虫、卵形疟原虫和恶性疟原虫的敏感菌株引起的疟疾急性发作。

不良反应 / 毒性

警告

用于疟疾和肠外阿米巴病。

其他毒性：银屑病、卟啉症、低血压、心动过速、心动过缓、A-V 阻滞或其他一过性传导改变、皮疹包括史-约综合征和中毒性表皮坏死松解症、精神症状包括焦虑、偏执、抑郁、幻觉和精神病、恶心、呕吐、腹泻、肝炎、癫痫、神经性耳聋、耳鸣、视力障碍、肌病、视网膜病、贫血、白细胞减少症和血小板减少症。

药物相互作用 / 食物相互作用

抗酸剂和高岭土可降低氯喹的吸收，相隔 4 小时。

应避免同时使用西咪替丁。

服用氨苄青霉素和氯喹之间应至少间隔 2 小时。

可能会增加环孢霉素水平，建议密切监测血清环孢霉素水平。

剂量

1. 磷酸氯喹：以基础计算。每 250 毫克磷酸氯喹片相当于 150 毫克基础，每片 500 毫克磷酸氯喹相当于 300 毫克基础。

（1）疟疾预防：在每周的同一日服用 500 毫克（=300 毫克基础）。预防性治疗应在暴露前两周开始，并在离开流行区后持续 8 周。

（2）疟疾治疗：初始剂量为 1 克（=600 毫克基础），然后在 6 ~ 8 小时后再服用 500 毫克（=300 毫克基础），连续 2 日每次服用 500 毫克（=300 毫克基础）。这表示 3 日内的总剂量为 2.5 克磷酸氯喹或 1.5 克基础。

（3）肠外阿米巴病：每日 1 克（600 毫克基础），持续 2 日，然后每日 500 毫克（300 毫克基础），持续至少 2 ~ 3 周。

2. 羟氯喹：一粒 200 毫克羟氯喹相当于 155 毫克基础。

（1）疟疾预防：在成人中，每周的同一日服用 400 毫克（=310 毫克基础）。如果情况允许，应在暴露前 2 周开始抑制治疗。离开流行区后，应继续抑制治疗 8 周。

（2）治疗：初始剂量为 800 毫克（=620 毫克基础），然后在 6 ~ 8 小时内服用 400 毫克（=310 毫克基础），连续 2 日每日服用 400 毫克（=310 毫克基础）（总共 2 克硫酸羟氯喹或 1.55 克基础）。另一种方法，使用 800 毫克（=620 毫克基础）的单剂量，也被证明是有效的。

🌐 特殊人群

1. 肾功能不全：无需调整。

2. 肝功能障碍：慎用。

3. 儿科

（1）磷酸氯喹

每周预防剂量为 5 毫克，以每千克体重为基础计算，但无论体重如何，均不应超过成人剂量。

治疗

第 1 次：每千克 10 毫克基础（但不超过 600 毫克基础的单次剂量）。

第 2 次：（第 1 次后 6 小时）每千克 5 毫克基础（但不超过单剂 300 毫克基础）。

第 3 次：（第 1 次后 24 小时）每千克 5 毫克基础。

第 4 次：（第 1 次后 36 小时）每千克 5 毫克基础。

（2）羟氯喹

每周预防剂量为 5 毫克，以每千克体重为基础计算，但无论体重如何，均不应超过成人剂量。

治疗

第 1 次：每千克 10 毫克基础（但不超过单剂量 620 毫克基础）。

第 2 次：第 1 次后 6 小时每千克 5 毫克基础（但不超过单剂量 310 毫克基础）。

第 3 次：第 2 次后 18 小时每千克 5 毫克基础。

第 4 次：第 3 次后 24 小时每千克 5 毫克基础。

抗生素治疗艺术

临床学习精华

（1）恶性疟原虫在除加勒比海和中东以外的世界所有地区通常对氯喹具有抗药性。

（2）氯喹不能消灭肝期寄生虫，急性间日疟患者复发风险高；为避免复发，急性感染初始治疗后，患者应随后接受 8- 氨基喹啉衍生物（如伯氨喹）治疗。

（3）氯喹可诱发葡萄糖 -6- 磷酸脱氢酶缺乏症患者溶血。

（4）有癫痫病史、听觉损伤病史、肝病史、酗酒史的患者慎用氯喹。

（5）由于长期或高剂量治疗可能导致不可逆的视网膜损伤，建议进行眼科监测。

（6）与甲氟喹同时使用可能会增加癫痫发作的风险。

（7）如果患者接受长期治疗，应定期进行全血细胞计数。

ARTESUNATE/青蒿琥酯

📋 基本特性

1. 类别：抗疟药。
2. 作用机制：抑制核酸和蛋白质的合成。
3. 代谢途径：在胆汁／粪便和尿液中排出代谢物。

FDA FDA 批准的适应证

未经 FDA 批准，但 CDC 药物服务中心可通过试验性新药（IND）协议在紧急情况下为以下患者提供：严重的疟疾疾病、血液中疟原虫含量高、无法服用口服药物、无法及时获得静脉注射奎尼丁、奎尼丁不耐受或禁忌证，奎尼丁失效。

❋ 不良反应／毒性

恶心、呕吐、腹泻、癫痫发作、耳鸣、皮疹、窦性心动过缓和一级心脏传导阻滞、QTc 延长、潜在的小脑毒性、共济失调和言语不清。

⚑ 抗生素治疗艺术

临床学习精华

（1）为避免产生耐药性，青蒿琥酯应与阿托伐醌／氯胍、多西坏素（不适用于儿童）、克林霉素或甲氟喹联合给药。

（2）孕期安全性数据不完整，有些人建议在前 3 个月避免服用。

（3）青蒿琥酯也有口服和直肠制剂，但 CDC 仅提供 IV 形式。

ATABRINE/盐酸奎纳克林

基本特性

1. 类别：吖啶衍生物。
2. 作用机制：未知。
3. 代谢途径：从尿液中排出。
4. 用于：兰氏贾第鞭毛虫感染。

不良反应 / 毒性

盐酸奎纳克林不应给予有精神病史的患者或银屑病患者，因为可能会加重头晕、腹痛、恶心、呕吐、腹泻和头痛，使皮肤和尿液呈黄色。

药物相互作用 / 食物相互作用

盐酸奎纳克林不应与伯氨喹合用，因为它会增加伯氨喹的血浆浓度。

剂量

100 毫克每日 3 次，持续 5 ~ 7 日。

特殊人群

1. 肾功能不全：未知。
2. 肝功能障碍：未知。
3. 儿科：2 毫克 / 千克体重每日 3 次，持续 5 ~ 7 日（最大 300 毫克 / 日）。

抗生素治疗艺术

临床学习精华

（1）盐酸奎纳克林不应用于疟疾或绦虫感染。

（2）有精神病史或银屑病史的患者不应服用奎纳克林。

ATRIPLA(Tenofovir/Emtricitabine/Efavirenz)/ 替拉依（替诺福韦/恩曲他滨/依非韦伦）

📋 基本特性

1. 类别：非核苷逆转录酶抑制剂（依法韦仑）、核苷酸逆转录酶抑制剂（替诺福韦）和核苷逆转录酶抑制剂（恩曲他滨）的组合。

2. 作用机制：替诺福韦和恩曲他滨被细胞酶转化为它们的活性药物替诺福韦二磷酸盐（三磷酸腺苷的类似物）和恩曲他滨三磷酸（三磷酸胞嘧啶的类似物）。这些药物与天然存在的核苷酸竞争以结合新形成的 HIV DNA 中。由于它们没有末端羟基，会停止病毒的转录和复制。依法韦仑通过与酶结合来抑制逆转录酶活性。

3. 耐药机制：①逆转录酶结构的变化导致依法韦仑无法结合酶并允许转录继续。最常见的耐药突变包括 K103N 和 Y181C。② HIV 逆转录酶结构的变化导致三磷酸腺苷和胞嘧啶三磷酸的优先掺入，以及替诺福韦二磷酸和恩曲他滨三磷酸的掺入减少，这使得 DNA 的转录继续进行。耐药突变包括 K65R、M184V 和 TAMS。

4. 代谢途径：①依法韦仑被细胞色素 P450 系统代谢为羟基化代谢物，随后进行葡萄糖醛酸化。②替诺福韦和恩曲他滨以原形从尿液中排出。

🅵 FDA 批准的适应证

作为单一方案片剂治疗 HIV-1。

✳ 不良反应 / 毒性

警告

据报道，核苷类似物（包括富马酸替诺福韦二吡呋酯）与其他抗逆转录病毒药物联合使用会导致乳酸酸中毒和严重肝肿大伴脂肪变性，包括致命病例。

替拉依未被批准用于治疗慢性乙型肝炎病毒（HBV）感染，并且尚未确定替拉依在同时感染 HBV 和 HIV-1 的患者中的安全性和有效性。据报道，在停用恩曲他滨或替诺福韦（替拉依的组成部分）的患者中，乙型肝炎严重急性加重。对于同时感染 HIV-1 和 HBV 并停用替拉依的患者，应通过临床和实验室随访密切监测肝功能至少数月。如果合适，可能需要开始抗乙型肝炎治疗。

其他毒性效应包括严重的精神毒性，包括严重抑郁症、自杀意念、非致命性自杀企图、攻击性行为、偏执反应、躁狂反应、失眠、注意力不集中、嗜睡、异常梦和幻觉；头痛、皮疹、腹泻、恶心、腹痛、肝酶升高、咳嗽和鼻炎；抽搐、胆固醇升高、免疫重建炎症综合征、脂肪再分配，包括中心性肥胖和背颈部脂肪增大、外周消瘦、面部消瘦和乳房增大；肾功能不全，包括急性肾功能衰竭和范科尼综合征；替诺福韦可降低骨密度。

▲ 药物相互作用 / 食物相互作用

替拉依应空腹服用。

替拉依不应与阿司咪唑、苄普地尔、西沙必利、咪达唑仑、匹莫齐特、三唑仑、麦角衍生物、圣约翰草、伏立康唑或依曲韦林、阿德福韦、西美拉韦、替诺福韦、恩曲他滨、拉米夫定、依法韦仑或特鲁瓦达同时给药。

因为拉米夫定和恩曲他滨都是胞嘧啶类似物，可能具有拮抗作用，所以替拉依不应与任何含有拉米夫定的药物一起服用。

　　替拉依引起 CYP3A4 的肝酶诱导；依非韦伦与主要由 2C9、2C19 和 3A4 同工酶代谢的药物共同给药可能导致合用药物的血浆浓度改变；诱导 CYP3A4 活性的药物有可能会增加依法韦仑的清除率，导致血浆浓度降低。由于这些代谢活动，以下药物相互作用需要考虑调整剂量和监测受影响药物的临床效果和血清水平：

药物	调整监测
克拉霉素	考虑替代药物
利福布丁	将利福布丁增加至 450 ~ 600 毫克 / 日或 600 毫克持续 3 周
利福平	对于体重超过 50 千克的患者，在替拉依中添加依法韦仑 200 毫克 / 日
避孕药	使用替代或附加方法
苯巴比妥、苯妥英或卡马西平	监测抗惊厥药水平并考虑替代方案
美沙酮	阿片类戒断反应常见，滴定美沙酮
华法林	密切监测凝血酶原国际标准化比值（INR）
膦沙那韦	福沙那韦 1400 毫克 + 利托那韦 300 毫克每日或常规每日 2 次的剂量
地瑞那韦	用正常剂量监测水平
茚地那韦	茚地那韦 800，每日 2 次 + 利托那韦 100，每日 2 次
马拉韦罗	马拉韦罗的剂量是 600 毫克，每日 2 次
地达诺新	地达诺新减少到每日 250 毫克
阿扎那韦	阿扎那韦 300 毫克 + 利托那韦 100 毫克（只适于以前从未用过的）

💊 剂量

　　每片含有 600 毫克依法韦仑、200 毫克恩曲他滨和 300 毫克富马酸替诺福韦二吡呋酯。推荐剂量是睡前 1 粒。

⊕ 特殊人群

1. 肾功能不全：不建议肌酐清除率低于 50 毫升 / 分钟的患者使用本品。

2. 肝功能障碍：对于已知或怀疑有乙型或丙型肝炎感染史的患者，以及接受其他与肝毒性相关药物治疗的患者，建议监测肝药酶。

3. 儿科：治疗　替拉依不应给予 12 岁以下或 40 千克以下的人。

⚡ 抗生素治疗艺术

临床学习精华

（1）替拉依是一个独立的抗逆转录病毒治疗法。

（2）替拉依应在睡前服用，以降低中枢神经系统的不良反应。

（3）如果在不进食的情况下服用替拉依，吸收量会减少，不良反应也会减少

（4）接受替拉依的妇女应使用两种避孕方法。

（5）替拉依含有替诺福韦、恩曲他滨和依法韦仑。它不应与替诺福韦、恩曲他滨、特鲁瓦达、依法韦仑、Odefsey（恩曲他滨 / 利匹韦林 / 替诺福韦艾拉酚胺富马酸复合剂）、达可挥康普莱®、Genvoya（注：2015 年上市，到目前为止没有进入中国市场）、Stribild（注：到目前为止没有进入中国市场）或韦立得一起服用。

（6）HIV-1 患者在开始使用替拉依进行抗逆转录病毒治疗前应进行乙型肝炎病毒检测。

（7）替拉依和地达诺新联合用药应谨慎。

AUGMENTIN、AUGMENTIN600ES、AUGMENTINXR/ 阿莫西林克拉维酸钾

📋 基本特性

1. 类别：氨基青霉素 + β - 内酰胺酶抑制剂。

2. 作用机制：结合青霉素结合蛋白，破坏细胞壁合成。

3. 耐药机制：①青霉素结合蛋白（PBP）可以被改变，亲和力降低。②当细菌减少孔蛋白的产生时，抗生素到达 PBP 的能力降低，导致细胞内药物浓度降低。

4. 代谢途径：阿莫西林和克拉维酸盐在尿液中以原形排出体外。

FDA FDA 批准的适应证

阿莫西林克拉维酸钾用于治疗下列条件下由敏感微生物菌株引起的感染：下呼吸道感染、中耳炎、鼻窦炎、皮肤和皮肤结构感染，泌尿道感染。

阿莫西林克拉维酸钾 ES-600 适用于治疗复发性或持续性急性中耳炎的儿科患者，具有以下风险因素：前 3 个月内因急性中耳炎接触过抗生素，加上 2 岁或以下的年龄或日托护理。

阿莫西林克拉维酸钾 XR 适用于治疗成人社区获得性肺炎或急性细菌性鼻窦炎。

✳ 不良反应 / 毒性

有青霉素过敏反应史者禁用。

不良反应包括艰难梭菌相关性腹泻（CDAD）、过敏反应，包括皮疹、多形性红斑、中毒性表皮坏死松解症和史 - 约综合征、恶心、呕吐、腹泻、肝肾功能障碍、结晶尿、贫血、血小板减少症、嗜酸性粒细胞增多症、白细胞减少症、多动症

和癫痫发作。

▲ 药物相互作用 / 食物相互作用

可以在不考虑进餐的情况下给予阿莫西林克拉维钾胶囊。阿莫西林克拉维酸钾 XR 应在用餐开始时服用。

同时使用阿莫西林克拉维酸和丙磺舒可能会导致阿莫西林血药浓度升高和延长。氯霉素、大环内酯类、磺胺类和四环素类可能会干扰青霉素的杀菌作用。

阿莫西林克拉维酸可能会降低口服避孕药的疗效。

使用 Clintest® 检测尿液中葡萄糖是否存在时，高浓度的阿莫西林可能导致假阳性反应；建议使用基于酶促葡萄糖氧化酶反应（例如 Clinistix®）的葡萄糖测试。

💊 剂量

阿莫西林克拉维酸钾有多种剂型，如下所示。

剂量和剂型	阿莫西林含量 / 毫克	克拉维酸钾含量 / 毫克
875 毫克片剂	875	125
500 毫克片剂	500	125
250 毫克片剂	250	125
125 毫克咀嚼片	125	31.25
200 毫克咀嚼片	200	28.5
250 毫克咀嚼片	250	62.5
400 毫克咀嚼片	400	57.0
125 毫克 /5 毫升	125	31.25
200 毫克 /5 毫升	200	28.5
250 毫克 /5 毫升	250	62.5
400 毫克 /5 毫升	400	57.0

通常的成人剂量是每 12 小时 1 粒 500 毫克片剂或每 8 小时 1 粒 250 毫克片剂。

对于严重感染和呼吸道感染，剂量应为每 12 小时 1 片 875 毫克片剂或每 8 小时 1 片 500 毫克片剂。

阿莫西林克拉维酸钾 XR 以 1 克 /67.5 毫克片剂形式提供，推荐剂量为每 12 小时 2 片。

🌐 特殊人群

1. 肾功能不全：推荐剂量见下表。

肾功能	剂量
肌酐清除率 10 ~ 30 毫升 / 分钟	每 12 小时 250 ~ 500 毫克
肌酐清除率 < 10 毫升 / 分钟	每 24 小时 250 ~ 500 毫克
血液透析	每 24 小时 250 ~ 500 毫克，透析期间和结束时增加剂量
连续性可动式腹膜透析	不推荐

对肌酐清除率 < 30 毫升 / 分钟的患者和血液透析患者，禁用阿莫西林克拉维酸钾 XR 和阿莫西林克拉维酸钾 875 毫克。

2. 肝功能障碍：无需调整剂量，但需谨慎使用。

3. 儿科：

（1）新生儿和 < 12 周龄婴儿：30 毫克 /（千克体重·日），每 12 小时 1 次，基于阿莫西林成分。不推荐在该年龄组使用 200 毫克 /5 毫升制剂。

（2）12 周（3 个月）及以上的患者。

感染	剂量 *, **, ***, ****
中耳炎、鼻窦炎	45 毫克 /(千克体重·12 小时)* 或 40 毫克 /(千克体重·8 小时)**
下呼吸道感染	45 毫克 /(千克体重·12 小时)* 或 40 毫克 /(千克体重·8 小时)**
不太严重的感染	25 毫克 /(千克体重·12 小时)* 或 20 毫克 /(千克体重·8 小时)**

* 此剂量使用 200 毫克 /5 毫升或 400 毫克 /5 毫升的制剂。
** 此剂量使用 125 毫克 /5 毫升或 250 毫克 /5 毫升的制剂。
*** 每 12 小时的治疗方案腹泻较少。
**** 体重 40 千克及以上的儿科患者应按成人剂量给药。

阿莫西林克拉维酸钾 ES-600 以混悬剂形式提供，每 5 毫升含 600 毫克阿莫西林和 42.9 毫克克拉维酸盐。3 个月及以上的儿科患者推荐的剂量是 45 毫克 /（千克体重·12 小时），给药 10 日。对于体重 40 千克及以上的儿科患者，请遵循 Augmentin 成人剂量建议。

阿莫西林克拉维酸钾 XR 尚未确定对 16 岁以下儿科患者的安全性和有效性。

🔥 抗生素治疗艺术

临床学习精华

（1）阿莫西林 / 克拉维酸需根据肾功能不全程度而调整剂量。

（2）肌酐清除率 < 30 毫升 / 分钟的患者和血液透析患者禁用阿莫西林克拉维酸钾 XR 和阿莫西林克拉维酸钾 875 毫克。

（3）不建议 16 岁以下患者使用阿莫西林克拉维酸钾 XR。

（4）阿莫西林克拉维酸钾 ES 仅推荐用于儿童。

（5）400 毫克和 200 毫克混悬剂含有阿斯巴甜。

（6）接受氨苄青霉素治疗的单核细胞增多症患者中有很

大比例会出现红斑皮疹。因此，单核细胞增多症患者不应使用氨苄青霉素类抗生素。

（7）有肝功能障碍的患者应慎用阿莫西林克拉维酸。

AVELOX/莫西沙星

基本特性

1. 类别：氟喹诺酮。

2. 作用机制：抑制细菌的拓扑异构酶 IV 和 DNA 促旋酶。

3. 耐药机制：DNA 促旋酶和 / 或拓扑异构酶 IV 的突变，或通过改变的外排。

4. 代谢途径：莫西沙星在肝脏通过葡萄糖醛酸和硫酸盐结合代谢，代谢物随粪便和尿液排出体外。

FDA 批准的适应证

莫西沙星适用于治疗由敏感微生物菌株引起的下列疾病中的严重感染：急性细菌性鼻窦炎、慢性支气管炎的急性细菌性加重、社区获得性肺炎、无并发症的皮肤和皮肤结构感染、复杂性腹腔内感染、复杂的皮肤和皮肤结构感染，也用于治疗肺结核。

不良反应 / 毒性

警告

1. 严重的不良反应包括肌腱炎、肌腱断裂、周围神经病变、中枢神经系统影响和重症肌无力恶化。氟喹诺酮类药物（包括莫西沙星）与同时发生的致残和可能不可逆的严重不良反应有关，包括肌腱炎和肌腱断裂、周围神经病变和中枢神经系统影响。

2. 对于出现任何这些严重不良反应的患者，应立即停用莫西沙星并避免使用氟喹诺酮类药物，包括莫西沙星。氟喹诺酮类药物，包括莫西沙星，可能会加剧重症肌无力患者的肌肉无力。已知有重症肌无力病史的患者避免使用莫西沙星。由于氟喹诺酮类药物（包括莫西沙星）与严重的不良反应有关，因此，保留莫西沙星用于以下适应证没有替代治疗选择的患者：慢性支气管炎的急性细菌性恶化和急性细菌性鼻窦炎。

莫西沙星禁用于有使用莫西沙星或任何喹诺酮类药物相关过敏史的人。

其他不良反应包括过敏反应和过敏性皮肤反应，包括中毒性表皮坏死松解症和史 - 约综合征、光敏性、肌腱炎和肌腱断裂、肾毒性、肝毒性（有时是致命的）、中枢神经系统影响，包括头痛、头晕、癫痫、焦虑、意识模糊、抑郁和失眠（有癫痫发作风险的患者慎用）、周围神经病变、恶心、腹泻、便秘、艰难梭菌相关性结肠炎、QT 间期延长和尖端扭转型心动过速（避免在已知 QT 间期延长、低钾血症患者中使用，以及与其他延长 QT 间期的药物一起使用），全血细胞减少症。

药物相互作用 / 食物相互作用

莫西沙星应在含有钙、镁或铝的抗酸剂使用前 4 小时或使用后 8 小时服用；硫糖铝；二价或三价阳离子，如铁；或含有锌的多种维生素。

同时服用非甾体抗炎药和喹诺酮类药物可能会增加中枢神经系统刺激和癫痫发作的风险。

同时服用降糖药的患者可能出现血糖紊乱，包括高血糖和低血糖。

剂量

莫西沙星可以通过 400 毫克片剂或通过静脉注射给药。

感染类型	剂量	持续时间 / 日
急性细菌性鼻窦炎	每 24 小时 400 毫克	10
慢性支气管炎急性加重	每 24 小时 400 毫克	5
社区获得性肺炎	每 24 小时 400 毫克	7 ～ 14
无合并症的皮肤感染	每 24 小时 400 毫克	7
复杂的皮肤感染	每 24 小时 400 毫克	7 ～ 21
复杂的腹腔感染	每 24 小时 400 毫克	5 ～ 14

对于复杂的腹腔内感染，通常应通过静脉制剂开始治疗。

🌐 特殊人群

1. 肾功能不全：无需调整剂量。

2. 肝功能障碍：无需调整剂量。

3. 儿科：尚未确定对 18 岁以下儿科患者的安全性和有效性。

⚡ 抗生素治疗艺术

临床学习精华

（1）莫西沙星应在摄入阳离子前至少 4 小时或摄入阳离子后 8 小时服用。

（2）所有氟喹诺酮类药物均可导致肌腱断裂，尤其是 60 岁以上的患者。

（3）服用影响 QT 间期的药物时应谨慎。

（4）所有氟喹诺酮类药物均可引起光毒性。

（5）所有氟喹诺酮类药物均可引起癫痫发作。

（6）由于担心软骨发育问题，儿童、孕妇和哺乳期妇女应尽可能避免使用莫西沙星。

（7）莫西沙星对分枝杆菌有活性，因此，如果可能发生分枝杆菌感染，应避免使用莫西沙星单药治疗。

（8）使用氟喹诺酮类药物治疗淋病时应谨慎，因为耐药性会不断上升。

（9）莫西沙星不适用于尿路感染。

（10）与其他氟喹诺酮类药物不同，莫西沙星对革兰氏阴性厌氧菌具有显著的抗菌活性。

（11）2016 年，FDA 安全通告建议，对于有其他治疗选择的鼻窦炎、支气管炎和无并发症尿路感染患者，与氟喹诺酮类药物相关的严重不良反应通常超过其益处。

AVYCAZ/头孢他啶–阿维巴坦钠粉

基本特性

1. 类别：头孢菌素加 β - 内酰胺酶抑制剂。

2. 作用机制：结合青霉素结合蛋白（PBP），破坏细胞壁合成。

3. 耐药机制：① PBP 可以被改变，亲和力降低。② β - 内酰胺酶的产生，导致 β - 内酰胺环水解。③当细菌减少孔蛋白的产生时，抗生素到达 PBP 的能力降低，导致细胞内药物浓度降低。

4. 代谢途径：在尿液中原形排泄。

FDA 批准的适应证

治疗由易感生物引起的下列感染：复杂的腹内感染（与甲硝唑合用）、复杂的尿路感染，包括肾盂肾炎。

不良反应 / 毒性

对其他 β - 内酰胺类抗生素或阿维巴坦有即时过敏反应的患者禁用。如果存在其他形式的 β - 内酰胺类药物过敏，请谨慎使用。

毒性包括注射部位的炎症、发热、过敏反应、皮疹(包括史 - 约综合征）、多形红斑和中毒性表皮坏死松解、血管水肿、潮红、血清病样反应、脑病、癫痫发作、肌阵挛、腹泻、艰难梭菌相关性腹泻和假膜性结肠炎、口腔念珠菌病、厌食、恶心、呕吐、胃痉挛、肠胃气胀、肝炎、肾功能不全、生殖道念珠菌病、阴道炎、出血、凝血酶原时间延长、全血细胞减少、溶血性贫血、嗜酸性粒细胞增多、血小板减少、低钾血症、抗球蛋白试验阳性、γ - 谷氨酰转移酶升高和肾功能不全。

药物相互作用／食物相互作用

据报道，头孢菌素与氨基糖苷类抗生素或强效利尿剂（如呋塞米）合用会出现肾毒性。使用硫酸铜溶液（本尼迪克特溶液，Clintest®）时，头孢菌素可能会导致尿糖测定假阳性。使用葡萄糖氧化酶（Tes-Tape®、Clinistix®）的测试不受头孢菌素的影响。

与丙磺舒合用可能会减少阿维巴坦的清除，不推荐使用。

剂量

感染类型	剂量	持续时间／日
腹内感染	每 8 小时 2.5 克	5 ~ 14
尿路感染	每 8 小时 2.5 克	7 ~ 14

特殊人群

1. 肾功能不全：推荐剂量见下表。

肾功能	剂量（给药超过 2 小时）
肌酐清除率 31 ~ 50 毫升／分钟	每 8 小时 1.25 克
肌酐清除率 16 ~ 30 毫升／分钟	每 12 小时 0.94 克
肌酐清除率 6 ~ 15 毫升／分钟	每 24 小时 0.94 克
肌酐清除率 5 毫升／分钟或更低	每 48 小时 0.94 克
血液透析	可血液透析，在血液透析后给予
连续性可动式腹膜透析	数据不完整
连续性肾脏替代治疗	数据不完整

2. 肝功能障碍：无需调整剂量。

3. 儿科：18 岁以下儿科患者的安全性和有效性尚未确定。

4. 老年科：由于数据有限，不能排除 65 岁及以上患者使用头孢他啶／阿维巴坦的结果差异或特定风险。

抗生素治疗艺术

临床学习精华

（1）肌酐基线清除率 30 ~ 50 毫升 / 分钟的患者可能会降低临床反应。

（2）肾功能不全者头孢他啶 / 阿维巴坦需要调整剂量。

（3）与青霉素交叉过敏 < 10%，若过敏不严重，可慎用于危及生命的感染。

（4）阿维巴坦是一种抗超广谱 β 内酰胺酶和肺炎克雷伯菌碳青霉烯酶的 β - 内酰胺酶抑制剂。

AZACTAM/氨曲南

基本特性

1. 类别：单菌霉素。

2. 作用机制：结合青霉素结合蛋白（PBP），破坏细胞壁合成。

3. 耐药机制：① PBP 可以被改变，亲和力降低。② β-内酰胺酶的产生，导致 β-内酰胺环水解。③细菌增加孔蛋白时抗生素到达 PBP 的能力降低，导致细胞内药物浓度降低。

4. 代谢途径：在尿液中原形排泄。

FDA 批准的适应证

治疗由易感革兰氏阴性菌引起的下列感染：尿路感染、下呼吸道感染、皮肤和皮肤结构感染、腹内感染、妇科感染。

手术的辅助治疗，用于治疗由易感微生物引起的感染，包括脓肿、并发空腔内脏穿孔的感染、皮肤感染和浆液表面感染。

不良反应 / 毒性

艰难梭菌相关性腹泻、静脉炎 / 血栓性静脉炎、过敏反应、发热、皮疹包括中毒性表皮坏死松解症和多形性红斑、癫痫发作、精神错乱、耳鸣、味觉改变、腹泻、恶心、肝炎、呕吐、支气管痉挛、心律失常、低血压、肌痛阴道炎、乳房触痛、血清肌酐升高、全血细胞减少、中性粒细胞减少、嗜酸性粒细胞增多、血小板减少、贫血、白细胞增多、血小板增多、凝血酶原时间延长。

药物相互作用 / 食物相互作用

如果氨基糖苷类与氨曲南同时使用，应监测肾功能。

💊 剂量

氨曲南可以静脉内或肌肉注射给药。

感染类型	剂量
尿路感染	500 毫克或每 8 ~ 12 小时 1 克
中度严重全身感染	每 8 ~ 12 小时 1 ~ 2 克
严重全身感染	每 6 ~ 8 小时 2 克
假单胞菌感染	每 6 ~ 8 小时 2 克

🌐 特殊人群

1. 肾功能不全：初始负荷剂量为 1 克或 2 克后，氨曲南的剂量应减半，用于估计肌酐清除率介于 10 毫升 / 分钟 /1.73 平方米和 30 毫升 / 分钟 /1.73 平方米之间的患者。

（1）对于肌酐清除率＜ 10 毫升 / 分钟 /1.73 平方米的患者，如血液透析支持的患者，初始剂量应为 500 毫克、1 克或 2 克。

（2）维持剂量应为通常固定间隔 6、8 或 12 小时内给予的通常初始剂量的 1/4。

（3）对于严重或危及生命的感染，除维持剂量外，每次血液透析后应给予初始剂量的 1/8。

（4）连续性肾脏替代治疗：每 8 ~ 12 小时给药 50% ~ 75% 的剂量。

2. 肝功能障碍：无需调整剂量。

3. 儿科：氨曲南的安全性和有效性已在 9 个月 ~ 16 岁年龄组中得到证实。

感染类型	剂量
轻度至中度感染	每 8 小时 30 毫克 / 千克体重
中度至重度全身感染	每 6 ~ 8 小时 30 毫克 / 千克体重

抗生素治疗艺术

临床学习精华

（1）虽然氨曲南与其他 β - 内酰胺类抗生素的交叉反应很少见，但对任何对 β - 内酰胺类有过敏史的患者应慎用该药。

（2）氨曲南结构与头孢他啶相似，可能会发生交叉过敏。

（3）氨曲南对革兰氏阳性菌无活性。

BACTRIM、BACTRIMDS、SEPTRA、SEPTRADS/ 复方新诺明（甲氧苄啶/磺胺甲噁唑）

📋 基本特性

1. 类别：抗代谢药 / 磺胺药。

2. 作用机制：磺胺甲噁唑通过与对氨基苯甲酸竞争来抑制细菌合成二氢叶酸。甲氧苄氨嘧啶通过结合并可逆地抑制所需的酶二氢叶酸还原酶来阻止二氢叶酸生成四氢叶酸。

3. 耐药机制：①质粒介导的二氢叶酸还原酶的改变和细胞通透性的改变。②对氨基苯甲酸的过度生产。③二氢蝶酸合成中的结构变化。

4. 代谢途径：甲氧苄啶和磺胺甲噁唑均通过尿液排出。

FDA FDA 批准的适应证

尿路感染、急性中耳炎、成人慢性支气管炎急性加重、志贺氏菌病、肺孢子虫肺炎的治疗和预防、成人旅行者腹泻。

也用于：由李斯特菌、诺卡氏菌、沙门氏菌、布鲁氏菌、副球虫、类鼻疽、伯克霍尔德菌、狭窄单胞菌、环孢菌、等孢菌、惠普尔氏病引起的感染，以及弓形虫病和社区获得性耐甲氧西林金黄色葡萄球菌皮肤感染的替代疗法。

🌸 不良反应 / 毒性

禁忌

1. 已知对甲氧苄氨嘧啶或磺胺类药物过敏的患者。
2. 有使用甲氧苄氨嘧啶和／或磺胺类药物引起的免疫性血小板减少症病史的患者。
3. 因叶酸缺乏导致巨幼红细胞性贫血的患者。
4. 怀孕的患者。
5. 哺乳期的母亲。
6. 小于 2 个月的儿科患者。
7. 当肾功能状态无法监测时，出现明显肝损伤或严重肾功能不全的患者。

不良反应包括史 - 约综合征、中毒性表皮坏死松解症、暴发性肝坏死、口腔炎、舌炎、恶心、呕吐、腹痛、胰腺炎、腹泻、艰难梭菌相关性腹泻厌食症、肝炎、肾功能衰竭、间质性肾炎、无菌性脑膜炎、惊厥、周围神经炎、共济失调、眩晕、耳鸣、头痛、幻觉、抑郁、冷漠、神经质、虚弱、疲劳、失眠、横纹肌溶解、肺过敏反应、利尿、动脉周围炎、狼疮、关节痛、肌痛、低血糖、低凝血酶原血症、血红细胞原血症、低血糖、高钾血症、结晶尿、巨幼红细胞性贫血、血小板减少症、粒细胞缺乏症、再生障碍性贫血和其他血液恶液质。

▲ 药物相互作用／食物相互作用

甲氧苄啶／磺胺甲噁唑可以与食物一起服用，也可以不与食物一起服用。

有报道称与噻嗪类药物相互作用包括血小板减少症。

增加苯妥英钠、甲氨蝶呤、地高辛、口服降糖药和华法林的作用。

吲哚美辛会提高磺胺甲噁唑水平；三环类抗抑郁药和血管紧张素转换酶抑制剂治疗高钾血症的疗效降低。

🐾 剂量

甲氧苄啶 / 磺胺甲噁唑的固定剂量比为 1 : 5。

Bactrim 复方新诺明片和 Septra 复方新诺明含有 400 毫克磺胺甲噁唑和 80 毫克甲氧苄啶。

BactrimDS 复方新诺明片和 SeptraDS 复方新诺明含有 800 毫克磺胺甲噁唑和 160 毫克甲氧苄啶。

口服混悬剂每茶匙含有 200 毫克磺胺甲噁唑和 40 毫克甲氧苄啶。

静脉制剂每 5 毫升含有 400 毫克磺胺甲噁唑和 80 毫克甲氧苄啶。

1. 用于治疗尿路感染、志贺菌病、慢性支气管炎急性加重: 治疗尿路感染的成人常用剂量为 1 片 DS 片、2 片、4 茶匙 (20毫升) 或 10 毫升静脉注射, 每 12 小时 ×10 ~ 14 日。

2. 用于治疗肺孢子虫肺炎

（1）治疗: 磺胺甲噁唑按每 24 小时 75 ~ 100 毫克 / 千克体重和甲氧苄啶 15 ~ 20 毫克 / 千克体重, 每 6 小时 ×14 ~ 21 日, 等分剂量给药。因此, 体重 64 千克的患者每 6 小时将服用 4 片、2 片 DS 片或 20 毫升静脉注射。

（2）预防: 成人预防的推荐剂量为每日 1 片 DS 片或单强度片剂。或者, 每周一、周三和周五 1 片 DS 片。

（3）旅行者腹泻: 通常的成人剂量为每 12 小时 1 片 DS 片、2 片或 4 茶匙（20 毫升）, 持续 5 日。

🌐 特殊人群

1. 肾功能不全: 推荐剂量见下表。

肾功能	剂量
肌酐清除率 15 ~ 30 毫升 / 分钟	使用正常剂量的一半
肌酐清除率 < 15 毫升 / 分钟, 血液透析、连续性可动式腹膜透析、连续性肾脏替代治疗	不推荐使用

2. 肝功能障碍：无需调整剂量。

3. 儿科：不建议 2 个月以下的婴儿使用甲氧苄啶 / 磺胺甲噁唑。

（1）尿路感染或急性中耳炎儿童的推荐剂量为每 24 小时磺胺甲噁唑 40 毫克 / 千克体重和甲氧苄啶 8 毫克 / 千克体重，每 12 小时分 2 次给药，共 10 日。相同的日剂量用于治疗志贺菌病需 5 日。

（2）肺孢子虫肺炎：①治疗剂量为每 24 小时按磺胺甲噁唑 75 ～ 100 毫克 / 千克体重和甲氧苄啶 15 ～ 20 毫克 / 千克体重，每 6 小时 ×14 ～ 21 日，等分剂量给药。②预防推荐剂量为磺胺甲噁唑 750 毫克 / 平方米 / 日，甲氧苄啶 150 毫克 / 平方米 / 日，每日 2 次，每周连续 3 日，口服。每日总剂量不应超过 1600 毫克磺胺甲噁唑和 320 毫克甲氧苄啶。

抗生素治疗艺术

临床学习精华

（1）因为磺胺甲噁唑和甲氧苄啶可能会干扰叶酸代谢，只有在潜在益处证明对胎儿有潜在风险的情况下才应在怀孕期间使用。

（2）磺胺类药物不应用于治疗 A 组 β - 溶血性链球菌感染。

（3）虽然未经 FDA 批准，甲氧苄氨嘧啶 / 磺胺甲噁唑用于典型细菌引起的全身感染的常用剂量是甲氧苄啶 10 毫克 /（千克体重·日）和磺胺甲噁唑 50 毫克 / 日。

（4）皮疹、喉咙痛、发烧、关节痛、脸色苍白、紫癜或黄疸等临床症状可能是严重反应的早期迹象。

（5）服用甲氧苄氨嘧啶 / 磺胺甲噁唑的患者应喝足量的水以减少结晶尿和结石的形成。

BARACLUDE/恩替卡韦

基本特性

1. 类别：用于乙型肝炎的核苷逆转录酶抑制剂。

2. 作用机制：恩替卡韦是一种鸟苷核苷类似物，可磷酸化为活性三磷酸形式。它与三磷酸鸟苷竞争抑制乙型肝炎病毒聚合酶（逆转录酶）的所有三种活性：①碱基引发。②来自前基因组信使 RNA 的负链的逆转录。③正链的合成乙肝病毒 DNA。

3. 耐药机制：拉米夫定耐药的 HBV 龋齿可使恩替卡韦敏感性降低 8 ~ 30 倍。乙型肝炎病毒聚合酶中带有或不带有 rtL180M 的 rtM204I/V 突变导致恩替卡韦的结合减少。

4. 代谢途径：恩替卡韦以原形从尿液中排出。

FDA 批准的适应证

治疗慢性乙型肝炎病毒感染，有证据表明病毒复制活跃，血清转氨酶（ALT 或 AST）或组织学活动性疾病持续升高。

不良反应 / 毒性

警告

1. 据报道，在停用抗乙型肝炎治疗（包括恩替卡韦）的患者中，乙型肝炎会加重。对于停止抗乙型肝炎治疗的患者，应密切监测肝功能并进行至少几个月的临床和实验室随访。如果合适，可能需要开始抗乙型肝炎治疗。

2. 有限的临床经验表明，如果恩替卡韦用于治疗未接受治疗的 HIV 感染患者的慢性乙型肝炎病毒（HBV）感染，则可能对 HIV（人类免疫缺陷病毒）核苷逆转录酶抑制剂产生耐药性。对于未接受高效抗逆转录病毒疗法（HAART）的 HIV/HBV 合并感染患者，不推荐使用恩替卡韦治疗。

3. 单独使用核苷类似物抑制剂或与抗逆转录病毒药物联合使用时，曾报道过乳酸酸中毒和伴有脂肪变性的严重肝肿大，包括致命病例。

其他不良反应包括头痛、疲劳、皮疹、头晕和恶心。

▲ 药物相互作用 / 食物相互作用

恩替卡韦应在饭后至少 2 小时和下一顿饭前 2 小时服用。没有明显的药物相互作用。

💊 剂量

恩替卡韦以 0.5 毫克、1 毫克片剂和含有 0.05 毫克 / 毫升的橙色、透明、无色至淡黄色水溶液的形式提供。

未接受核苷治疗的成人和 16 岁及以上青少年的推荐剂量为 0.5 毫克，每日 1 次。对于正在接受拉米夫定或对拉米夫定或替比夫定有病毒耐药性的患者，推荐剂量为 1 毫克，每日 1 次。

🌐 特殊人群

1. 肾功能不全：推荐剂量见下表。

肾功能	初始剂量	拉米夫定耐药剂量
肌酐清除率≥ 50 毫升 / 分钟	每日 0.5 毫克	每日 1 毫克
肌酐清除率 30 ~ 50 毫升 / 分钟	每日 0.25 毫克或每 48 小时 0.5 毫克	每日 0.5 毫克或每 48 小时 1 毫克
肌酐清除率 10 ~ 30 毫升 / 分钟	每日 0.15 毫克或每 72 小时 0.5 毫克	每日 0.3 毫克或每 72 小时 1 毫克
肌酐清除率< 10, 血液透析或腹膜透析	每日 0.05 毫克或每 7 日 0.5 毫克	每日 0.1 毫克或每 7 日 1 毫克

2. 肝功能障碍：肝功能失代偿的推荐剂量为 1 毫克，每日 1 次。

3. 儿科：体重至少 10 千克的 2 岁儿童可以使用恩替卡韦液进行如下治疗。

体重（千克）	初始剂量 / 毫升	拉米夫定耐药剂量 / 毫升
10 ~ 11	3	6
11 ~ 14	4	8
14 ~ 17	5	10
17 ~ 20	6	12
20 ~ 23	7	14
23 ~ 26	8	16
26 ~ 30	9	18
> 30	10	20

抗生素治疗艺术

临床学习精华

（1）拉米夫定耐药导致对恩替卡韦的敏感性降低。

（2）恩替卡韦和替比夫定的耐药突变相似。

（3）在开始恩替卡韦治疗之前，应对所有患者进行 HIV 检测。

（4）不要在 HIV 合并感染患者中开始使用恩替卡韦，除非他们正在接受高效抗逆转录病毒治疗；已经报道了 HIV 逆转录酶的 M184V 突变。

BENZATHINE PENICILLIN/苄星青霉素
PENICILLING/青霉素G
PENICILLINV/青霉素V
PROCAINE PENICILLIN(Penicillin)/普鲁卡因青霉素

基本特性

1. 类别：青霉素。

2. 作用机制：结合青霉素结合蛋白（PBP），破坏细胞壁合成。

3. 耐药机制：① PBP 可以被改变，亲和力降低。② β-内酰胺酶的产生，导致 β-内酰胺环水解。③当细菌减少孔蛋白的产生时，抗生素到达 PBP 的能力降低，导致细胞内药物浓度降低。

4. 代谢途径：青霉素在尿液中以原形排出体外。

FDA 批准的适应证

青霉素 G 钾注射液适用于治疗引起败血症、脓胸、肺炎、心包炎、心内膜炎和脑膜炎的敏感微生物菌株。适用于肺炎球菌感染、梭形螺旋体病、炭疽、放线菌病、梭菌感染、丹毒、螺旋体感染、李斯特菌病、多杀性巴氏杆菌、鼠咬热、梅毒、易感性淋球菌和脑膜炎球菌感染，以及预防风湿热。

青霉素 V 适用于敏感菌引起的轻中度感染，包括上呼吸道链球菌感染（无菌血症）、猩红热和轻度丹毒、肺炎链球菌感染、梭形螺旋体病和风湿热的预防。重症肺炎、脓胸、菌血症、心包炎、脑膜炎、关节炎在急性期不宜用青霉素 V 治疗。

青霉素 G 普鲁卡因用于治疗易受青霉素 G 血清水平低影响的中重度感染，包括上呼吸道感染、皮肤和软组织感染、猩红热、丹毒、镰刀菌-罗氏病、肺炎球菌感染、梅毒、雅司病、非性病性梅毒、品他病，一种抗毒素的辅助物，用于预防白喉、炭疽、鼠咬热、丹毒和 A 组链球菌引起的亚急性细菌性心内膜炎的携带者阶段。

青霉素 G 苄星用于治疗易受低和长期血清水平影响的感染：上呼吸道链球菌感染、梅毒、雅司病、非性病性梅毒、品他病和风湿热预防。

❀ 不良反应 / 毒性

有青霉素过敏史者禁用。

不良反应包括过敏反应，包括皮疹，从斑丘疹到剥脱性皮炎、荨麻疹、血清病样反应，包括寒战、发烧、水肿、关节痛、虚脱、艰难梭状芽孢菌相关性腹泻（CDAD）、皮肤黏膜念珠菌病、恶心、呕吐、腹泻、黑毛舌、日门冬氨酸转氨酶（血清谷草转氨酶）和 / 或丙氨酸氨基转移酶（血清谷丙转氨酶）升高、结晶尿、间质性肾炎、贫血、血小板减少、嗜酸性粒细胞增多、白细胞减少、多动和抽搐。

普鲁卡因的不良反应：焦虑、困惑、激动、抑郁、虚弱、癫痫、幻觉、好斗，并表示"对即将死亡的恐惧"。

普鲁卡因和苄星青霉素注射液的不良反应：血管内给药不慎导致严重的神经血管损伤、横贯性脊髓炎、坏疽和坏死。其他不良反应包括四肢苍白、斑驳或紫绀、严重水肿、股四头肌纤维化和萎缩。

▲ 药物相互作用 / 食物相互作用

青霉素片剂和口服混悬剂可不考虑进餐。

同时使用青霉素和丙磺舒可能导致青霉素血药浓度升高和延长。

氯霉素、大环内酯类、磺胺类和四环素类可能会干扰青霉素的杀菌作用。

🥼 剂量

1. 青霉素 G 钾注射

临床适应证	剂量
败血症、脓胸、肺炎、心包炎、心内膜炎和脑膜炎	1200 万 ~ 2400 万单位 / 日，每 4 ~ 6 小时等分剂量
炭疽热	每 6 小时分次服用 800 万单位 / 日
放射菌病	
颈颜面疾病	100 万 ~ 600 万单位 / 日
胸腹部疾病	1000 万 ~ 2000 万单位 / 日
梭菌感染	2000 万单位 / 日
白喉	200 万 ~ 300 万单位 / 日，分次服用
丹毒丝菌性心内膜炎	1200 万 ~ 2000 万单位 / 日
梭菌螺旋体病	500 万 ~ 1000 万单位 / 日
利斯特菌感染	
脑膜炎	1500 万 ~ 2000 万单位 / 日
心内膜炎	1500 万 ~ 2000 万单位 / 日
巴氏杆菌感染	400 万 ~ 600 万单位 / 日
鼠咬热	1200 万 ~ 2000 万单位 / 日
播散性淋球菌感染	1000 万单位 / 日
梅毒（神经梅毒）	1200 万 ~ 2400 万单位 / 日，每 4 小时 200 万 ~ 400 万单位
脑膜炎球菌性脑膜炎和 / 或败血症	2400 万单位 / 日，每 2 小时 200 万单位

2. 青霉素 V

青霉素 V 钾以 250 毫克（400 000 单位）或 500 毫克（800 000 单位）片剂和每 5 毫升含 125 毫克（200 000 单位）和每 5 毫升含 250 毫克（400 000 单位）的口服溶液的形式给药。

链球菌感染：每 6 ~ 8 小时服用 125 ~ 250 毫克，持续 10 日。

肺炎链球菌感染、梭状螺旋体病或葡萄球菌感染：每 6 小时服用 250 ~ 500 毫克。

用于预防风湿热和 / 或舞蹈病后的复发：125 ～ 250 毫克，每日 2 次，连续服用。

3. 青霉素 G 普鲁卡因

应在臀部的上、外象限肌肉注射给药，以 60 万单位和 120 万单位注射量供应。

肺炎链球菌、葡萄球菌感染、细菌性心内膜炎、皮肤炭疽、梭状螺旋体病、丹毒和鼠咬热：每日 60 万单位 ~ 100 百万单位。

一期、二期和潜伏梅毒：每日 60 万单位，总共 480 万单位。

晚期（三期、神经梅毒和潜伏梅毒，脊液检查阳性或无脊液检查）：每日 60 万单位，持续 10 ～ 15 日，总计 600 万 ～ 900 万单位。

白喉 - 抗毒素辅助治疗：每日 30 万 ~ 60 万单位。

白喉携带者状态：每日 30 万单位，持续 10 日。

吸入性炭疽热（暴露后）：每 12 小时 120 万单位。

4. 苄星青霉素

应该在臀部的上外侧象限给药。每支注射器有 60 万单位、120 万单位和 240 万单位。

上呼吸道感染：单次注射 120 万单位。

原发性、继发性和早期潜伏性梅毒：1 次 240 万单位。

晚期梅毒：240 万单位，间隔 7 日，共 3 次。

雅司病、非性病性梅毒、品他病：120 万单位。

预防风湿热：每月 120 万单位或每 2 周 60 万单位。

🌐 特殊人群

1. 肾功能不全：

（1）青霉素 G

肾功能	剂量
肌酐清除率 10 ~ 50 毫升 / 分钟	每 4 小时 100 万~ 200 万单位
肌酐清除率 < 10 毫升 / 分钟	每 6 小时 100 万单位
血液透析	透析后 200 万单位
连续性可动式腹膜透析	每 6 小时 100 万单位
连续性肾脏替代治疗	每 4 小时 100 万~ 200 万单位

（2）青霉素 V

肾功能	剂量
肌酐清除率 10 ~ 50 毫升 / 分钟	不变
肌酐清除率 < 10 毫升 / 分钟	每 8 小时 250 ~ 500 毫克
血液透析	透析后 250 毫克
连续性可动式腹膜透析	250 ~ 500 毫克
连续性肾脏替代治疗	不适用

2. 肝功能障碍：无需调整剂量。

3. 儿科

（1）青霉素 G

临床适应证	剂量
严重感染	15 万~ 30 万单位 /（千克体重·日），等分每 4 ~ 6 小时 1 次
脑膜炎	25 万单位 /（千克体重·日），等分每 4 小时 1 次
播散性淋菌感染	重量少于 45 千克
关节炎	10 万单位 /（千克体重·日），4 次等分剂量
脑膜炎	25 万单位 /（千克体重·日），等分每 4 小时 1 次
心内膜炎	25 万单位 /（千克体重·日），等分每 4 小时 1 次
关节炎、脑膜炎、心内膜炎	体重 45 千克或以上：1 千万单位 / 日，分 4 次服用
新生儿期后的梅毒（先天性神经梅毒）	20 万~ 30 万单位 /（千克体重·日）（每 4 ~ 6 小时服用 5 万单位 / 千克体重）
白喉	15 万~ 25 万单位 /（千克体重·日），等分每 6 小时 1 次
鼠咬热	15 万~ 25 万单位 /（千克体重·日），等分每 4 小时 1 次

（2）青霉素 G 普鲁卡因

对于新生儿、婴儿和幼儿，大腿的中外侧可能更可取。重复给药时，改变注射部位。

60 磅（54 千克）以下儿童肺炎、链球菌和葡萄球菌感染：每日 30 万单位。

体重在 70 磅（63 千克）以下的先天性梅毒：5 万单位 /（千克体重·日），持续 10 日。

吸入性炭疽热（暴露后）：儿童按每千克体重每 12 小时 2.5 万单位（最大 120 万单位）。

（3）苄星青霉素

较大的儿科患者上呼吸道感染，单次注射 90 万单位；60 磅（54 千克）以下的婴儿和儿科患者，注射 30 万 ~ 60 万单位。

先天梅毒：2 岁以下：5 万单位 / 千克体重；2 ~ 12 岁：根据成人剂量表调整剂量。

🔋 抗生素治疗艺术

临床学习精华

（1）青霉素需要根据肾功能进行剂量调整。

（2）治疗梅毒和其他螺旋体感染后，可能发生吉海反应。

（3）青霉素 G 钾，USP（100 万单位含有 1.68 毫当量的钾离子）大剂量静脉注射时，尤其是肾衰竭患者，可能导致严重甚至致命的电解质紊乱，即高血钾。

（4）氯霉素、大环内酯类、磺胺类、四环素类可能干扰青霉素类的杀菌作用。

BENZNIDAZOLE/苄硝唑

📋 基本特性

1. 类别：硝基咪唑。
2. 作用机制：数据不完整。
3. 耐药机制：数据不完整。
4. 用于：治疗克氏锥虫。

✳️ 不良反应/毒性

周围神经病变、皮疹、粒细胞减少症。

心脏移植术后给予苄硝唑的患者恶性肿瘤发生率增加。

🅰️ 药物相互作用/食物相互作用

数据不完整。

💊 剂量

治疗剂量为5毫克/（千克体重·日），共60日，这是所有形式的克氏锥虫的推荐剂量和持续时间。

🌐 特殊人群

1. 肾功能不全：不要给药。
2. 肝功能障碍：不要给药。
3. 儿科：与成人剂量相同。

⚗️ 抗生素治疗艺术

临床学习精华

（1）苄硝唑被认为是治疗克氏锥虫的首选药物。

（2）严重心脏或胃肠道美洲锥虫病的患者不应使用苄硝唑治疗。

BIAXIN/克拉霉素

基本特性

1. 类别：大环内酯类。

2. 作用机制：克拉霉素通过与易感微生物的 50S 核糖体亚基结合而起作用，从而干扰微生物蛋白质的合成。

3. 耐药机制：①渗透性降低。②主动外排。③ 50S 核糖体单位的改变。④ 50S 核糖体单位的 23S 亚单位的改变。⑤大环内酯的酶失活。

4. 代谢途径：约 30% 经尿液排泄，其余经胆汁排泄。

FDA 批准的适应证

1. 克拉霉素（片剂和口服混悬液）：由易感生物引起。咽炎/扁桃体炎（成人和儿童）、急性上颌窦炎（成人和儿童）、慢性支气管炎急性细菌性加重（成人）、社区获得性肺炎（成人和儿童）、简单的皮肤和皮肤结构感染（成人和儿童）、急性中耳炎（儿童）。

由于鸟分枝杆菌或胞内分枝杆菌（成人和儿童）引起的播散性感染

联合阿莫西林和兰索拉唑或奥美拉唑缓释胶囊作为三联疗法，适用于治疗幽门螺杆菌感染和十二指肠溃疡患者。

与奥美拉唑或雷尼替丁柠檬酸铋片联合用于治疗与幽门螺杆菌感染相关的活动性十二指肠溃疡患者。

预防晚期 HIV 感染患者的播散性鸟分枝杆菌复合体（MAC）病。

2. 克拉霉素 XL：急性上颌窦炎（成人）、慢性支气管炎急性细菌性加重（成人）、社区获得性肺炎（成人）。

✳ 不良反应 / 毒性

已知对克拉霉素、红霉素、任何大环内酯类或酮内酯类抗生素过敏的患者禁用。

不良反应包括严重的过敏反应，包括皮疹、光敏性、血管性水肿、史 - 约综合征和中毒性表皮坏死松解症、艰难梭菌相关性腹泻、牙齿变色、恶心、呕吐、腹泻、腹痛、胰腺炎、肝炎、胆汁淤积性黄疸、消化不良、肠胃胀气、黑便、心脏复极和 QT 间期延长、心悸、胸痛、重症肌无力症状加重和新发肌无力综合征、念珠菌、阴道炎、肾炎、头晕、头痛、眩晕、嗜睡、疲劳、癫痫、耳聋、血小板减少症和白细胞减少症。

⚗ 药物相互作用 / 食物相互作用

克拉霉素可以与食物一起或不与食物一起给药。

克拉霉素缓释片应与食物同服。

已知克拉霉素和其他大环内酯类药物抑制酶，尤其是 CYP3A；所以，克拉霉素和主要由 CYP3A 代谢的药物合用可能与后者浓度升高有关。因此：

禁止将克拉霉素与特非那定、口服咪达唑仑、三唑仑、阿普唑仑、麦角胺、二氢麦角胺、西沙必利、吡莫嗪或阿司咪唑合用。

克拉霉素与茶碱、口服抗凝剂、地高辛、维拉帕米、齐多夫定、秋水仙碱、西地那非、他达拉非和伐地那非、托特罗定、静脉注射咪达唑仑、伊曲康唑、HMG-CoA 还原酶抑制剂（例如洛伐他汀）、环孢素、卡马西平、他克莫司、阿芬太尼、丙吡胺、利福布汀、奎尼丁、甲泼尼龙、西洛他唑、溴隐亭、长春碱、己巴比妥、苯妥英和丙戊酸盐的合用应谨慎。

肾功能不全患者如同时给予克拉霉素和利托那韦，应考虑以下剂量调整。对于肌酐清除率 30 ～ 60 毫升 / 分钟的患者，克拉霉素的剂量应减少 50%。对于 < 30 毫升 / 分钟的患者，

克拉霉素的剂量应减少 75%。

当对中度肾功能患者（肌酐清除率 30 ～ 60 毫升 / 分钟）使用阿扎那韦时，克拉霉素的剂量应减少 50%。对于肌酐清除率＜ 30 毫升 / 分钟的患者，应使用合适的克拉霉素制剂将克拉霉素的剂量减少 75%。

克拉霉素每日超过 1000 毫克的剂量不应与蛋白酶抑制剂共同给药。

有报道称，同时使用克拉霉素和奎尼丁或丙吡胺时发生尖端扭转性室速；如果给予，应监测心电图和这些药物的血清水平。

肌酐清除率少于 25 毫升 / 分钟的患者不推荐使用克拉霉素联合雷尼替丁柠檬酸铋治疗。有急性卟啉症病史的患者不应使用克拉霉素联合雷尼替丁柠檬酸铋。

剂量

克拉霉素以 250 毫克和 500 毫克片剂给药，还有以及作为两种浓度的颗粒剂：125 毫克 /5 毫升和 250 毫克 /5 毫升。克拉霉素 XL 以 500 毫克片剂的形式给药。

感染类型	片剂剂量(毫克/12小时)	持续时间 / 日	缓释剂剂量(毫克 /24 小时)	持续时间 / 日
咽炎 / 扁桃体炎	250	10	–	–
急性上颌窦炎	500	14	2 次 ×500	14
慢性支气管炎急性加重	500	7 ～ 14	2 次 ×500	7
社区获得性肺炎	250	7	2 次 ×500	7
简单的皮肤和皮肤组织	250	7 ～ 14	–	–

1. 根除幽门螺杆菌：以降低十二指肠溃疡复发的风险

（1）三联疗法：克拉霉素 / 兰索拉唑 / 阿莫西林：成人推荐剂量为 500 毫克克拉霉素、30 毫克兰索拉唑和 1 克阿莫西林，每日 2 次（每 12 小时 1 次），持续 10 或 14 日。

（2）三联疗法：克拉霉素 / 奥美拉唑 / 阿莫西林：成人推荐剂量为 500 毫克克拉霉素、20 毫克奥美拉唑和 1 克阿莫西林，每日 2 次（每 12 小时 1 次），持续 10 日。对于开始治疗时出现溃疡的患者，建议额外服用 18 日 20 毫克奥美拉唑，每日 1 次，以促进溃疡愈合和症状缓解。

（3）双联治疗：克拉霉素 / 奥美拉唑：成人推荐剂量为克拉霉素 500 毫克，每日 3 次（每 8 小时），奥美拉唑 40 毫克，每日 1 次（每日上午），持续 14 日。建议额外 14 日服用奥美拉唑 20 毫克，每日 1 次，用于溃疡愈合和症状缓解。

（4）双联治疗：克拉霉素 / 枸橼酸铋雷尼替丁：成人推荐剂量为克拉霉素 500 毫克，每日 2 次（每 12 小时）或 3 次（每 8 小时），以及枸橼酸铋雷尼替丁 400 毫克，每日 2 次（每 12 小时），共 14 日。建议额外 14 日服用 400 毫克，每日 2 次，以促进溃疡愈合和症状缓解。

2. 克拉霉素治疗播散性鸟分枝杆菌病：推荐剂量为 500 毫克，每日 2 次，与其他药物联合使用。

🌐 特殊人群

1. 肾功能不全：推荐剂量见下表。

肾功能	剂量
肌酐清除率＜ 30 毫升 / 分钟	500 毫克，每日 1 次
血液透析	透析后给药
连续性可动式腹膜透析和连续性肾脏替代治疗	不适用

2. 肝功能障碍：无需调整。

3. 儿科：克拉霉素在 6 个月以下儿童患者中的安全性和有效性尚未确定。

通常推荐的每日剂量是 15 毫克 /（千克体重·日），每 12 小时 1 次，持续 10 日。

克拉霉素预防播散性鸟分枝杆菌病的推荐剂量为 7.5 毫克 / 千克体重，每日 2 次，最大量 500 毫克，每日 2 次。

对于非肺结核类结核病的治疗，建议剂量为 7.5 毫克 / 千克体重，每日 2 次，最大量 500 毫克，每日 2 次。克拉霉素在 20 个月以下 MAC 患者中的安全性尚未研究。

抗生素治疗艺术

临床学习精华

（1）治疗 MAC 时，克拉霉素必须与其他药物联合使用，以尽量减少耐药性。

（2）大环内酯类药物延长 QT 间期，必须谨慎使用。

（3）除非没有其他选择，否则克拉霉素不应用于孕妇。

BILTRICIDE/吡喹酮

📋 基本特性

1. 类别：杂环哌嗪基异喹啉衍生物。

2. 作用机制：吡喹酮诱导血吸虫快速收缩并导致血吸虫外皮空泡化和解体。

3. 代谢途径：经肝脏代谢，随尿排出。

FDA FDA 批准的适应证

适用于治疗血吸虫（如湄公河血吸虫、日本血吸虫、曼氏血吸虫和埃及血吸虫），以及肝吸虫、支睾吸虫和蛇吸虫引起的感染。

也用于：

肠道吸虫：布氏片吸虫、异形吸虫、横川后殖吸虫。

肠绦虫、牛带绦虫、猪带绦虫、阔节裂头绦虫、犬复孔绦虫、短膜壳绦虫、猪囊尾蚴，以及术前或术中囊内容物溢出情况下的包虫囊肿疾病。

肺吸虫：如并殖吸虫。

✳ 不良反应 / 毒性

吡喹酮不得给予先前对该药物表现出过敏反应的患者。由于眼睛内的寄生虫破坏可能会导致无法修复的病变，因此，不应使用该化合物治疗眼囊尾蚴病。

常见的不良反应包括腹痛、恶心、腹泻、不适、头痛和头晕。还报告了过敏反应、多浆膜炎、心律失常（包括心动过缓、异位心律、心室颤动、房室传导阻滞）、癫痫发作、肌痛、嗜睡和眩晕。

⚠ 药物相互作用 / 食物相互作用

吡喹酮应与食物一起服用。

由于吡喹酮是由肝脏细胞色素 P450 系统代谢的，因此，同时服用增加这些酶活性的药物可能会降低吡喹酮的血浆水平，例如抗癫痫药（如苯妥英、苯巴比妥和卡马西平）、地塞米松和利福平。此外，氯喹可能会降低血液中吡喹酮的浓度（机制尚不清楚）。

同时服用降低药物代谢肝酶（细胞色素 P450）活性的药物可能会增加吡喹酮的血浆水平，例如西咪替丁、酮康唑、伊曲康唑、红霉素；葡萄柚汁也可能增加吡喹酮的血浆水平。

💊 剂量

吡喹酮以 600 毫克片剂形式提供。应在进餐时将药片用水送服，不要咀嚼。

1. 治疗血吸虫病

埃及血吸虫	40 毫克 /（千克体重·日），口服，分 1 或 2 次，1 日
间插血吸虫	40 毫克 /（千克体重·日），口服，分 1 或 2 次，1 日
日本血吸虫	60 毫克 /（千克体重·日），口服，分 1 或 2 次，1 日
曼氏血吸虫	40 毫克 /（千克体重·日），口服，分 1 或 2 次，1 日
湄公河血吸虫	60 毫克 /（千克体重·日），口服，分 1 或 2 次，1 日

*2. 治疗支睾吸虫病、后睾吸虫病和肠道吸虫病：*25 毫克 / 千克体重，每日 3 次，为期 1 日，间隔不少于 4 小时，不超过 6 小时。

3. 治疗其他疾病

疾病	剂量和持续时间
肠道绦虫	5 ~ 10 毫克 / 千克体重，1 次（短膜壳绦虫：25 毫克 / 千克体重，1 次）
猪囊尾蚴	50 毫克 /（千克体重·日），口服，15 日
卫氏并殖吸虫	75 毫克 /（千克体重·日），分 3 次服用，持续 2 日

🌐 特殊人群

1. 肾功能不全：没有针对肾功能不全的剂量调整。

2. 肝功能障碍：中度至重度肝功能障碍（Child Pugh B 级和 C 级）患者的给药应谨慎。

3. 儿科：推荐剂量见下表。

埃及血吸虫	40 毫克/(千克体重·日)，口服，分 2 次，1 日
间插血吸虫	40 毫克/(千克体重·日)，口服，分 2 次，1 日
日本血吸虫	60 毫克/(千克体重·日)，口服，分 3 次，1 日
曼氏血吸虫	40 毫克/(千克体重·日)，口服，分 2 次，1 日
湄公河血吸虫	60 毫克/(千克体重·日)，口服，分 3 次，1 日

4. 其他适应证：同成人剂量。

🔖 抗生素治疗艺术

临床学习精华

（1）吡喹酮虽然仅适用于血吸虫病和肝吸虫的治疗，但它也是治疗肠绦虫和肺吸虫的首选药物。

（2）与其他肝吸虫的情况不同，吡喹酮不推荐用于治疗肝片吸虫。

（3）吡喹酮片应在进餐时用水送服，不咀嚼，以免窒息。

（4）细胞色素 P450 酶的强诱导剂，如利福平，可能导致吡喹酮低于治疗水平，应尽可能避免使用。

BITIN/硫双二氯酚

📋 基本特性

1. 类别：氯化双酚。
2. 作用机制：不清楚，可能是氧化磷酸化的解偶联剂。
3. 代谢途径：通过尿液排泄。
4. 用于：治疗急慢性肝片吸虫和卫氏并殖吸虫。

✳ 不良反应 / 毒性

恶心、腹泻、腹痛、厌食和荨麻疹。

🅰 药物相互作用 / 食物相互作用

未知。

💊 剂量

30 ~ 50毫克/千克体重，交替服用10 ~ 15次，用于治疗片吸虫病和肺吸虫病。

🌐 特殊人群

1. 肾功能不全：数据不完整。
2. 肝功能障碍：数据不完整。
3. 儿科：30 ~ 50毫克/千克体重，交替服用10 ~ 15次。

⚡ 抗生素治疗艺术

临床学习精华
（1）使用解痉药和抗组胺药治疗有助于减少不良反应。
（2）硫双二氯酚在饭后分2 ~ 3次服用，可降低毒性的发生率。

BROACT、CEFROMKEITEN、CEFIR/头孢匹罗

📋 基本特性

1. 类别：第四代头孢菌素。

2. 作用机制：结合青霉素结合蛋白（PBP），破坏细胞壁合成。

3. 耐药机制：① PBP 可以被改变，亲和力降低。② β-内酰胺酶的产生，导致 β-内酰胺环水解。③当细菌减少孔蛋白的产生时，抗生素到达 PBP 的能力降低，导致细胞内药物浓度降低。

4. 代谢途径：在尿液中原形排泄。

5. 适应证：下呼吸道感染、复杂的上尿路（肾盂肾炎）和下尿路感染、皮肤和软组织感染、菌血症/败血症、中性粒细胞减少和免疫功能低下患者的感染。

✳ 不良反应/毒性

头孢匹罗禁用于对头孢匹罗或头孢菌素表现出即刻过敏反应的患者，以及卟啉症患者。青霉素过敏患者慎用。

毒性包括发热、过敏反应、皮疹（包括史-约综合征）、多形红斑和中毒性表皮坏死松解、血管水肿、潮红、血清病样反应、脑病、癫痫发作、肌阵挛、腹泻、艰难梭菌相关性腹泻和假膜性结肠炎、口腔念珠菌病、厌食症、恶心、呕吐、胃痉挛、肠胃胀气、肝炎、肾功能不全、生殖道念珠菌病、阴道炎、出血、凝血酶原时间延长、高钙血症、低钙血症、全血细胞减少、溶血性贫血、抗球蛋白测试阳性。

🔺 药物相互作用/食物相互作用

如果大剂量氨基糖苷类或利尿剂与头孢匹罗一起给药，则应仔细监测肾功能，因为氨基糖苷类抗生素的肾毒性和耳

毒性的可能性增加。使用硫酸铜溶液（本尼迪克特溶液，Clintest®）时，头孢菌素可能会导致尿糖测定假阳性。使用葡萄糖氧化酶（Tes-Tape®、Clinistix®）的测试不受头孢菌素的影响。

剂量

通常的成人剂量：每 12 小时静脉注射 1 ～ 2 克。

特殊人群

1. 肾功能不全：推荐剂量见下表。

肾功能	剂量
肌酐清除率 < 50 毫升 / 分钟	1 ～ 2 克负荷剂量
肌酐清除率 20 ～ 50 毫升 / 分钟	每 12 小时 500 毫克～ 1 克
肌酐清除率 5 ～ 20 毫升 / 分钟	每 24 小时 500 毫克～ 1 克
肌酐清除率 < 5 毫升 / 分钟, 血液透析	每 24 小时 500 毫克～ 1 克, 透析后一半剂量

2. 肝功能障碍：无需调整剂量。

3. 儿科：不应用于儿童。

抗生素治疗艺术

临床学习精华

（1）头孢匹罗应根据肾功能障碍调整剂量。

（2）与青霉素交叉过敏 < 10%。

（3）肌酐清除率少于或等于 50 毫升 / 分钟的患者必须进行剂量调整，以避免不良反应，如脑病、肌阵挛和癫痫发作。

（4）与氨基糖苷类共用会增加肾毒性和耳毒性的可能性。

（5）据报道，其他头孢菌素类药物与强效利尿剂（如呋塞米）合用时会出现肾毒性。

CANCIDAS/卡泊芬净

基本特性

1. 类别：棘白菌素。

2. 作用机制：抑制 $1,3-\beta-D-$ 葡聚糖的合成，$1,3-\beta-D-$ 葡聚糖是真菌细胞壁的基本成分。

3. 耐药机制：数据不完整。

4. 代谢途径：卡泊芬净通过水解和 N- 乙酰化缓慢代谢，并在粪便和尿液中排出。它不会被细胞色素 P450 酶代谢。

FDA 批准的适应证

发热性中性粒细胞减少症患者推测真菌感染的经验性治疗。

治疗念珠菌血症和以下念珠菌感染：腹内脓肿、腹膜炎和胸膜腔感染。

治疗食管念珠菌病。

治疗对其他疗法难治或不耐受的患者的侵袭性曲霉病。

不良反应 / 毒性

发烧、寒战、过敏反应、可能的组胺介导的症状、皮疹、面部肿胀、瘙痒、温热感、支气管痉挛、胰腺炎、肝坏死、腹泻、肾功能衰竭、癫痫发作、肿胀和外周水肿、低血压、心律失常、血小板减少症、低镁血症、高钙血症、高血糖和低钾血症。

药物相互作用

与他克莫司同时服用时：建议对他克莫司血药浓度进行标准监测并适当调整他克莫司剂量。

当卡泊芬净和环孢霉素合用时，肝脏丙氨酸氨基转移酶和天门冬氨酸转氨酶短暂升高。建议监测肝功能测试。

与利福平同时服用的成年患者应每日服用 70 毫克卡泊

芬净。

奈韦拉平、依法韦仑、卡马西平、地塞米松或苯妥英钠与卡泊芬净同时服用时，将卡泊芬净剂量增加至每日 70 毫克。

剂量

念珠菌感染或曲霉菌感染经验性治疗：70 毫克静脉注射负荷剂量，然后每日 50 毫克静脉注射。

食管念珠菌病：每日静脉注射 50 毫克。

特殊人群

1. 肾功能不全：无需调整剂量。

2. 肝功能障碍：①患有轻度肝功能不全（Child Pugh* 评分 5 ~ 6）的成年患者不需要调整剂量。②中度肝功能不全的成人患者（Child Pugh* 评分 7 ~ 9 分），建议每日服用 35 毫克卡泊芬净。但是，第 1 日仍应给予 70 毫克负荷剂量。③在患有严重肝功能不全（Child Pugh* 评分＞ 9）的成人患者和患有任何程度肝功能不全的儿童患者中没有临床经验。

*Child Pugh 测定：参见有用的配方、公式和定义章节。

3. 儿科：适用于 3 个月以上的儿童。

对于所有适应证，应在第 1 日给予单次 70 毫克 / 平方米 ** 负荷剂量，之后每日给予 50 毫克 / 平方米。无论患者的计算剂量如何，最大负荷剂量和每日维持剂量不得超过 70 毫克。

当卡泊芬净与利福平、依法韦仑、奈韦拉平、苯妥英钠、地塞米松或卡马西平等药物清除诱导剂合用时，应考虑每日 70 毫克 / 平方米的卡泊芬净剂量（不超过 70 毫克）。

** 用于计算体表面积的 Mosteller 公式：请参阅有用的配方、公式和定义。

抗生素治疗艺术

临床学习精华

（1）棘白菌素仅对念珠菌、吉罗维肺孢子虫和曲霉菌具有活性。它们不应用于任何其他真菌感染。

（2）卡泊芬净对所有致病性念珠菌具有活性，包括对氟康唑耐药的念珠菌。

（3）光滑念珠菌和近平滑假丝酵母对棘白菌素的耐药性增加。

CAPASTAT/卷曲霉素

📋 基本特性

1. 类别：环状多肽。
2. 作用机制：通过与70S核糖体单元结合抑制蛋白质合成。
3. 耐药机制：不完全了解。
4. 代谢途径：在尿液中原形排泄。

FDA FDA 批准的适应证

当主要药物（异烟肼、利福平、乙胺丁醇、氨基水杨酸和链霉素）使用无效，或因毒性或耐药结核杆菌的存在而不能使用时，用于肺结核分枝杆菌的治疗。

✳ 不良反应 / 毒性

警告
1. 对肾功能不全或先前存在听觉障碍的患者中使用必须谨慎，并且应权衡额外的颅神经 VIII 损伤或肾损伤的风险与治疗的益处。
2. 由于其他胃肠外抗结核药物（如链霉素）也有类似的、有时是不可逆的毒性作用，特别是对颅神经 VIII 和肾功能，不推荐这些药物与卷曲霉素同时给药。与具有耳毒性或肾毒性潜能的非抗结核药物（硫酸多黏菌素 A、硫酸黏菌素、阿米卡星、庆大霉素、妥布霉素、万古霉素、卡那霉素和新霉素）一起使用时应谨慎。

对卷曲霉素过敏的患者禁用。
肾毒性和耳毒性与氨基糖苷类相似。
低钾血症、低镁血症、低钙血症。

🔺 药物相互作用 / 食物相互作用

使用神经肌肉阻断剂、其他肾毒性药物或耳毒性药物（硫酸多黏菌素A、硫酸黏菌素、阿米卡星、庆大霉素、妥布霉素、万古霉素、卡那霉素和新霉素）时要小心，因为可能存在叠加效应。对于有肾脏疾病或听力障碍的患者，请务必谨慎使用。

剂量

15毫克/（千克体重·日）（最大1克）静脉注射或肌肉注射。59岁以上：10毫克/（千克体重·日）（最大750毫克）。每日服用一段时间后，可改为每周服用2～3次。

特殊人群

1.肾功能不全：肌酐清除率＜30毫升/分钟或透析患者剂量为12～15毫克/千克体重，每周2～3次。

2.肝功能障碍：无需调整。

3.儿科：15～30毫克/（千克体重·日），每日最多1克。

抗生素治疗艺术

临床学习精华

（1）卷曲霉素不应单独用于治疗活动性肺结核。

（2）卷曲霉素仅在发现对一线抗真菌药物耐药的情况下使用。

（3）应监测卷曲霉素的血清水平，其峰值水平（15毫克/千克体重剂量后2小时）为35～45微克/毫升。肾功能正常的患者的浓度应＜5微克/毫升。

（4）剂量应基于理想体重。

（5）可能表现出与阿米卡星和卡那霉素的交叉耐药性。

（6）除非情况危急且没有合理的替代方案，否则不建议使用卷曲霉素加卡那霉素或阿米卡星（双联注射疗法）治疗结核病。

CEDAX/头孢布坦

📋 基本特性

1. 类别：第三代头孢菌素。

2. 作用机制：结合青霉素结合蛋白（PBP），破坏细胞壁合成。

3. 耐药机制：① PBP 可以被改变，亲和力降低。② β-内酰胺酶的产生，导致 β-内酰胺环水解。③当细菌减少孔蛋白的产生时，抗生素到达 PBP 的能力降低，导致细胞内药物浓度降低。

4. 代谢途径：头孢布坦主要通过尿液排出，少量通过粪便排出。

📄 FDA 批准的适应证

由易感微生物引起的以下轻度至中度感染的治疗：慢性支气管炎急性细菌性加重、急性细菌性中耳炎、咽炎和扁桃体炎。

✴ 不良反应 / 毒性

对头孢菌素过敏的患者禁用头孢布坦。如果对青霉素过敏，应谨慎使用头孢布坦。

毒性包括发热、过敏反应、皮疹（包括史-约综合征）、多形性红斑和中毒性表皮坏死松解症、血管性水肿、潮红、血清病样反应、脑病、癫痫发作、失语、精神病、喘鸣、腹泻、艰难梭菌相关性腹泻和伪膜性肠炎、口腔念珠菌病、厌食、恶心、呕吐、胃痉挛、肠胃胀气、肝炎、肾功能不全、生殖器念珠菌病、阴道炎、出血、凝血酶原时间延长、全血细胞减少症、溶血性贫血和抗球蛋白测试阳性。

🗃 药物相互作用 / 食物相互作用

头孢布坦口服混悬液必须在餐前至少 2 小时或餐后 1 小时给药。丙磺舒会抑制头孢布坦的肾脏排泄。使用硫酸铜溶液（本尼迪克特溶液，Clintest®）时，头孢菌素可能会导致尿糖测定假阳性。使用葡萄糖氧化酶（Tes-Tape®、Clinistix®）的测试不受头孢菌素的影响。

💊 剂量

头孢布坦以 400 毫克胶囊和灰白色粉末形式提供，重新配制时含有 90 毫克 /5 毫升头孢布坦。

成人头孢布坦的常用剂量为每日 400 毫克，持续 10 日。

🌐 特殊人群

1. 肾功能不全：推荐剂量见下表。

肾功能	剂量
肌酐清除率 30 ~ 49 毫升 / 分钟	4.5 毫克 / 千克体重或每日 200 毫克
肌酐清除率 5 ~ 29 毫升 / 分钟	2.25 毫克 / 千克体重或每日 100 毫克
血液透析	9 毫克 / 千克体重或透析后 400 毫克
连续性可动式腹膜透析	不适用
连续性肾脏替代治疗	不适用

2. 肝功能障碍：无需调整剂量。

3. 儿科：每日 9 毫克 / 千克体重，最高每日 400 毫克。未确定对 6 个月以下婴儿的安全性和有效性。

📋 抗生素治疗艺术

临床学习精华

（1）头孢布坦必须针对肾功能不全进行调整。

（2）与青霉素交叉过敏 < 10%。

（3）应告知糖尿病患者头孢布坦口服混悬剂每茶匙含有 1 克蔗糖。

CEFACLOR/头孢克洛

📋 基本特性

1. 类别：第二代头孢菌素。

2. 作用机制：结合青霉素结合蛋白（PBP），破坏细胞壁合成。

3. 耐药机制：① PBP 可以被改变，亲和力降低。② β - 内酰胺酶的产生，导致 β - 内酰胺环水解。③当细菌减少孔蛋白的产生时，抗生素到达 PBP 的能力降低，导致细胞内药物浓度降低。

4. 代谢途径：大部分头孢克洛以原形从尿液中排出。

FDA FDA 批准的适应证

头孢克洛适用于治疗由易感微生物引起的感染：中耳炎、下呼吸道感染、咽炎和扁桃体炎、尿道感染、皮肤和皮肤结构感染。

✳ 不良反应 / 毒性

已知对头孢菌素过敏的患者禁用头孢克洛，如果对青霉素过敏，应谨慎使用。

毒性包括发热、过敏反应、皮疹（包括史 - 约综合征）、多形性红斑和中毒性表皮坏死松解症、血管性水肿、潮红、血清病样反应、脑病、癫痫、腹泻、艰难梭菌相关性腹泻和伪膜性肠炎、口腔念珠菌病、厌食症、恶心、呕吐、胃痉挛、胀气、肝炎、肾功能不全、生殖器念珠菌病、阴道炎、出血、凝血酶原时间延长、全血细胞减少症、溶血性贫血、抗球蛋白测试阳性；使用硫酸铜溶液（本尼迪克特溶液，Clintest®）时，头孢菌素可能会导致尿糖检测假阳性。使用葡萄糖氧化酶（Tes-Tape®、Clinistix®）的测试不受头孢菌素的影响。

🔻 药物相互作用 / 食物相互作用

头孢克洛可随食物服用，也可不随食物服用。

丙磺舒与头孢菌素合用时，可能会降低肾小管的头孢菌素分泌，导致头孢菌素血药浓度升高和延长。

💊 剂量

头孢克洛以 250 毫克和 500 毫克胶囊形式给药。它可以作为以下浓度的口服混悬液给药：125 毫克 /5 毫升、187 毫克 /5 毫升、250 毫克 /5 毫升和 375 毫克 /5 毫升。

通常成人剂量为每 8 小时 250 毫克。

对于更严重的感染（如肺炎）或由不太敏感的生物体引起的感染，剂量可能会加倍。

🌐 特殊人群

1. 肾功能不全：小心使用，但无需调整剂量。

2. 肝功能障碍：无需调整剂量。

3. 儿科：尚未确定该产品用于 1 个月以下儿童患者的安全性和有效性。

儿童通常建议的每日剂量为 20 毫克 /（千克体重·日），每 8 小时分次服用。

在较严重的感染、中耳炎和较不敏感的生物体引起的感染中，推荐剂量为 40 毫克 /（千克体重·日），最大剂量为 1 克 / 日。

🔻 抗生素治疗艺术

临床学习精华

（1）头孢克洛针对肾功能障碍无需调整剂量。

（2）在有青霉素过敏史的患者中，高达 10% 的患者可能

出现 β - 内酰胺类抗生素的交叉过敏反应。

（3）β - 内酰胺酶阴性、氨苄西林耐药（BLNAR）的流感嗜血杆菌菌株应被视为对头孢克洛具有耐药性，尽管某些BLNAR菌株具有明显的体外敏感性。

CEFIZOX/头孢唑肟

基本特性

1. 类别：第三代头孢菌素。

2. 作用机制：结合青霉素结合蛋白（PBP），破坏细胞壁合成。

3. 耐药机制：① PBP可以被改变，亲和力降低。② β-内酰胺酶的产生，导致β-内酰胺环水解。③当细菌减少孔蛋白的产生时，抗生素到达PBP的能力降低，导致细胞内药物浓度降低。

4. 代谢途径：以原形从尿液中排出。

FDA 批准的适应证

治疗由易感生物菌株引起的下列疾病感染患者：下呼吸道感染、尿路感染、淋病包括无并发症的宫颈和尿道淋病、盆腔炎、腹腔感染、败血症、皮肤和皮肤结构感染、骨骼和关节感染、脑膜炎。

不良反应/毒性

头孢唑肟禁用于对头孢唑肟过敏的患者。

如果对其他头孢菌素或青霉素过敏，应谨慎使用头孢唑肟。

毒性包括注射部位炎症、发热、过敏反应、皮疹（包括史-约综合征）、多形红斑和中毒性表皮坏死松解、血管水肿、潮红、血清病样反应、脑病、癫痫发作、腹泻、艰难梭菌相关性腹泻和伪膜性肠炎、口腔念珠菌病、厌食、恶心、呕吐、胃痉挛、肠胃胀气、肝炎、肾功能不全、生殖器念珠菌病、阴道炎、出血、凝血酶原时间延长、全血细胞减少、溶血性贫血、抗球蛋白测试阳性。

🔺 药物相互作用 / 食物相互作用

据报道，头孢菌素与氨基糖苷类抗生素或强效利尿剂（如呋塞米）合用会出现肾毒性。使用硫酸铜溶液（本尼迪克特溶液，Clintest®）时，头孢菌素可能会导致尿糖测定假阳性。使用葡萄糖氧化酶（Tes-Tape®、Clinistix®）的测试不受头孢菌素的影响。

💊 剂量

感染类型	剂量
简单尿路感染	每 12 小时肌肉注射或静脉注射 500 毫克
其他感染	每 8 ~ 12 小时肌肉注射或静脉注射 1 克
严重感染	每 8 ~ 12 小时肌肉注射或静脉注射 1 ~ 2 克
盆腔炎	每 8 小时静脉注射 2 克
威胁生命的感染	每 8 小时静脉注射 3 ~ 4 克
单纯性淋病	肌肉注射 1 次 1 克

🌐 特殊人群

1. 肾功能不全：推荐剂量见下表。

肾功能	剂量(不太严重的感染)	严重感染
肌酐清除率 50 ~ 79 毫升 / 分钟	每 8 小时 500 毫克	每 8 小时 750 ~ 1500 毫克
肌酐清除率 5 ~ 49 毫升 / 分钟	每 12 小时 250 ~ 500 毫克	每 12 小时 500 ~ 1000 毫克
肌酐清除率 < 5 毫升 / 分钟	每 48 小时 500 毫克或每 24 小时 250 毫克	每 24 ~ 48 小时 500 毫克或每 48 小时 1 克
血液透析	与 < 5 毫升 / 分钟相同，但在透析日透析后	
连续性可动式腹膜透析	每 24 小时 0.5 ~ 1 克	
连续性肾脏替代治疗	每 12 小时 250 ~ 500 毫克	每 12 小时 500 ~ 1000 毫克

2. 肝功能障碍：无需调整剂量。

3. 儿科：6 个月及以上：每 8 小时 50 毫克 / 千克体重。

剂量可增加至每日总剂量 200 毫克 / 千克体重（严重感染时不超过成人最大剂量）。

抗生素治疗艺术

临床学习精华

（1）头孢唑肟应根据肾功能不全调整剂量。

（2）与青霉素交叉过敏 < 10%，如果过敏不严重，可慎用于危及生命的感染。

（3）由于铜绿假单胞菌引起的一些尿路感染的严重性，并且许多假单胞菌属种对头孢唑肟仅中度敏感，建议使用更高的剂量。如果反应不及时，则应进行其他治疗。

CEFOTAN/头孢替坦

基本特性

1. 类别：第二代头孢菌素。

2. 作用机制：结合青霉素结合蛋白（PBP），破坏细胞壁合成。

3. 耐药机制：① PBP 可以被改变，亲和力降低。② β - 内酰胺酶的产生，导致 β - 内酰胺环水解。③当细菌减少孔蛋白的产生时，抗生素到达 PBP 的能力降低，导致细胞内药物浓度降低。

4. 代谢途径：头孢替坦主要通过尿液以原形排出。

FDA 批准的适应证

治疗由易感微生物引起的感染：尿路感染、下呼吸道感染、皮肤和皮肤结构感染、妇科感染、腹腔感染、骨骼和关节感染、外科手术的预防分为洁净、污染或潜在污染。

不良反应 / 毒性

头孢替坦禁用于已知对头孢菌素类抗生素过敏的患者和经历过头孢菌素相关溶血性贫血的患者。如果对青霉素有过敏反应，应慎用头孢替坦。

毒性包括发热、过敏反应、皮疹（包括史 - 约综合征）、多形性红斑和中毒性表皮坏死、血管性水肿、潮红、血清病样反应、脑病、癫痫发作、腹泻、艰难梭菌相关性腹泻和伪膜性肠炎、口腔念珠菌病、厌食、恶心、呕吐、胃痉挛、胀气、肝炎、肾功能不全、生殖器念珠菌病、阴道炎、出血、凝血酶原时间延长、全血细胞减少症、抗球蛋白试验阳性。

与其他头孢菌素类药物相比，头孢替坦发生溶血性贫血的风险可能增加。

⚠ 药物相互作用 / 食物相互作用

如果同时使用头孢替坦和氨基糖苷，则应仔细监测肾功能，因为肾毒性可能增强。与其他头孢菌素一样，高浓度的头孢替坦可能导致报告的肌酐水平虚假增加。使用硫酸铜溶液（Benedict's 溶液，Clinitest®）时，头孢菌素可能导致尿糖测定假阳性。使用葡萄糖氧化酶（Tes-Tape®、Clinitix®）的试验不受头孢菌素的影响。

💊 剂量

病情	剂量
尿路感染	每 12 小时静脉注射或肌肉注射 500 毫克
	每 24 小时静脉注射或肌肉注射 1 或 2 克
	每 24 小时静脉注射或肌肉注射 1 或 2 克
皮肤和软组织感染	每 24 小时静脉注射 2 克
	每 12 小时静脉注射或肌肉注射 1 克
严重感染	每 12 小时静脉注射 2 克
感染危及生命	每 12 小时静脉注射 3 克
感染预防	手术前 30 ~ 60 分钟 1 或 2 克

对于接受剖宫产术的患者，应在夹住脐带后立即给药。

🌐 特殊人群

1. 肾功能不全：头孢替坦的剂量可以维持，间隔调整如下表。

肾功能	间隔时间 / 小时
肌酐清除率＞ 30 毫升 / 分钟	12
肌酐清除率 10 ~ 0 毫升 / 分钟	24
肌酐清除率＜ 10 毫升 / 分钟	48
血液透析	只在透析后
连续性可动式腹膜透析	24
连续性肾脏替代治疗	12, 750 毫克

或给药间隔保持不变，为 12 小时，但肌酐清除率 10 ~ 30 毫升 / 分钟患者的剂量减至一半，肌酐清除率＜ 10 毫升 / 分钟的患者减至 1/4。

2. 肝功能障碍：无需调整剂量。

3. 儿科：尚未确定对儿童的安全性和有效性。

抗生素治疗艺术

临床学习精华

（1）头孢替坦应针对肾功能不全进行剂量调整。

（2）与青霉素交叉过敏＜ 10%。

（3）头孢替坦可通过肌肉注射或静脉注射给药。

（4）与其他头孢菌素相比，头孢替坦引起溶血性贫血的风险增加。

CEFTIN/头孢呋辛酯
ZINACEF/头孢呋辛

基本特性

1. 类别：第二代头孢菌素。

2. 作用机制：结合青霉素结合蛋白（PBP），破坏细胞壁合成。

3. 耐药机制：① PBP 可以被改变，亲和力降低。② β-内酰胺酶的产生，导致 β-内酰胺环水解。③当细菌减少孔蛋白的产生时，抗生素到达 PBP 的能力降低，导致细胞内药物浓度降低。

4. 代谢途径：头孢呋辛酯是一种酯，可迅速代谢为活性头孢呋辛。头孢呋辛在尿液中以原形排出体外。

FDA 批准的适应证

头孢呋辛片适用于治疗下列疾病中由易感微生物菌株引起的轻中度感染患者：咽炎/扁桃体炎、急性细菌性中耳炎、急性细菌性上颌窦炎、慢性支气管炎的急性细菌性加重和急性支气管炎的继发性细菌感染、无并发症的皮肤和皮肤结构感染、无并发症的尿路感染、无并发症的淋病、早期莱姆病（移行性红斑）。

头孢呋辛口服混悬液适用于治疗 3 个月 ~ 12 岁以下疾病中由易感微生物菌株引起的轻中度感染的儿科患者：咽炎/扁桃体炎、急性细菌性中耳炎、脓疱病。

注射头孢呋辛适用于易感菌引起的下列疾病感染患者的治疗：下呼吸道感染、尿路感染、皮肤和皮肤结构感染、败血症、脑膜炎、淋病、骨骼和关节感染、某些患者的术前预防。

✳ 不良反应 / 毒性

已知对头孢菌素过敏的患者禁用头孢呋辛。

如果对青霉素过敏，应慎用头孢呋辛。

毒性包括静脉炎、发热、过敏反应、皮疹（包括史 - 约综合征）、多形性红斑和中毒性表皮坏死松解症、血管性水肿、潮红、血清病样反应、脑病、癫痫、腹泻、艰难梭菌相关性腹泻和伪膜性肠炎、口腔念珠菌病、厌食、味觉异常、恶心、呕吐、胃痉挛、胀气、肝炎、肾功能不全、生殖器念珠菌病、阴道炎、出血、凝血酶原时间延长、全血细胞减少症、溶血性贫血、抗球蛋白试验阳性。

▲ 药物相互作用 / 食物相互作用

头孢呋辛片可以与食物一起服用，也可以不与食物一起服用。

头孢呋辛口服混悬液必须与食物一起服用。

丙磺舒与头孢呋辛酯片同时给药会增加血清浓度。

降低胃酸的药物可能会导致头孢呋辛的生物利用度降低。使用硫酸铜溶液（本尼迪克特溶液，Clintest®）时，头孢菌素可能会导致尿糖测定假阳性。使用葡萄糖氧化酶（Tes-Tape®、Clinistix®）的测试不受头孢菌素的影响。

💊 剂量

1. 头孢呋辛片：250 毫克和 500 毫克。

以下剂量用于片剂。儿科部分有口服混悬液的剂量。

疾病	剂量	持续时间/日
咽炎/扁桃体炎	每12小时250毫克	10
急性上颌窦炎	每12小时250毫克	10
支气管炎急性加重	每12小时250~500毫克	10
支气管炎继发感染	每12小时250~500毫克	5~10
皮肤和软组织感染	每12小时250~500毫克	10
尿路感染	每12小时250毫克	7~10
淋病	每次1克	仅1次
莱姆病	每12小时500毫克	20

2. 注射头孢呋辛

疾病	剂量
无并发症的尿路感染	静脉注射或肌肉注射，每8小时750毫克或1.5克
皮肤和皮肤结构感染	静脉注射或肌肉注射，每8小时750毫克或1.5克
播散性淋菌感染	静脉注射或肌肉注射，每8小时750毫克或1.5克
单纯性肺炎	静脉注射或肌肉注射，每8小时750毫克或1.5克
骨骼和关节感染	静脉注射或肌肉注射，每8小时1.5克
威胁生命的感染（脑膜炎）	静脉注射或肌肉注射，每6小时1.5克
术中预防性用药	切口前30~60分钟静脉注射或肌肉注射1.5克；然后当手术延长时，每8小时注射750毫克
心脏直视手术中的预防用药	诱导时注射1.5克，然后每12小时1次，总共静脉注射或肌肉注射6克

⊕ 特殊人群

1. 肾功能不全：推荐剂量如下表。

肾功能	头孢呋辛注射液剂量
肌酐清除率 > 20 毫升 / 分钟	每 8 小时 750 毫克 ~ 1.5 克
肌酐清除率 10 ~ 20 毫升 / 分钟	每 12 小时 750 毫克
肌酐清除率 < 10 毫升 / 分钟	每日 750 毫克
血液透析	每日 750 毫克，在透析日透析后给药
连续性可动式腹膜透析	每日 750 毫克
连续性肾脏替代治疗	每 12 小时 1 克

头孢呋辛片和口服混悬液的安全性和有效性尚未确定，预计肾功能衰竭会延长半衰期。

2. 肝功能障碍：无需调整剂量。

3. 儿科：头孢呋辛对 3 个月 ~ 12 岁儿科患者的安全性和有效性已经确定。

（1）头孢呋辛口服混悬液相当于每 5 毫升 125 毫克或 250 毫克头孢呋辛。

疾病	剂量	持续时间 / 日
咽炎 / 扁桃体炎	每 12 小时 10 毫克 / 千克体重	10
急性中耳炎	每 12 小时 15 毫克 / 千克体重	10
急性上颌窦炎	每 12 小时 15 毫克 / 千克体重	10
脓疱病	每 12 小时 15 毫克 / 千克体重	10

（2）注射头孢呋辛：儿童用量如下表。

轻至中度感染	50 ~ 100 毫克 /（千克体重·日），分次给药，每 6 ~ 8 小时 1 次
严重感染	100 毫克 /（千克体重·日），分次给药，每 6 ~ 8 小时 1 次
骨骼和关节感染	150 毫克 /（千克体重·日），分次给药，每 8 小时 1 次
细菌性脑膜炎	200 ~ 240 毫克 /（千克体重·日），分次给药，每 6 ~ 8 小时 1 次

🖋 抗生素治疗艺术

临床学习精华

（1）头孢呋辛必须针对肾功能不全进行剂量调整。

（2）与青霉素交叉过敏＜10%，如果过敏不严重，可慎用于危及生命的感染（如脑膜炎）。

（3）头孢呋辛片剂和口服混悬剂不具有生物等效性，不能在毫克/毫克基础上互换。

（4）头孢呋辛片可与食物同时服用或不服用。头孢呋辛口服混悬剂必须与食物一起服用。

CEFZIL/头孢丙烯

基本特性

1. 类别：第二代头孢菌素。

2. 作用机制：结合青霉素结合蛋白（PBP），破坏细胞壁合成。

3. 耐药机制：① PBP 可以被改变，亲和力降低。② β-内酰胺酶的产生，导致 β-内酰胺环水解。③当细菌减少孔蛋白的产生时，抗生素到达 PBP 的能力降低，导致细胞内药物浓度降低。

4. 代谢途径：大部分头孢丙烯以原形从尿液中排出。

FDA 批准的适应证

治疗由易感微生物菌株引起的轻度至中度感染：咽炎/扁桃体炎、中耳炎、急性鼻窦炎、急性支气管炎继发细菌感染和慢性支气管炎急性细菌性加重、无并发症的皮肤和皮肤结构感染。

不良反应/毒性

已知对头孢菌素过敏的患者禁用头孢丙烯。

如果对青霉素过敏，应慎用头孢丙烯。

毒性包括静脉炎、发热、过敏反应、皮疹（包括史-约综合征）、多形性红斑和中毒性表皮坏死松解症、血管性水肿、潮红、血清病样反应、脑病、癫痫、腹泻、艰难梭菌相关性腹泻和伪膜性肠炎、口腔念珠菌病、厌食、味觉异常、恶心、呕吐、胃痉挛、胀气、肝炎、肾功能不全、生殖器念珠菌病、阴道炎、出血、凝血酶原时间延长、全血细胞减少症、溶血性贫血、抗球蛋白试验阳性。

🔺 药物相互作用 / 食物相互作用

降低胃酸的药物可能会导致头孢丙烯的生物利用度降低。使用硫酸铜溶液（本尼迪克特溶液，Clintest®）时，头孢菌素可能会导致尿糖测定假阳性。使用葡萄糖氧化酶（Tes-Tape®、Clinistix®）的测试不受头孢菌素的影响。

剂量

头孢丙烯有 250 毫克和 500 毫克片剂，也有 125 毫克 /5 毫升和 250 毫克 /5 毫升的奶油色悬浮液。

感染类型	剂量	持续时间 / 日
咽炎 / 扁桃体炎	每日 500 毫克	10
急性鼻窦炎	每 12 小时 250 ~ 500 毫克	10
急性支气管炎	每 12 小时 500 毫克	10
无并发症的皮肤和皮肤组织感染	每 12 小时 250 毫克	10

🌐 特殊人群

1. 肾功能不全：推荐剂量见下表。

肾功能	剂量
肌酐清除率 10 ~ 50 毫升 / 分钟	剂量减少 50%
肌酐清除率 < 10 毫升 / 分钟	剂量减少 50%，并每日给药 1 次
血液透析	常规剂量，但仅在透析后给药
连续性可动式腹膜透析	剂量减少 50%
连续性肾脏替代治疗	剂量减少 50%

2. 肝功能障碍：无需调整剂量。

3. 儿科

（1）2 ~ 12 岁的儿童用量见下表。

感染类型	剂量	持续时间 / 日
咽炎 / 扁桃体炎	每 12 小时 7.5 毫克 / 千克体重	10
无并发症的皮肤和软组织感染	每日 20 毫克 / 千克体重	10

（2）6 个月 ~ 12 岁儿童用量见下表。

感染类型	剂量	持续时间 / 日
中耳炎	每 12 小时 15 毫克 / 千克体重	10
鼻窦炎	每 12 小时 7.5 ~ 15 毫克 / 千克体重	10

抗生素治疗艺术

临床学习精华

（1）头孢丙烯必须针对肾功能不全患者进行剂量调整。

（2）与青霉素的交叉过敏＜ 10%。

（3）苯丙酮尿症患者注意头孢丙烯口服混悬剂每 5 毫升（1茶匙）含有 8.4 毫克苯丙氨酸，这是 125 毫克 /5 毫升和 250毫克 /5 毫升剂型的混悬剂。

CHLOROMYCETIN/氯霉素

基本特性

1. 类别：抗核糖体抗生素。

2. 作用机制：通过干扰活化氨基酸从可溶性 RNA 向核糖体的转移，抑制细菌蛋白质合成。

3. 耐药机制：数据不完整

4. 代谢途径：氯霉素随尿液排出，主要是代谢失活的代谢物。

FDA FDA 批准的适应证

伤寒沙门菌引起的急性感染。

由以下引起的严重感染：沙门氏菌属、流感嗜血杆菌，尤其是脑膜感染、立克次体、淋巴肉芽肿 - 鹦鹉热组、各种引起菌血症、脑膜炎或其他严重革兰氏阴性菌感染的革兰氏阴性菌、已证明对所有其他适当抗菌药物具有耐药性的其他易感生物。

不良反应 / 毒性

警告

1. 已知服用氯霉素后会发生严重和致命的血细胞异常（再生障碍性贫血、发育不良性贫血、血小板减少和粒细胞减少）。此外，有报道称，氯霉素导致再生障碍性贫血，后来在白血病中终止。在短期和长期使用该药物治疗后，都会出现血液失调症。当潜在危险性较低的药物有效时，不得使用氯霉素。不得将其用于治疗轻微感染或未指明的情况，如感冒、流感、咽喉感染，或用作预防细菌感染的预防剂。

2. 在药物治疗期间进行充分的血液研究是至关重要的。虽然血液研究可以在外周血发生不可逆转的变化之前检测出早期的变化，如白细胞减少症、网织细胞减少症或粒细胞减少症，但不能依靠这些研究来检测再生障碍性贫血发生前的骨髓抑制。为了便于在治疗期间进行适当的研究和观察，患者最好住院治疗。

氯霉素禁用于有过敏症和 / 或毒性反应史的个体。

其他不良反应：过敏反应，包括发热、皮疹、血管水肿、荨麻疹，以及毒性反应，包括早产儿和新生儿死亡（"灰色综合征"）、艰难梭菌相关性腹泻、阵发性尿血红蛋白尿、恶心、呕吐、舌炎、口炎、腹泻、小肠结肠炎、头痛、轻度抑郁、精神错乱、谵妄、视神经炎和周围神经炎。

药物相互作用 / 食物相互作用

应避免与其他可能导致骨髓抑制的药物同时治疗。

剂量

成人应以 6 小时为间隔，分次静脉注射 50 毫克 /（千克体重 · 日）。

特殊人群

1. 肾功能不全：无需调整
2. 肝功能障碍：没有明确的建议，但应减少剂量。
3. 儿科：剂量为 50 毫克 /（千克体重 · 日），分 4 次服用，每 6 小时 1 次。

新生儿：①以 6 小时为间隔，分 4 次等量服用，总共 25 毫克 /（千克体重 · 日）。②在出生后的前 2 周，足月新生儿通常可以接受高达 50 毫克 /（千克体重 · 日）的剂量，平均分为 4 次，间隔 6 小时。③对于怀疑代谢功能不成熟的婴幼儿和其他儿科患者，剂量为 25 毫克 /（千克体重 · 日）。

抗生素治疗艺术

临床学习精华

（1）氯霉素只能用于那些潜在危险较小的药物无效或禁忌的严重感染。

（2）在治疗期间每两日进行 1 次血液检查，然后进行基线血液检查。当出现白细胞减少症、血小板减少症、贫血症或任何其他可归因于氯霉素的血液检查结果时，应停用该药。

（3）一开始静脉注射氯霉素的患者应尽快改为口服另一种合适的抗生素。

（4）应尽可能避免重复使用氯霉素治疗。

CIPRO/环丙沙星
CIPROXR/环丙沙星XR

📋 基本特性

1. 类别：氟喹诺酮类。

2. 作用机制：抑制细菌拓扑异构酶 IV 和 DNA 促旋酶。

3. 耐药机制：DNA 促旋酶和 / 或拓扑异构酶 IV 的突变或通过改变的外排。

4. 代谢途径：环丙沙星主要通过尿液排泄。

FDA FDA 批准的适应证

环丙沙星适用于治疗由易感微生物菌株引起的下列疾病中的严重感染：尿路感染、女性急性无并发症膀胱炎、慢性细菌性前列腺炎、下呼吸道感染、急性鼻窦炎、皮肤和皮肤结构感染、骨骼和关节感染、复杂的腹腔感染、感染性腹泻、伤寒(肠热病)、无并发症的宫颈和尿道淋病、吸入性炭疽预防。

也用于：吸入性和皮肤炭疽、鼠疫、兔热病、旅行者腹泻。

环丙沙星 XR 仅适用于治疗由下列指定微生物的敏感菌株引起的尿路感染，包括急性无并发症肾盂肾炎：无并发症的尿路感染（急性膀胱炎）、复杂性尿路感染、急性无并发症的肾盂肾炎。

✳ 不良反应 / 毒性

警告

1. 严重的不良反应包括肌腱炎、肌腱断裂、周围神经病变、中枢神经系统影响和重症肌无力恶化。氟喹诺酮类药物（包括环丙沙星）与同时发生的致残和可能不可逆的严重不良反应有关，包括肌腱炎和肌腱断裂、周围神经病变和中枢神经系统影响。

2. 对于出现任何这些严重不良反应的患者，应立即停用环丙沙星并避免使用氟喹诺酮类药物，包括环丙沙星。氟喹诺酮类药物，包括环丙沙星，可能会加剧重症肌无力患者的肌肉无力。已知有重症肌无力病史的患者避免使用环丙沙星。由于氟喹诺酮类药物（包括环丙沙星）与严重的不良反应有关，因此保留环丙沙星用于以下适应证没有替代治疗选择的患者：慢性支气管炎急性加重、急性无并发症膀胱炎和急性鼻窦炎。

环丙沙星禁用于使用环丙沙星或任何喹诺酮类药物相关的过敏史患者。

其他不良反应：过敏、血管性水肿、头痛、癫痫发作、颅内压升高、精神病、震颤、躁动、头晕、困惑、幻觉、偏执、抑郁、噩梦、失眠和自杀想法或行为；肩、手、跟腱断裂、光敏性、QT 间期延长和心律失常、尖端扭转型室性心动过速罕见病例、肾功能衰竭、周围神经病变、艰难梭菌相关性腹泻、恶心、呕吐、谷丙转氨酶和谷草转氨酶升高、视力模糊和全血细胞减少。

⚠ 药物相互作用 / 食物相互作用

含有钙、镁或铝的抗酸剂；硫糖铝；二价或三价阳离子，如铁；或含有锌的多种维生素可降低环丙沙星的吸收。环丙沙星应在这些产品使用前 2 小时或使用后 6 小时服用。

禁止与替扎尼定同时服用。

西咪替丁可显著延长某些喹诺酮类药物的半衰期。

环丙沙星抑制细胞色素 P450 酶活性。当与喹诺酮类药物合用时，这可能会导致一些同样由该系统代谢的药物的半衰期延长，如茶碱、咖啡因、环孢素、茶碱 / 甲基黄嘌呤和华法林。

同时服用非甾体抗炎药和喹诺酮类药物可能会增加中枢神经系统刺激和癫痫发作的风险。

同时使用丙磺舒可减少肾小管分泌。

在同时服用降糖药的患者中，可能会出现血糖紊乱，包括高血糖和低血糖。

环丙沙星可能产生阿片剂尿筛查假阳性结果。

剂量

1. 环丙沙星

环丙沙星的片剂有 250 毫克、500 毫克和 750 毫克，悬浮液为 5%（250 毫克 /5 毫升）和 10%（500 毫克 /5 毫升），静脉注射制剂。

正常成人剂量：500 毫克 ~ 750 毫克，口服，每日 2 次，或每 8 ~ 12 小时 400 毫克静脉注射。

通常持续时间：7 ~ 14 日。

例外：①尿路感染，每 12 小时 250 毫克 ×3 日（无并发症）或每 12 小时 250 毫克 ×7 ~ 14 日（轻度至中度）。②旅行者腹泻，750 毫克 ×1 日（轻度）或每日 2 次 500 毫克 ×3 日（重度）。③慢性前列腺炎和骨骼 / 关节感染治疗的持续时间：＞4 周。④炭疽病治疗的持续时间：60 日。

2. 环丙沙星 XR

环丙沙星 XR 以 500 毫克和 1000 毫克缓释胶囊形式提供。

适应证	剂量 /（毫克 / 日）	持续时间 / 日
无并发症的尿路感染（急性膀胱炎）	500	3
复杂性尿路感染	1000	7 ~ 14
急性无并发症的肾盂肾炎	1000	7 ~ 14

特殊人群

1. 肾功能不全：推荐剂量见下表。

（1）环丙沙星口服片剂或混悬剂：推荐剂量见下表。

肾功能	剂量
肌酐清除率 > 50 毫升 / 分钟	正常剂量
肌酐清除率 30 ~ 50 毫升 / 分钟	每 12 小时 250 ~ 500 毫克
肌酐清除率 5 ~ 29 毫升 / 分钟	每 18 小时 250 ~ 500 毫克
血液透析	每 24 小时 250 ~ 500 毫克（透析后）
连续性可动式腹膜透析	每 8 小时 250 毫克
连续性肾脏替代治疗	每 12 小时 250 ~ 500 毫克

（2）环丙沙星 XR：推荐剂量见下表。

肾功能	剂量
肌酐清除率 < 30 毫升 / 分钟	每日 500 毫克
血液透析	每日 500 毫克，在透析日透析后给药
连续性可动式腹膜	透析每日 500 毫克
连续性肾脏替代治疗	不适用

2. 肝功能障碍：不应超过每日 400 毫克环丙沙星的最大剂量。

3. 儿科：尚未确定对 18 岁以下儿科患者的安全性和有效性。然而，它被批准作为复杂尿路感染和肾盂肾炎的替代药物以及吸入性炭疽的预防。

感染类型	给药途径	剂量 /（毫克 / 千克体重）	频 次 / 小时	持续时间 / 日
复杂的尿路感染或肾盂肾炎	静脉	6 ~ 10	8	10 ~ 21
	口服	10 ~ 20	12	
吸入性炭疽（暴露后，皮肤）	静脉	10	12	60
	口服	15	12	

抗生素治疗艺术

临床学习精华

（1）环丙沙星应在阳离子给药前至少 2 小时或之后 6 小时服用。

（2）环丙沙星 XR 和环丙沙星不可互换。

（3）口服环丙沙星和静脉注射环丙沙星剂量不同。每口服 250 毫克，相当于静脉注射 200 毫克。

（4）所有氟喹诺酮类药物都会引起肌腱断裂，尤其是 60 岁以上的患者。

（5）所有氟喹诺酮类药物均可延长 QT 间期，与影响 QT 间期的药物合用时应谨慎使用。

（6）所有氟喹诺酮类药物都会引起光毒性。

（7）所有氟喹诺酮类药物均可降低癫痫发作阈值并引起其他中枢神经系统不良反应。

（8）考虑到软骨发育问题，儿童、孕妇和哺乳期妇女应尽可能避免使用环丙沙星。

（9）环丙沙星对分枝杆菌有活性，因此，如果可能发生分枝杆菌感染，应避免环丙沙星单药治疗。

（10）由于耐药性上升，使用氟喹诺酮类药物治疗淋病应谨慎进行。

（11）2016 年，FDA 建议，对于有其他治疗选择的鼻窦炎、支气管炎和无并发症尿路感染患者，氟喹诺酮类药物的严重不良反应通常超过其益处。

CLAFORAN/头孢噻肟

基本特性

1. 类别：第三代头孢菌素。

2. 作用机制：结合青霉素结合蛋白（PBP），破坏细胞壁合成。

3. 耐药机制：① PBP 可以被改变，亲和力降低。② β-内酰胺酶的产生，导致 β - 内酰胺环水解。③当细菌减少孔蛋白的产生时，抗生素到达 PBP 的能力降低，导致细胞内药物浓度降低。

4. 代谢途径：主要以原形药物和代谢物的形式从尿液中排出。

FDA 批准的适应证

治疗下列疾病中由易感微生物菌株引起的严重感染的患者：下呼吸道感染、泌尿生殖系统感染、妇科感染：盆腔炎、子宫内膜炎和盆腔蜂窝织炎、菌血症 / 败血症、皮肤和皮肤结构感染、腹腔内感染、骨骼和 / 或关节感染、中枢神经系统感染，例如脑膜炎和脑室炎、围手术期预防某些感染。

不良反应 / 毒性

对任何头孢菌素过敏的患者禁用头孢噻肟，如果对青霉素过敏，应慎用。

毒性包括发热、过敏反应、皮疹（包括史 - 约综合征）、多形红斑和中毒性表皮坏死松解、血管水肿、潮红、血清病样反应、脑病、癫痫、腹泻、艰难梭菌相关性腹泻和假膜性结肠炎、口腔念珠菌病、厌食症、恶心、呕吐、胃痉挛、肠胃胀气、肝炎、肾功能损害、生殖器念珠菌感染、阴道炎、出血、凝血酶原时间延长、全血细胞减少、溶血性贫血、抗球蛋白试验阳性，以及通过中心静脉导管快速（少于 60 秒）给药后可能危及生命的心律失常。

药物相互作用 / 食物相互作用

据报道，同时服用头孢菌素和氨基糖苷类抗生素会增加肾毒性。使用硫酸铜溶液（本尼迪克特溶液，Clintest®）时，头孢菌素可能会导致尿糖测定假阳性。使用葡萄糖氧化酶（Tes-Tape®、Clinistix®）的测试不受头孢菌素的影响。

剂量

感染严重程度	剂量
无并发症	每 12 小时 1 克，静脉注射或肌肉注射
中度至复杂	每 8 小时 1 ~ 2 克，静脉注射或肌肉注射
威胁生命	每 4 小时 2 克，静脉注射或肌肉注射
预防	手术开始前 30 ~ 90 分钟 1 克
淋菌性尿道炎 / 宫颈炎	0.5 克肌肉注射（单剂量）
女性直肠淋病	0.5 克肌肉注射（单剂量）
男性直肠淋病	1.0 克肌肉注射（单剂量）

特殊人群

1. 肾功能不全：推荐剂量见下表。

肾功能	剂量
肌酐清除率 10 ~ 50 毫升 / 分钟	每 8 ~ 12 小时正常剂量
肌酐清除率< 10 毫升 / 分钟	每日 1 次正常剂量
血液透析	透析后 1 克
连续性可动式腹膜透析	每日 1 克
连续性肾脏替代治疗	每 12 小时 1 克

2.肝功能障碍：无需调整剂量。

3.儿科：对于体重小于50千克的患者，推荐的每日剂量为50 ~ 180毫克 / 千克体重，分为4 ~ 6次相等的剂量。较高剂量应用于更严重或严重的感染，包括脑膜炎。体重50千克或以上者，应使用通常的成人剂量；最大日剂量不应超过12克。

抗生素治疗艺术

临床学习精华

（1）头孢噻肟需要因肾功能不全而调整剂量。

（2）与青霉素交叉过敏＜10%，如果过敏不严重，可慎用于危及生命的感染（如脑膜炎）。

（3）头孢噻肟可以通过肌肉注射或静脉注射给药。

CLEOCIN/克林霉素

基本特性

1. 类别：林可胺类

2. 作用机制：克林霉素通过与核糖体的 50S 亚基结合来抑制细菌蛋白质合成。

3. 耐药机制：①通过氨基酸取代改变 50S 核糖体蛋白。②通过甲基化（MLS 基因）改变 23S 核糖体 RNA 亚基。③克林霉素羟基的核苷酸化。

4. 代谢途径：在尿液和粪便中代谢和排泄。

FDA FDA 批准的适应证

克林霉素胶囊和混悬剂适用于治疗易感厌氧菌、链球菌、肺炎球菌和葡萄球菌引起的严重感染。

注射克林霉素用于治疗下列病症由指定微生物易感菌株引起的严重感染。应将其用于青霉素过敏患者或医生认为不适合使用青霉素的其他患者。由于抗生素相关的伪膜性肠炎的风险，在选择克林霉素之前，医生应该考虑感染的性质和毒性较小的替代品的适用性。

下呼吸道感染（包括肺炎、脓胸和肺脓肿）、皮肤和皮肤结构感染、妇科感染（包括子宫内膜炎、非淋菌性输卵管卵巢脓肿、盆腔蜂窝织炎和术后阴道袖带感染）、腹腔内感染（包括易感厌氧菌引起的腹膜炎和腹腔内脓肿）、败血症、骨骼和关节感染。

也用于：克林霉素与伯氨喹联合用于治疗肺孢子菌肺炎（PCP）。克林霉素联合乙胺嘧啶已用于治疗 HIV 感染患者的弓形虫感染。克林霉素联合伯氨喹已被用于治疗恶性疟原虫疟疾。

克林霉素联合奎宁已用于治疗巴贝斯虫病。

✳ 不良反应 / 毒性

警告

1. 据报道,几乎所有抗菌药物都会导致艰难梭菌相关性腹泻 (CDAD),包括 5% 葡萄糖注射液中的克林霉素,严重程度可能从轻度腹泻到致命性结肠炎不等。用抗菌药物治疗会改变结肠的正常菌群,导致艰难梭菌过度生长。

2. 由于 5% 葡萄糖注射治疗中的克林霉素与严重结肠炎相关,可能导致死亡,因此应将其保留用于毒性较小的抗菌剂不合适的严重感染。它不应用于非细菌性感染的患者,如大多数上呼吸道感染。艰难梭菌产生毒素 A 和 B,有助于 CDAD 的发展。产生高毒素的艰难梭菌菌株会导致发病率和死亡率增加,因为这些感染对抗生素治疗不敏感,可能需要结肠切除术。所有使用抗生素后出现腹泻的患者必须考虑 CDAD。认真记录病历是必要的,因为据报道,服用抗菌药物后两个月以上会发生 CDAD。

3. 如果怀疑或确认 CDAD,可能需要停止非针对艰难梭菌的持续抗生素使用。应根据临床指示进行适当的液体和电解质管理、蛋白质补充、艰难梭菌的抗生素治疗和手术评估。

对含有克林霉素或林可霉素的制剂有过敏史的个体禁用。

不良反应包括艰难梭菌相关性腹泻(CDAD)、食管炎、腹痛、恶心、呕吐、腹泻、麻疹样和水泡性大疱疹、荨麻疹、多形红斑、史 - 约综合征、瘙痒、阴道炎、异常肝功能试验、中性粒细胞减少、嗜酸性粒细胞增多、多关节炎、神经肌肉阻滞。

⚠ 药物相互作用 / 食物相互作用

克林霉素胶囊和冲剂可以不考虑食物而服用。
接受肌肉骨骼阻滞剂的患者慎用。
克林霉素和红霉素在体外具有拮抗作用。

剂量

克林霉素以 75 毫克、150 毫克和 300 毫克胶囊形式提供。用于口服溶液的克林霉素调味冲剂,浓度为 75 毫克 /5 毫升。克林霉素也可以静脉给药。

1. 克林霉素胶囊

(1) 严重感染:每 6 小时 150 ~ 300 毫克。

(2) 更严重的感染:每 6 小时 300 ~ 450 毫克。

2. 注射克林霉素

(1) 严重感染:600 ~ 1200 毫克 / 日,分 2、3 或 4 次等剂量给药。

(2) 更严重的感染:1200 ~ 2700 毫克 / 日,2、3 或 4 次等剂量给药。

(3) 在危及生命的情况下,每日静脉注射的剂量可高达 4800 毫克。

特殊人群

1. 肾功能不全:无需调整剂量。

2. 肝功能障碍:无需调整剂量。

3. 儿科

(1) 克林霉素胶囊或静脉注射

严重感染:8 ~ 16 毫克 /(千克体重·日),分为 3 或 4 次等剂量。

更严重的感染:16 ~ 20 毫克 /(千克体重·日),分为 3 或 4 次等剂量。

(2) 克林霉素冲剂

严重感染:8 ~ 12 毫克 /(千克体重·日),分为 3 或 4 次等剂量。

严重感染:13 ~ 16 毫克 /(千克体重·日),分为 3 或 4 次等剂量。

更严重的感染：17 ~ 25 毫克 /（千克体重·日），分为 3 或 4 次等剂量。

对于体重不超过 10 千克的儿科患者，每日 3 次 37.5 毫克应被视为最低推荐剂量。

抗生素治疗艺术

临床学习精华

（1）为避免食管刺激的可能性，克林霉素胶囊应与一整杯水一起服用。

（2）克林霉素与其他药物联合治疗肺孢子菌肺炎、弓形虫病和恶性疟疾有效。

（3）在治疗葡萄球菌感染时，一定要评估表现出红霉素耐药性和克林霉素敏感性的生物体对克林霉素的诱导耐药性（D 试验）。

（4）75 毫克和 150 毫克胶囊含有柠檬黄，可能引起过敏反应（包括支气管痉挛）。柠檬黄过敏常见于对阿司匹林过敏的患者。

COARTEM/复方蒿甲醚片（蒿甲醚/苯芴醇）

📋 基本特性

1. 类别：蒿甲醚和苯芴醇按 1：6 的固定剂量组合是一种抗疟药。

2. 作用机制：①蒿甲醚被代谢成双氢青蒿素（DHA）。②苯芴醇通过与氯化血红素形成复合物来抑制 β- 血红素的形成。③蒿甲醚和苯芴醇均抑制核酸和蛋白质的合成。

3. 代谢途径：苯芴醇在粪便中原样排泄，仅在尿液中排出微量。两种药物成分的代谢物均在胆汁 / 粪便和尿液中排出。

FDA FDA 批准的适应证

治疗体重 5 千克及以上的患者由恶性疟原虫引起的急性、无并发症的疟疾感染。

✴ 不良反应 / 毒性

禁用于

1. 对蒿甲醚、苯芴醇或蒿甲醚 / 苯芴醇的任何赋形剂过敏的患者。
2. 先天性 QT 间期延长（如长 QT 综合征）或任何其他已知延长 QTc 间期的临床状况的患者，例如有症状性心律失常病史、临床相关心动过缓或严重心脏病的患者。
3. 有先天性 QT 间期延长或猝死家族史的患者。
4. 已知电解质平衡紊乱的患者，例如，低钾血症或低镁血症。
5. 经常报告的不良反应有头痛、厌食、头晕、乏力、发热、咳嗽、呕吐和头痛。
6. 其他报告的事件包括嗜酸性粒细胞增多症、耳鸣、结膜炎、便秘、消化不良、吞咽困难、消化性溃疡、肝炎、步态障碍、低钾血症、背痛、共济失调、阵挛、精细运动延迟、反射亢进、感觉减退、眼球震颤、震颤、激动、情绪波动、血尿、蛋白尿、哮喘、咽喉痛、荨麻疹和血管性水肿。

🔺 药物相互作用 / 食物相互作用

蒿甲醚 / 苯芴醇片剂应与食物一起服用。

蒿甲醚 / 苯芴醇禁用于：

接受其他延长 QT 间期药物的患者，如 IA 类（奎尼丁、普鲁卡因胺、丙吡胺）或 III 类（胺碘酮、索他洛尔）抗心律失常药；抗精神病药（匹莫齐特、齐拉西酮）；抗抑郁药；某些抗生素（大环内酯类抗生素、氟喹诺酮类抗生素、咪唑和三唑类抗真菌剂）；某些非镇静抗组胺药（特非那定、阿司咪唑）；或西沙必利。

接受由细胞色素酶 CYP2D6 代谢的药物的患者，这些药物也有心脏作用(例如，氟卡尼、丙咪嗪、阿米替林、氯米帕明)。

当蒿甲醚 / 苯芴醇与 CYP3A4 抑制剂（包括葡萄柚汁）共同给药时，可能导致蒿甲醚和 / 或苯芴醇的浓度增加并加强 QT 间期延长。

当蒿甲醚 / 苯芴醇与 CYP3A4 诱导剂共同给药时，可能导致蒿甲醚和 / 或苯芴醇的浓度降低并丧失抗疟功效。

对 CYP3A4 有混合作用的药物，尤其是抗逆转录病毒药物，以及对 QT 间期有影响的药物，服用蒿甲醚 / 苯芴醇的患者应慎用。结果可能是苯芴醇浓度增加导致 QT 延长或蒿甲醚浓度降低导致疗效丧失，或蒿甲醚和 / 或苯芴醇浓度降低导致蒿甲醚 / 苯芴醇抗疟功效丧失。蒿甲醚 / 苯芴醇可能会降低激素避孕药的有效性，因此，应建议使用口服、透皮贴剂或其他全身激素避孕药的患者使用额外的非激素避孕方法。

💊 剂量

Coartem 片剂含有 20 毫克蒿甲醚和 120 毫克苯芴醇。

4 片作为单次初始剂量，8 小时后再次服用 4 片，然后在接下来的 2 日内每日 2 次（早晚）服用 4 片（总共 24 片）。

🌐 特殊人群

1. 肾功能不全：没有针对肾功能不全的剂量调整。

2. 肝功能障碍：轻度至中度肝功能障碍无需调整剂量。

3. 儿科：尚未在体重＜ 5 千克的儿科患者中确定安全性和有效性。

建议使用 3 日的治疗方案，总共 6 次剂量如下表。

体重 / 千克	治疗方案
5 ~ 15	1 片, 8 小时后 1 片, 1 片每日 2 次, 持续 2 日
15 ~ 25	2 片, 8 小时后 2 片, 2 片每日 2 次, 持续 2 日
25 ~ 35	3 片, 8 小时后 3 片, 3 片每日 2 次, 持续 2 日
> 35	4 片, 8 小时后 4 片, 4 片每日 2 次, 持续 2 日

🔥 抗生素治疗艺术

临床学习精华

（1）蒿甲醚 / 苯芴醇已被证明在对氯喹有抗药性的地理区域有效。

（2）蒿甲醚 / 苯芴醇未被批准用于严重或复杂恶性疟原虫疟疾患者。

（3）蒿甲醚 / 苯芴醇未被批准用于预防疟疾。

（4）Coartem 片剂可粉碎并与少量水混合。

COLY-MYCIN®MPARENTERAL/注射用多黏菌素甲磺酸

基本特性

1. 类别：多肽。
2. 作用机制：破坏细菌的细胞膜。
3. 代谢途径：主要经肾脏排泄。

FDA 批准的适应证

治疗由某些革兰氏阴性杆菌敏感菌株引起的急性或慢性感染。当感染由铜绿假单胞菌的敏感菌株引起时尤其适用。这种抗生素不适用于因变形杆菌或奈瑟菌引起的感染。多黏菌素甲磺酸已在临床上证明可有效治疗由以下革兰氏阴性菌引起的感染：产气肠杆菌、大肠埃希菌、肺炎克雷伯菌和铜绿假单胞菌。

不良反应 / 毒性

肾毒性、一过性神经障碍（周围感觉异常或麻木、四肢刺痛或形成、全身瘙痒、眩晕、头晕和言语不清）、神经肌肉阻滞、CDAD、发热、呼吸暂停和恶心。

药物相互作用 / 食物相互作用

避免使用干扰神经传导的药物，例如氨基糖苷类和多黏菌素；肌肉松弛剂增强了肌肉阻塞效应；某些头孢菌素可能增强肾毒性。

剂量

（1 毫克 =12500 单位）

1. 成人和儿童患者静脉内或肌肉内给药：对于肾功能正常的患者，根据感染的严重程度，应分 2 ~ 4 次以 2.5 ~ 5 毫

克 /（千克体重·日）的剂量水平给药。

2. 鞘内注射：10 毫克 / 日。

3. 吸入：每 8 小时通过雾化器在 3 ~ 4 毫升生理盐水中吸入 50 ~ 75 毫克。

🌐 特殊人群

1. 肾功能不全：推荐计量如下表。

肾功能	损伤程度			
	正常	轻度	中度	相当严重
血浆肌酐（毫克 /100 毫升）	0.7 ~ 1.2	1.3 ~ 1.5	1.5 ~ 2.6	2.6 ~ 4.0
尿素清除率（正常值的 %）	80 ~ 100	40 ~ 70	25 ~ 40	10 ~ 25
单位剂量 / 毫克（Coly-Mycin M 的单位剂量）	100 ~ 150	75 ~ 115	66 ~ 150	100 ~ 150
频次（次数 / 日）	4 ~ 2	2	2 或 1	每 36 小时
每日总剂量（毫克）	300	150 ~ 230	133 ~ 150	100
近似日剂量 [毫克 /（千克体重·日）]	5.0	2.5 ~ 3.8	2.5	1.5

2. 透析后剂量：无。

3. 肝功能障碍：可能不需要调整剂量。

🔥 抗生素治疗艺术

临床学习精华

（1）许多革兰氏阴性杆菌具有耐药性，包括变形杆菌、沙雷氏菌、普罗维登蒂亚菌、伯克霍尔德菌、莫拉塞尔菌、弧菌、摩根氏菌、螺杆菌和爱德华氏菌。

（2）监测肾毒性、神经毒性、CDAD、呼吸麻痹。

COLY-MYCIN/多黏菌素E甲磺酸钠

📋 基本特性

1. 类别：改变细胞膜的抗生素。

2. 作用机制：多黏菌素 E 甲磺酸钠是一种表面活性剂，可渗透并破坏细菌细胞膜。

3. 耐药机制：数据不完整。

4. 代谢途径：多黏菌素 E 甲磺酸钠在尿液中排泄。

FDA FDA 批准的适应证

治疗由易感革兰氏阴性杆菌引起的急性或慢性感染。当感染由铜绿假单胞菌的易感菌株引起时尤其适用。

✳ 不良反应 / 毒性

肾毒性。

一过性神经障碍，包括口周感觉异常或麻木、四肢刺痛、全身瘙痒、眩晕、头晕和言语不清。

还可见：胃肠不适、全身瘙痒、荨麻疹、皮疹、发热、呼吸停止（肌肉注射后）和艰难梭菌相关性腹泻。

⚠ 药物相互作用 / 食物相互作用

氨基糖苷类、箭毒样肌肉松弛剂、乙醚、琥珀胆碱、加拉明、癸胺铵、柠檬酸钠和多黏菌素干扰神经肌肉连接处的神经传递，除非特别小心，否则不应与多黏菌素 E 甲磺酸钠同时给药。

头孢菌素可能会增强肾毒性。

💊 剂量

对于肾功能正常的患者，根据感染的严重程度，多黏菌素 E 甲磺酸钠应分 2 ~ 4 次服用，每日 2.5 ~ 5 毫克 / 千克体重。

对于肥胖者，剂量应基于理想体重。

🌐 特殊人群

1. 肾功能不全：推荐剂量见下表。

肾功能	剂量
肌酐清除率 40～60 毫升／分钟	每 12 小时 2.5 毫克
肌酐清除率 10～39 毫升／分钟	每 24 小时 2.5 毫克
肌酐清除率＜10 毫升／分钟	每 36 小时 1.5 毫克
血液透析或腹膜透析后	每 36 小时 1.5 毫克／千克体重，没有额外剂量
连续性肾脏替代治疗	每 24 小时 2.5 毫克

2. 肝功能障碍：无需调整剂量。

3. 儿科：与成人一样。建议对儿科患者进行密切的临床监测。

🔥 抗生素治疗艺术

临床学习精华

（1）多黏菌素 E 甲磺酸钠不适用于因变形杆菌或奈瑟菌引起的感染。

（2）过量服用可导致肾功能不全、肌肉无力和呼吸暂停。

（3）服用多黏菌素 E 甲磺酸钠时，避免同时服用肾毒性药物或神经肌肉阻断剂。

COMBIVIR（齐多夫定/拉米夫定）

基本特性

1. 类别：具有抗 HIV 活性的核苷逆转录酶抑制剂（NRTI）。

2. 作用机制：通过细胞酶转化为活性药物拉米夫定三磷酸（胞嘧啶类似物）和齐多夫定三磷酸（胸腺嘧啶类似物）这些三磷酸类似物与天然存在的核苷酸竞争，已并入新形成的 HIV DNA。由于三磷酸类似物没有末端羟基，它们会阻止病毒的转录和复制。

3. 耐药机制：①齐多夫定突变改变了 HIV 逆转录酶的结构，导致核苷类似物的焦磷酸分解，从而使 DNA 的转录得以继续。耐药突变包括"TAMS"：41L、67N、70R、210W、215F 和 219E。②拉米夫定突变改变了 HIV 逆转录酶的结构，导致三磷酸腺苷的首选掺入和拉米夫定三磷酸酯的掺入减少，从而使 DNA 的转录得以继续。耐药突变包括 M184V。

4. 代谢途径：①齐多夫定主要通过肝脏代谢消除。齐多夫定的主要代谢产物是 3'- 叠氮基 -3'- 脱氧 -5'-O- β -D- 吡喃葡萄糖醛酸胸苷（GZDV）。②大多数拉米夫定通过活性有机阳离子分泌物在尿液中以原形排出。

FDA 批准的适应证

与其他抗逆转录病毒药物联合治疗 HIV 感染。

不良反应 / 毒性

警告

齐多夫定是 COMBIVIR 的一种成分，与血液学毒性有关，包括中性粒细胞减少症和严重贫血，特别是在患有晚期人类免疫缺陷病毒 (HIV-1) 疾病的患者中。

肌病：长期使用齐多夫定与症状性肌病有关。

乳酸酸中毒和伴有脂肪变性的严重肝肿大：曾报道单独或联合使用核苷类似物（包括拉米夫定、齐多夫定和其他抗逆转录病毒药物）会导致乳酸酸中毒和严重肝肿大伴有脂肪变性，包括致命病例。如果出现提示乳酸酸中毒或明显肝毒性的临床或实验室发现，则停用 COMBIVIR。

乙型肝炎恶化：据报道，乙型肝炎病毒（HBV）和 HIV-1 共同感染并已停用拉米夫定（Combivir 的一种成分）的患者出现了严重的急性乙型肝炎恶化。对于停用 Combivir 并同时感染 HIV-1 和 HBV 的患者，应通过临床和实验室随访对肝功能进行密切监测，至少随访几个月。如果合适，可以开始抗乙肝治疗。

其他不良反应：免疫重建炎症综合征、脂肪再分布包括向心性肥胖和背颈脂肪增大、外周消瘦、面部消瘦、乳房增大、头痛、恶心、不适和疲劳、鼻部症状、腹泻和咳嗽。

▲ 药物相互作用

Combivir 可以在有或没有食物的情况下服用，并且不受 pH 值的影响。

Combivir 不应与司他夫定一起使用，因为齐多夫定和司他夫定都是胸苷类似物并且可能具有拮抗作用。

Combivir 不应与多柔比星一起使用。

Combivir 不应与利巴韦林一起给药，因为对贫血有累加作用。

Combivir 不应与恩曲他滨或任何含有恩曲他滨的药物一起使用，因为拉米夫定和恩曲他滨都是胞嘧啶类似物并且可能具有拮抗作用。其中包括 Emtriva、Truvada、Descovy、Atripla、Stribild、Genvoya、Complera 和 Odefsey。

Combivir 不应与其他含有拉米夫定或齐多夫定的抗逆转

录病毒药物一起服用。这些包括 Epivir、Trizivir、Epzicom、Triumeq 和 Retrovir。

剂量

Combivir 以齐多夫定 300 毫克和拉米夫定 150 毫克的固定剂量组合给药。推荐的成人剂量为一日 2 次，每次 1 粒。

特殊人群

1. 肾功能不全：肌酐清除率＜ 50 毫升 / 分钟的患者不应使用该制剂。

2. 肝功能障碍：无需调整剂量。

3. 儿科：体重大于或等于 30 千克的儿科患者的推荐剂量为 1 片，每日口服 2 次。

抗生素治疗艺术

临床学习精华

（1）Combivir 应与其他抗逆转录病毒药物联合使用。

（2）Combivir 含有拉米夫定和齐多夫定，不应与含有这些成分的药物一起使用，包括 Retrovir、Trizivir、Epzicom、Triumeq 和 Epivir。

（3）与 其 他 NRTI 不 同，药 代 动 力 学 研 究 不 支 持 Combivir 每日 1 次给药。

（4）由于 Combivir 或任何含有拉米夫定的药物对乙型肝炎有活性，因此检查乙型肝炎很重要，因为在乙型肝炎感染者中单独使用 Combivir 或任何含有拉米夫定的药物会导致对拉米夫定的快速耐药。

COMPLERA（替诺福韦/恩曲他滨/利匹韦林）

基本特性

1. 类别：核苷酸逆转录酶抑制剂、核苷逆转录酶抑制剂和非核苷逆转录酶抑制剂。

2. 作用机制：①替诺福韦和恩曲他滨通过细胞酶转化为活性药物二磷酸替诺福韦（三磷酸腺苷的类似物）和三磷酸恩曲他滨（三磷酸胞嘧啶的类似物）。这些药物和天然存在的核苷酸竞争，已并入新形成的 HIV DNA。由于它们没有末端羟基，因此会阻止病毒的转录和复制。②利匹韦林通过结合酶抑制逆转录酶活性。

3. 耐药机制：① HIV 逆转录酶结构的改变导致三磷酸腺苷的优先结合和二磷酸替诺福韦的结合减少，从而使 DNA 的转录得以继续。耐药突变包括 K65R、M184V 和 "TAMS"：41L、67N、70R、210W、215F 和 219E。②逆转录酶结构的改变阻止了利匹韦林与酶结合并允许转录继续。最常见的耐药突变是 E138K。

4. 代谢途径：①替诺福韦和恩曲他滨在尿液中原形排泄。②利匹韦林主要通过细胞色素 P450 CYP 3A 介导的氧化代谢。

FDA 批准的适应证

与其他抗逆转录病毒药物联合治疗 HIV-1。

不良反应 / 毒性

警告

1. 已停止抗乙型肝炎治疗（包括 Complera 或任何含有替诺福韦或恩曲他滨的药物）的乙型肝炎感染患者已报告肝炎严重急性加重。对于停止抗乙型肝炎治疗（包括 Complera）的患者，应在临床和实验室至少几个月的随访中密切监测肝功能。如果合适，可能需要恢复抗乙肝治疗。

2. 曾报道过使用核苷类似物（包括替诺福韦）会导致乳酸酸中毒和肝肿大伴脂肪变性。如果发生这种综合征，应停药。

其他不良事件：免疫重建炎症综合征、脂肪再分布包括向心性肥胖和背颈脂肪增大、外周消瘦、面部消瘦、乳房增大、腹泻、恶心、疲劳、头痛、头晕、抑郁、失眠、梦异常、皮疹、肾功能损害、包括急性肾功能衰竭和范可尼综合征、骨矿物质密度降低、腹部不适、胆囊炎、胆石症、食欲下降、睡眠障碍、焦虑、肾小球肾炎和肾结石。

◤ 药物相互作用 / 食物相互作用

Complera 应与至少 533 卡路里的膳食一起给药。

利匹韦林主要由细胞色素 P450（CYP）3A 代谢，诱导或抑制 CYP3A 的药物可能影响利匹韦林的清除。

Complera 不应与地拉韦定、依法韦仑、依曲韦林、奈韦拉平、卡马西平、奥卡西平、苯巴比妥、苯妥英、利福平、利福喷丁、质子泵抑制剂、地塞米松或圣约翰草联合给药。

Complera 不应与去羟肌苷一起使用，因为使用该治疗方案的患者的 CD4 计数会降低。如果去羟肌苷与 Complera 或任何含有替诺福韦的药物一起服用，去羟肌苷应减少至每日 250 毫克。Complera 或任何含有替诺福韦的药物都会降低阿扎那韦的水平。如果一起服用，阿扎那韦必须与利托那韦一起服用。

Complera 不应与任何含有拉米夫定的药物一起给药，因为拉米夫定和恩曲他滨都是胞嘧啶类似物，并且可能具有拮抗作用。

Complera 不应与任何含有替诺福韦、恩曲他滨或利匹韦林的药物一起给药：包括 Viread、Emtriva、Atripla、Descovy、Stribild、Genvoya、Edurant 或 Odefsey。

如果与抗酸剂一起服用，Complera 应在 4 小时前或 2 小时后服用。

如果与 H_2 受体拮抗剂一起给药，则应间隔 12 小时。

如果 Complera 与利福布汀共同给药，则建议每日 1 次额外服用 25 毫克利匹韦林（Edurant）片剂。

💊 剂量

替诺福韦 DF300 毫克 / 恩曲他滨 200 毫克 / 利匹韦林 25 毫克的固定剂量组合，每日给药 1 次。

🌐 特殊人群

1. 肾功能不全：估计肌酐清除率低于 50 毫升 / 分钟时不要给药。

2. 肝功能障碍：未在 Pugh C 级肝功能障碍儿童中进行研究。

3. 儿科：推荐 12 岁以上的患者使用。

🗡 抗生素治疗艺术

临床学习精华

（1）Complera 不应与其他含有替诺福韦、恩曲他滨或利匹韦林的药物一起使用。

（2）Complera 不应与其他非核苷类逆转录酶抑制剂一起使用，如依法韦仑、奈韦拉平、依曲韦林或地拉韦定。

（3）Complera 必须与至少 533 卡路里的膳食一起服用。

（4）禁服蛋白质补充饮料以确保足够的利匹韦林水平。

（5）不要对病毒载量＞10万的患者使用Complera。

（6）不要将Complera与质子泵抑制剂一起给药。

COPEGUS、REBETOL、RIBASPHERE/口服利巴韦林

基本特性

1. 类别：核苷类似物。

2. 作用机制：未知。

3. 耐药机制：未知。

4. 代谢途径：利巴韦林通过磷酸化或脱核糖基化 / 水解代谢产生三唑羧酸代谢物并经肾脏排泄。

FDA 批准的适应证

用于治疗丙肝病毒（HCV）和呼吸道合胞病毒（RSV）。

1. 成人使用

Copegus 与聚乙二醇干扰素 α -2a 联用适用于治疗患有慢性丙型肝炎病毒感染的成人，这些成人患有代偿性肝病，且之前未接受过干扰素 α 治疗。

Rebetol 和 Ribasphere 联合干扰素 α -2b、重组和聚乙二醇干扰素 α -2b 治疗 18 岁及以上代偿性肝病患者的慢性丙型肝炎。

2. 儿科使用

Rebetol（利巴韦林，美国药典）胶囊与注射用干扰素 α -2b 联合治疗 3 岁及以上代偿性肝病患者的慢性丙型肝炎。

也用于：一些权威机构建议考虑对任何沙粒病毒（拉沙热、新大陆出血热）或布尼亚病毒（汉坦病毒、裂谷热、克里米亚 -刚果出血热）引起的病毒性出血热患者进行利巴韦林治疗，或对病因不明的疑似病毒性出血热患者进行利巴韦林治疗。

不良反应 / 毒性

警告

1. 口服利巴韦林单一疗法对治疗慢性丙型肝炎病毒感染无效，不应单独用于此适应证。利巴韦林的主要临床毒性是溶血性贫血。与利巴韦林治疗相关的贫血可能导致心脏病恶化，导致致命和非致命性心肌梗死。有严重或不稳定心脏病病史的患者不应使用利巴韦林治疗。

2. 在所有接触利巴韦林的动物物种中，已证明有显著的致畸和/或杀胚胎作用。此外，利巴韦林的多剂量半衰期为 12 日，并且可能在非血浆隔室中持续长达 6 个月。利巴韦林治疗对怀孕妇女和怀孕妇女的男性伴侣是禁忌的。在治疗期间和治疗结束后的 6 个月内，女性患者和正在服用利巴韦林治疗的男性患者的女性伴侣必须格外小心，避免怀孕。在治疗期间和治疗后 6 个月的随访期间，必须使用至少两种可靠的有效避孕方法。

利巴韦林禁用于有过敏史、自身免疫性肝炎、血红蛋白病（如重型地中海贫血、镰状细胞贫血）的患者。

口服利巴韦林的其他毒性包括溶血性贫血，这可能导致心脏病和心肌梗死恶化。有严重或不稳定心脏病病史的患者不应使用利巴韦林治疗。胰腺炎、肺炎、牙科和牙周疾病也可见到。

🔺 药物相互作用 / 食物相互作用

建议与食物一起服用利巴韦林。

不推荐利巴韦林胶囊或溶液与去羟肌苷同时给药。应谨慎使用利巴韦林与齐多夫定或司他夫定。

💊 剂量

口服利巴韦林以 200 毫克胶囊，200 毫克、400 毫克和 600 毫克片剂和透明、无色至浅黄色或浅黄色泡泡糖味液体（40 毫克 / 毫升）提供。

Rebetol 的推荐日用量如下所示。

体重 / 千克	剂量
> 75	600 毫克, 每日 2 次
< 75	上午 400 毫克, 下午 600 毫克

Ribasphere 的推荐日用量如下所示。

体重 / 千克	剂量
< 66	400 毫克, 每日 2 次
66 ~ 80	上午 400 毫克, 下午 600 毫克
81 ~ 105	600 毫克, 每日 2 次
> 105	上午 600 毫克, 下午 800 毫克

Copegus 的推荐日用量如下所示。

患者类型	基因型	剂量
体重 > 75 千克	1,4	600 毫克, 每日 2 次
体重 < 75 千克	1,4	上午 400 毫克, 下午 600 毫克
任意体重	2,3	600 毫克, 每日 2 次
HIV 共同感染	任意	上午 600 毫克, 下午 800 毫克

推荐与其他丙型肝炎病毒抗病毒药物联合使用。请查看其他药物章节以了解剂量和治疗持续时间。

丙肝病毒基因型或其他类别	利巴韦林之外的药物
基因型 1	达卡他韦 + 索非布韦 哈瓦尼 西咪匹韦 + 猪重组人干扰素 α 索非布韦 + 猪重组人干扰素 α 艾伯维（Viekira pak） 择必达（Zepatier）
基因型 2	索非布韦
基因型 2	达卡他韦 + 索非布韦 索非布韦
基因型 4	西咪匹韦 + 重组人干扰素 α 索非布韦 + 重组人干扰素 α Technivie 择必达（Zepatier）
移植受者	达卡他韦 + 索非布韦（基因型 3） 哈瓦尼（Harvoni）（基因型 1 或 4） 艾伯维（Viekira pak）（基因型 2）
失代偿期肝硬化	伊柯鲁沙（Epclusa）

⊕ 特殊人群

1. 肾功能不全：肌酐清除率 < 50 毫升 / 分钟的患者不应接受利巴韦林治疗。

2. 肝功能障碍：对肝功能不全的患者给药时应谨慎。

3. 儿科：3 岁及以上儿童口服利巴韦林给药剂量如下表。

体重 / 千克	Rebetol 和 Ribasphere	Copegus
23 ~ 33	不适用	200 毫克，每日 2 次
34 ~ 46	不适用	上午 200 毫克，下午 400 毫克
< 47	15 毫克 /（千克体重·日）	不适用
47 ~ 59	400 毫克，每日 2 次	400 毫克，每日 2 次
60 ~ 73	上午 400 毫克，下午 600 毫克	上午 400 毫克，下午 600 毫克
> 73	600 毫克，每日 2 次	600 毫克，每日 2 次

抗生素治疗艺术

临床学习精华

（1）服用口服利巴韦林时要小心，因为剂量因品牌而异。

（2）利巴韦林为妊娠期用药，安全性分级 X 类，女性应使用 2 种避孕方式进行节育。这种谨慎也适用于男性。

（3）治疗期间的常规监测应包括全血细胞计数、肝功能检查和促甲状腺激素、妊娠试验和心电图。

（4）存在许多耐受性更好的治疗丙型肝炎的选择，请查看最新指南以获取当前建议。

CRESEMBA/艾沙康唑

基本特性

1. 类别：唑类。

2. 作用机制：通过抑制细胞色素 P450 依赖性酶羊毛甾醇 14-α-脱甲基酶，抑制真菌细胞膜的关键成分麦角甾醇的合成。

3. 耐药机制：①靶基因 CYP51 中的替换。②甾醇谱的变化。③外排泵活性升高。

4. 代谢途径：由肾脏和粪便排泄。

FDA 批准的适应证

18 岁及以上患者的侵袭性曲霉菌病。

18 岁及以上患者的侵袭性毛霉菌病。

不良反应 / 毒性

恶心、呕吐、腹泻、头痛、肝毒性、低钾血症、便秘、呼吸困难、咳嗽、外周水肿和背痛。以浓度相关的方式缩短的 QTc 间期。

其他毒性：输液相关反应、全血细胞减少、心房颤动、心房扑动、心动过缓、心悸、室上性早搏、室上性心动过速、室性早搏、心脏骤停、耳鸣、眩晕、视神经病变、腹胀、胃炎、牙龈炎、导管血栓形成、不适、寒战、胆囊炎、胆石症、肝肿大、肝功能衰竭、肾功能衰竭、急性呼吸衰竭、过敏反应、低白蛋白血症、低血糖、低钠血症、肌炎、骨痛、颈部疼痛、抽搐、味觉障碍、脑病、感觉减退、偏头痛、周围神经病、感觉异常、嗜睡、木僵、晕厥、震颤、精神错乱、幻觉、抑郁、血尿、蛋白尿、支气管痉挛、呼吸急促、脱发、皮炎、剥脱性皮炎、红斑、瘀点、荨麻疹、血栓性静脉炎。

🔺 药物相互作用 / 食物相互作用

艾沙康唑与强 CYP3A4 抑制剂（如酮康唑或大剂量利托那韦）和强 CYP3A4 诱导剂（如利福平、卡马西平、圣约翰草或长效巴比妥类药物）合用是禁忌的。

可以在有或没有食物的情况下服用。

💊 剂量

1. 静脉注射：1 个重组小瓶（372 毫克）的负荷剂量，每 8 小时 6 次。维持剂量为 1 个重组小瓶（372 毫克），每日 1 次。

2. 口服：2 粒胶囊（每粒 186 毫克）的装载剂量，每 8 小时 6 次。维持剂量为每日 1 次 2 粒（186 毫克）。

🌐 特殊人群

1. 肾功能不全：无需调整剂量。

2. 肝功能障碍：艾沙康唑尚未在严重肝功能障碍患者中进行研究，只有在获益大于风险时才应在这些患者中使用。

3. 儿科：尚未确定对 18 岁以下儿科患者的安全性和有效性。

🔋 抗生素治疗艺术

临床学习精华

（1）没有关于艾沙康唑和其他唑类抗真菌药之间交叉敏感性的信息。

（2）体外和动物研究表明，艾沙康唑和其他唑类药物之间存在交叉耐药性。交叉耐药性与临床结果的相关性尚未完全确定。然而，先前唑类药物治疗失败的患者可能需要替代性抗真菌治疗。

（3）艾沙康唑禁用于家族性 QT 缩短的患者。

CUBICIN/达托霉素

基本特性

1. 类别：环脂肽类。

2. 作用机制：与细菌膜结合，导致膜电位快速去极化，导致细菌细胞死亡。

3. 耐药机制：尚未完全了解。然而，据报道，在接受达托霉素治疗时，金黄色葡萄球菌的最低抑菌浓度会上升。

4. 代谢途径：在尿液中以原形排出体外。

FDA 批准的适应证

由易感革兰氏阳性菌引起的复杂皮肤和皮肤结构感染（cSSSI）。

金黄色葡萄球菌血流感染（菌血症），包括右侧感染性心内膜炎。

不良反应 / 毒性

过敏反应、皮疹、横纹肌溶解症、心律失常、视力模糊、口腔和阴道念珠菌病、革兰氏阴性感染、艰难梭菌相关性腹泻（CDAD）、肝功能异常、肌酸磷酸激酶（CPK）升高（CPK升高 > 1000 单位 / 升的有症状患者或 CPK 显著升高 > 2000 单位 / 升的无症状患者应停用达托霉素）、周围神经病变和血小板减少症患者应停用达托霉素。

药物相互作用 / 食物相互作用

达托霉素与妥布霉素合用时需谨慎。

达托霉素可导致凝血酶原时间（PT）假性延长和国际标准化比值（INR）升高，建议在下一剂达托霉素之前抽血重复测量 PT/INR。如果仍然升高，应尽可能使用替代方法评估

PT, 并应寻找导致 PT 延长的其他原因。

应考虑暂时停止使用 HMG-CoA 还原酶抑制剂。

剂量

疾病状态	剂量
复杂的皮肤和皮肤结构感染	4 毫克 / 千克体重, 静脉注射, 7 ~ 14 日
金黄色葡萄球菌血流感染	6 毫克 / 千克体重, 静脉注射, 2 ~ 6 周

特殊人群

1. 肾功能不全: 对肌酐清除率 < 30 毫升 / 分钟的患者给予相同剂量, 但每 48 小时给药 1 次。这包括那些接受血液透析、连续性可动式腹膜透析和连续性肾脏替代治疗的患者。

2. 肝功能障碍: 无需调整剂量。

3. 儿科: 18 岁以下患者的安全性和有效性尚未确定。

抗生素治疗艺术

临床学习精华

(1) 达托霉素应根据肾功能进行剂量调整。

(2) 接受达托霉素时应监测 CPK。

(3) 达托霉素可能会导致 PT/INR 结果的假升高。

(4) 接受达托霉素治疗时, 金黄色葡萄球菌的最低抑菌浓度会上升。

(5) 达托霉素治疗肺炎失败率高, 不宜使用。

(6) 达托霉素不适用于治疗左侧心内膜炎。

CYTOVENE/更昔洛韦（胶囊和静脉注射剂）

基本特性

1. 类别：核苷类似物。

2. 作用机制：更昔洛韦是 2'- 脱氧鸟苷的合成鸟嘌呤核苷类似物，可抑制疱疹病毒的复制。更昔洛韦对巨细胞病毒（CMV）和单纯疱疹病毒（HSV）具有活性。更昔洛韦是磷酸化的，它通过（1）竞争性抑制病毒 DNA 聚合酶和（2）渗入病毒 DNA 抑制病毒 DNA 合成，最终导致病毒 DNA 延伸的终止。

3. 耐药机制：巨细胞病毒对更昔洛韦的耐药是由于形成活性三磷酸部分的能力降低；已经描述了耐药病毒，其包含控制更昔洛韦磷酸化的巨细胞病毒 UL97 基因突变。据报道，病毒 DNA 聚合酶的突变也会导致病毒对更昔洛韦产生耐药性。

4. 代谢途径：更昔洛韦通过尿液排出。

FDA 批准的适应证

更昔洛韦静脉注射剂用于治疗免疫功能低下患者的巨细胞病毒视网膜炎和预防移植受者的巨细胞病毒疾病。

还用于：更昔洛韦已常规用于治疗移植受者的巨细胞病毒肺炎、胃肠炎和播散性疾病。

更昔洛韦胶囊适用于预防移植受者和 HIV 感染患者的巨细胞病毒疾病。它也被认为是治疗稳定型巨细胞病毒视网膜炎的替代药物。

不良反应 / 毒性

警告

1. 更昔洛韦的临床毒性包括粒细胞减少、贫血和血小板减少。在动物研究中，更昔洛韦具有致癌性、致畸性并导致不形成精子。

2. 注射用更昔洛韦仅适用于治疗免疫功能低下患者的巨细胞病毒视网膜炎，和预防有 巨细胞病毒疾病风险的移植患者的巨细胞病毒疾病。

3. 更昔洛韦胶囊仅用于预防有巨细胞病毒疾病风险的晚期 HIV 感染患者的巨细胞病毒疾病，用于免疫功能低下患者的巨细胞病毒视网膜炎维持治疗，以及用于实体器官移植受者的巨细胞病毒疾病预防。

4. 由于更昔洛韦胶囊与巨细胞病毒视网膜炎进展速度更快的风险相关，因此应仅为患者使用更昔洛韦胶囊作为维持治疗，其风险与避免每日静脉输液相关的益处相平衡。

其他不良事件包括发热、肝肾功能不全、口腔炎、腹泻、呕吐、肠穿孔、胰腺炎、肺纤维化、癫痫发作、神经病、耳鸣、尖端扭转性心动过速、出汗和瘙痒。

▲ 药物相互作用 / 食物相互作用

更昔洛韦胶囊不易吸收，应与食物一起服用。

药物相互作用：齐多夫定和更昔洛韦都有可能引起中性粒细胞减少和贫血，一些患者可能无法耐受这些药物的全剂量联合治疗。据报道，接受更昔洛韦和亚胺培南 - 西司他丁治疗的患者出现全身性癫痫发作。除非潜在益处大于风险，否则不应同时使用这些药物。

由于可能存在加性毒性，只有在判定潜在益处大于风险的情况下，才能考虑与更昔洛韦同时使用氨苯砜、戊脒、氟胞嘧啶、长春新碱、长春花碱、阿霉素、两性霉素 B、甲氧苄啶 / 磺胺甲噁唑组合或其他核苷类似物等药物。

在使用更昔洛韦加环孢霉素或两性霉素 B 治疗的患者中，观察到血清肌酐升高，这两种药物具有已知的潜在肾毒性。

剂量

1. 更昔洛韦静脉注射剂

（1）用于治疗肾功能正常患者的巨细胞病毒视网膜炎。

诱导治疗：药物以恒速输注的形式给予 1 小时以上。

肾功能正常患者的推荐初始剂量为每 12 小时静脉注射 5 毫克/千克体重，持续 14 ~ 21 日。

维持治疗：诱导治疗后，更昔洛韦的推荐维持剂量为 5 毫克/千克体重，每日 1 次，每周 7 日，或 6 毫克/千克体重，每日 1 次，每周 5 日。

（2）用于预防肾功能正常的移植受者的巨细胞病毒疾病。对于肾功能正常的患者，更昔洛韦的推荐初始剂量为 5 毫克/千克体重，每 12 小时静脉注射 1 次，持续 7 ~ 14 日，然后是 5 毫克/千克体重，每日 1 次，每周 7 日，或 6 毫克/千克体重，每日 1 次，每周 5 日。

肾移植患者的治疗持续时间取决于免疫抑制的持续时间和程度。

2. 更昔洛韦胶囊

更昔洛韦以 250 毫克和 500 毫克胶囊的形式提供。通常剂量为每日 3 次，每次 1000 毫克。

特殊人群

1. 肾功能不全：推荐剂量见下表。

（1）更昔洛韦静脉注射剂

肾功能	诱导剂量 /（毫克 / 千克体重）	维持剂量 /（毫克 / 千克体重）
肌酐清除率 ≥ 70 毫升 / 分钟	每 12 小时 5	5/ 日
肌酐清除率 50 ~ 69 毫升 / 分钟	每 12 小时 2.5	2.5/ 日
肌酐清除率 25 ~ 49 毫升 / 分钟	2.5/ 日	1.25/ 日
肌酐清除率 10 ~ 24 毫升 / 分钟	1.25/ 日	0.625/ 日
血液透析	1.25/ 日，透析后	0.625/ 日，透析后
连续性肾脏替代治疗	每 12 小时 5	2.5/ 日

（2）更昔洛韦胶囊

肾功能	剂量
肌酐清除率 ≥ 80 毫升 / 分钟	每日 3 次，每次 1000 毫克
肌酐清除率 50 ~ 79 毫升 / 分钟	每日 3 次，每次 500 毫克
肌酐清除率 25 ~ 49 毫升 / 分钟	每日 2 次，每次 500 毫克
肌酐清除率 10 ~ 24 毫升 / 分钟	每日 1 次 500 毫克
血液透析透析后	每周给药 3 次，每次 500 毫克

2. 肝功能障碍：无需调整剂量。

3. 儿科：更昔洛韦尚未在儿科患者中进行过研究。

抗生素治疗艺术

临床学习精华

（1）如果中性粒细胞绝对计数低于 500/ 微升或血小板计数低于 25 000/ 微升，则不应使用更昔洛韦。

（2）更昔洛韦对单纯疱疹病毒、水痘带状疱疹病毒和巨细胞病毒有效。它也可能具有抗埃博拉病毒和 8 型疱疹病毒的活性，尽管其 FDA 批准的适应证用于特定的单纯疱疹病毒和巨细胞病毒感染，如上所述。

（3）口服更昔洛韦吸收不良，如果使用口服疗法，缬更昔洛韦更可靠。

（4）对于巨细胞病毒耐药或更昔洛韦禁忌者，建议使用膦甲酸进行治疗。

DAKLINZA/达卡他韦

📋 基本特性

1. 类别：丙肝病毒非结构蛋白 5A（NS5A）抑制剂。

2. 作用机制：达卡他韦与 NS5A 的 N 端结合并抑制病毒 RNA 复制和病毒粒子组装。

3. 耐药机制：NS5A 蛋白结构的改变允许在达卡他韦存在下继续复制。导致耐药的突变包括 M28T、Q30E、Q30H、Q30R、L31V、Y93C、Y93H 和 Y93N 取代。

4. 代谢途径：由肝脏中的 CYP3A4 酶代谢。

FDA FDA 批准的适应证

达卡他韦适用于与索非布韦（联合或不联合利巴韦林）一起使用，用于治疗慢性丙型肝炎病毒（HCV）基因型 1 或基因型 3 感染的患者。

❋ 不良反应 / 毒性

达卡他韦联合索非布韦和胺碘酮治疗的患者出现症状性心动过缓的风险较高。

其他不良反应包括：疲劳、头痛、恶心、腹泻、皮疹和嗜睡。

🛢 药物相互作用 / 食物相互作用

服用达卡他韦可以不考虑食物。

当达卡他韦与其他药物联合使用时，适用于这些药物的禁忌证也适用于联合治疗。

不要将达卡他韦与利福平、圣约翰草、卡马西平、苯妥英或胺碘酮合用。

如果与克拉霉素、伊曲康唑、酮康唑、奈法唑酮、泊沙康唑、泰利霉素、伏立康唑、阿扎那韦＋利托那韦、茚地那韦、奈非那韦、沙奎那韦或考比司他合用，将达卡他韦的剂量减少至每日 30 毫克。

如果与依非韦伦、依曲韦林、奈韦拉平、波生坦、地塞米松、莫达非尼、萘夫西林、利福布汀或利福喷丁合用，将达卡他韦的剂量增加至每日 90 毫克。

💊 剂量

达卡他韦有 30 毫克、60 毫克和 90 毫克片剂。通常剂量为 60 毫克，口服，每日 1 次，与食物或不与食物一起服用。

患者人群	药物	持续时间 / 周
基因型 1 无肝硬化或有代偿期肝硬化	达卡他韦 + 索非布韦	12
基因型 1 伴有失代偿期肝硬化或移植后	达卡他韦 + 索非布韦 + 利巴韦林	12
基因型 3 无肝硬化	达卡他韦 + 索非布韦	12
基因型 3 伴有代偿性或失代偿性肝硬化或移植后	达卡他韦 + 索非布韦 + 利巴韦林	12

🌐 特殊人群

1. 肾功能不全：无需调整剂量。

2. 肝功能障碍：无需调整剂量。

3. 儿科：请勿对 18 岁以下患者使用。

⚔ 抗生素治疗艺术

临床学习精华

（1）达卡他韦仅对基因型 1 和基因型 3 丙肝病毒有活性。

（2）在开始使用达卡他韦和索非布韦联合利巴韦林或不联合利巴韦林治疗之前，对感染基因型 1a 丙肝病毒的肝硬化患者进行 NS5A 多态性筛查。

（3）在开始使用达卡他韦和索非布韦联合利巴韦林或不

联合利巴韦林治疗之前，筛查所有感染基因型 3 丙肝病毒的患者是否存在 NS5A 多态性。

（4）接受达卡他韦联合索非布韦 12 周的基因型 3 丙肝病毒感染肝硬化患者对治疗的反应降低。

（5）如果达卡他韦和索非布韦与胺碘酮一起给药，报告有明显心动过缓。

DALVANCE/达巴万星

基本特性

1. 类别：糖肽。

2. 作用机制：通过与肽聚糖前体的末端 D-Ala-D-Ala 二肽残基直接相互作用，阻断肽聚糖生物合成中的转糖基化步骤，从而抑制细菌细胞壁的形成。

3. 耐药机制：目前尚未观察到耐药性。

4. 代谢途径：20% 通过粪便排泄，33% 以原形排泄在尿液中。

FDA 批准的适应证

由易感葡萄球菌（包括耐甲氧西林金黄色葡萄球菌）和链球菌引起的急性细菌性皮肤和皮肤结构感染（ABSSSI）。

不良反应/毒性

对达巴万星过敏的患者禁用。可能与其他糖肽（包括万古霉素）有交叉过敏性。

快速输注会导致红人综合征。

艰难梭菌相关性腹泻、恶心、头痛、腹泻、皮疹、贫血、白细胞减少、血小板减少、瘀点、嗜酸性粒细胞增多、血小板增多、胃肠道出血、黑便、便血、腹痛、肝毒性、过敏反应、口腔念珠菌病、外阴阴道感染低血糖、头晕、支气管痉挛、荨麻疹、潮红、静脉炎、伤口出血、自发性血肿。

药物相互作用/食物相互作用

与细胞色素 P450（CYP450）基质、抑制剂或诱导剂发生药物相互作用的可能性很小。治疗浓度的达巴万星不会人为地延长凝血酶原时间（PT）或活化部分凝血活酶时间（aPTT）。

📖 剂量

1000 毫克,1 周后静脉注射 500 毫克或单次注射 1500 毫克。给药应通过静脉输注超过 30 分钟。

🌐 特殊人群

1. 肾功能不全:推荐剂量如下表。

肾功能	剂量
肌酐清除率 < 30 毫升 / 分钟	750 毫克,1 周后服用 375 毫克(2 剂方案)或 1125 毫克(单剂方案)
血液透析	常规剂量,不考虑血液透析时间

2. 肝功能障碍:轻度损害无需调整剂量,中度或重度肝功能损害(Child Pugh B 级或 C 级)慎用。

3. 儿科:尚未确定对儿科患者的安全性和有效性。

🗡 抗生素治疗艺术

临床学习精华

(1)由于半衰期长达 8.5 日,可以不频繁给药。

(2)可能与其他糖肽交叉过敏。

(3)30 分钟的输液时间将红人综合征的风险降到最低。

DAPSONE/氨苯砜

📋 基本特性

1. 类别：砜类。

2. 作用机制：抑制细菌二氢蝶酸合酶。

3. 耐药机制：①对氨基苯甲酸生产过多。②耐药性二氢蝶酸合酶的生产。③氨苯砜细胞通透性降低。

4. 代谢途径：氨苯砜随尿液排出体外。

FDA FDA 批准的适应证

疱疹样皮炎。

麻风病（除已证实的氨苯砜耐药性病例外的所有形式）。

吉罗维肺孢子虫的替代预防。

卡氏肺囊肿虫肺炎的替代治疗（联合甲氧苄啶）。

弓形虫病的替代预防（联合乙胺嘧啶和亚叶酸）。

✳ 不良反应/毒性

溶血（尤其是 G6PD 缺乏症患者）、周围神经病变、恶心、呕吐、腹痛、胰腺炎、眩晕、视力模糊、耳鸣、失眠、发热、头痛、精神病、光毒性、肺嗜酸性粒细胞增多症、心动过速、蛋白尿、肾病综合征、低白蛋白血症、肾乳头坏死、男性不育症、药物性红斑狼疮、皮肤反应、肝炎、胆汁淤积性黄疸、粒细胞缺乏症、再生障碍性贫血、高铁血红蛋白血症。

△ 药物相互作用/食物相互作用

氨苯砜可以与食物一起服用，也可以单独服用。

利福平可降低氨苯砜水平，但（在麻风病中）无需调整。

叶酸拮抗剂如乙胺嘧啶可能会增加血液学反应的可能性。

🔖 剂量

卡氏肺囊肿虫肺炎预防：每日 100 毫克。

卡氏肺囊肿虫肺炎治疗：每日 100 毫克（加上甲氧苄啶 15 毫克 /（千克体重·日））。

弓形虫病预防：每日 50 毫克（加上每周 50 毫克乙胺嘧啶和每周 25 毫克亚叶酸）。

麻风病：对于细菌学阴性的结核病和不确定疾病，建议每日服用氨苯砜 100 毫克和 600 毫克利福平 6 个月。然后氨苯砜对于结核和不确定的患者应继续使用 3 年，对于临界结核患者应继续使用 5 年。

对麻风病和边缘麻风病患者，推荐每日服用氨苯砜 100 毫克和 600 毫克利福平 2 年。每日 100 毫克氨苯砜持续 3 ~ 10 年，直到所有临床活动迹象得到控制，皮肤刮屑和活检阴性 1 年。对于临界患者，氨苯砜应该再继续使用 10 年，而对于麻风患者，则应终生使用氨苯砜。

🌐 特殊人群

1. 肾功能不全：无需调整剂量。

2. 肝功能障碍：无需调整剂量。

3. 儿科

（1）卡氏肺囊肿虫肺炎预防：2 毫克 / 千克体重（最多 100 毫克）。

（2）弓形虫预防：2 毫克 / 千克体重，乙胺嘧啶 1 毫克 / 千克体重，每日 1 次，加上亚叶酸 5 毫克，每 3 日 1 次。

📗 抗生素治疗艺术

临床学习精华

（1）氨苯砜治疗麻风病时应与一种或多种抗麻风药合用。

（2）G6PD 缺乏症患者不应使用氨苯砜。

DARAPRIM/乙胺嘧啶

📋 基本特性

1. 类别：叶酸拮抗剂。
2. 作用机制：叶酸拮抗剂。
3. 代谢途径：数据不完整。

FDA 批准的适应证

与磺胺类药物联合使用时治疗弓形虫病。

与磺胺类药物联合替代治疗急性疟疾。

用于化学预防易感疟原虫株引起的疟疾。

也用于：对不能耐受甲氧苄啶/磺胺甲噁唑的 HIV 患者预防弓形虫病（联合氨苯砜）。

🌸 不良反应/毒性

已知对乙胺嘧啶过敏的患者或因叶酸缺乏导致巨幼红细胞性贫血的患者禁用。过敏反应，偶见严重（如史-约综合征、中毒性表皮坏死松解症、多形性红斑和过敏反应）、高苯丙氨酸血症、厌食、呕吐、萎缩性舌炎、血尿、心律失常、肺嗜酸性粒细胞增多症、巨幼红细胞性贫血、白细胞减少症、血小板减少症。

🔺 药物相互作用/食物相互作用

乙胺嘧啶应与食物一起服用以减少不良反应。

同时使用其他抗叶酸药物，包括磺胺类药物或甲氧苄啶-磺胺甲噁唑组合、氯胍、齐多夫定或细胞抑制剂（如甲氨蝶呤）可能会增加骨髓抑制的风险。

💊 剂量

1. 治疗弓形虫病：起始剂量为每日 50 ~ 75 毫克，持续 1 ~ 3 周。然后将先前给予的剂量减半，再继续服用 4 ~ 5 周。

2. 治疗急性疟疾：每日 25 毫克与磺胺一起服用 2 日将启动传播控制和抑制非恶性疟原虫疟疾。如果出现必须在半免疫人群中单独使用乙胺嘧啶的情况，急性疟疾的成人剂量为 50 毫克，连续 2 日。

3. 化学预防疟疾：每周 1 次 25 毫克（1 片）。

🌐 特殊人群

1. 肾功能不全：慎用。

2. 肝功能障碍：慎用。

3. 用于治疗弓形虫病和预防疟疾

（1）治疗弓形虫病：1 毫克 /（千克体重·日），分为 2 个相等的日剂量；2 ~ 4 日后，该剂量可减至一半并持续约 1 个月。

（2）预防疟疾：

10 岁以上的儿科患者：每周 1 次 25 毫克（1 片）。

4 ~ 10 岁儿童：每周 1 次 12.5 毫克（1/2 片）。

婴儿和 4 岁以下儿童：每周 1 次 6.25 毫克（1/4 片）。

⚡ 抗生素治疗艺术

临床学习精华

（1）乙胺嘧啶与磺胺类化合物一起使用时作用增强。

（2）世界上大多数疟原虫对乙胺嘧啶具有抗药性。

（3）所有接受乙胺嘧啶的患者都应以每日 5 ~ 15 毫克的剂量（口服、静脉或肌肉注射）给予叶酸（亚叶酸）。

DELTYBA/迪拉马尼

基本特性

1. 类别：硝基咪唑并恶唑。
2. 作用机制：抑制霉菌酸的生物合成。
3. 耐药机制：信息有限。
4. 代谢途径：主要在血浆中由白蛋白代谢，肝脏代谢最少。

FDA 批准的适应证

在美国不可用；经欧洲药品管理局（EMA）批准用于治疗耐多药结核病。

不良反应 / 毒性

恶心、呕吐、头晕、失眠、腹痛、QTc 延长。

与延长 QT 间期的药物一起使用可能会导致附加的 QT 延长。需监测心电图。

药物相互作用 / 食物相互作用

在与 CYP3A4 诱导剂共同给药期间，迪拉马尼暴露可能会减少，在与 CYP3A4 抑制剂共同给药期间可能会增加。

应避免同时使用强 CYP3A 诱导剂。

应与食物一起服用。

剂量

1. 成人：100 毫克，每日 2 次，持续 24 周。
2. 儿童：数据不足，未确定对 18 岁以下儿童的安全性和有效性。

⊕ 特殊人群

1. 肾功能不全：轻度至中度肾功能不全无需调整，不推荐用于严重肾功能不全。

2. 肝功能障碍：轻度损害无需调整，不推荐用于中度至重度肝功能损害。如果血清白蛋白 < 2.8 克 / 毫升，则禁用。

3. 儿科：18 岁以下患者的安全性和有效性尚未确定。

抗生素治疗艺术

临床学习精华

（1）由于 QTc 延长的风险增加，血清白蛋白 < 2.8 克 / 毫升禁用。

（2）如果患者正在服用其他 CYP3A 强诱导剂药物，例如利福霉素，则应避免使用。

（3）开始使用迪拉马尼前应做心电图。如果基线 QTc 延长，除非潜在益处大于风险，否则不应给予迪拉马尼。所有患者都应在整个治疗过程中监测心电图。

DESCOVY（替诺福韦艾拉酚胺/恩曲他滨）

基本特性

1. 类别：核苷酸逆转录酶抑制剂 + 核苷逆转录酶抑制剂。

2. 作用机制：替诺福韦和恩曲他滨被细胞酶转化为它们的活性药物替诺福韦二磷酸盐（三磷酸腺苷的类似物）和恩曲他滨三磷酸（三磷酸胞嘧啶的类似物）。这些药物与天然存在的核苷酸竞争，以并入新形成的 HIV DNA。由于它们没有末端羟基，它们会停止病毒的转录和复制。

3. 耐药机制：HIV 逆转录酶结构的变化导致三磷酸腺苷和三磷酸胞嘧啶的优先结合，而二磷酸替诺福韦和三磷酸恩曲他滨的结合减少，从而允许 DNA 继续转录。耐药突变包括 K65R、M184V 和 "TAMS"：41L、67N、70R、210W、215F 和 219E。

4. 代谢途径：替诺福韦和恩曲他滨以原形从尿液中排出。

FDA 批准的适应证

与其他抗逆转录病毒药物联合治疗 HIV-1。

不良反应 / 毒性

> **警告**
>
> 据报道，使用核苷类似物会导致乳酸酸中毒和伴有脂肪变性的严重肝肿大，包括致命病例。

Descovy 未被批准用于治疗慢性乙型肝炎病毒（HBV）感染。据报道，在同时感染 HIV-1 和乙肝病毒并停用含有恩曲他滨（FTC）和 / 或富马酸替诺福韦酯（TDF）的产品的患者中，乙型肝炎的严重急性加重可能会在停用 Descovy 时发生。应密切监测这些患者的肝功能。如果合适，可能需要开始抗乙型肝炎治疗。

其他不良事件：免疫重建炎症综合征、脂肪再分布包括向心性肥胖和背颈脂肪增大、外周消瘦、面部消瘦、乳房增大、肾功能不全（包括急性肾功能衰竭和范可尼综合征）、骨矿物质密度降低和恶心。

药物相互作用 / 食物相互作用

Descovy 可以在有或没有食物的情况下服用。

Descovy 不应与替拉那韦、利福平、利福布汀、利福喷丁、圣约翰草、卡马西平、奥卡西平、苯巴比妥或苯妥英一起给药。

Descovy 不应与任何含有拉米夫定的药物一起给药，因为拉米夫定和恩曲他滨都是胞嘧啶类似物并且可能具有拮抗作用。

Descovy 含有替诺福韦和恩曲他滨，不应与 Viread、Emtriva、Atripla、Complera、Odefsey、Stribild 或 Genvoya 一起给药。

剂量

Descovy 是一种固定剂量片剂，含有 25 毫克替诺福韦和 200 毫克恩曲他滨。推荐的成人剂量是每日 1 次 1 粒。

特殊人群

1. 肾功能不全：肌酐清除率低于 30 毫升 / 分钟的患者不应使用 Descovy。

2. 肝功能障碍：无需调整剂量。

3. 儿科：Descovy 尚未在儿童中进行过研究。

抗生素治疗艺术

临床学习精华

（1）Descovy 应与其他抗逆转录病毒药物联合使用。

（2）Descovy 包含替诺福韦和恩曲他滨，不应与 Viread、Emtriva、Atripla、Complera、Odefsey、Stribild 或 Genvoya 一起给药。

（3）HIV-1 患者在开始使用 Descovy 进行抗逆转录病毒治疗之前应进行乙型肝炎病毒检测。

（4）不建议将 Descovy 用于暴露前预防。

（5）Descovy 不适用于治疗乙型肝炎。

（6）Descovy 的大小比 Truvada 小很多。

DICLOXACILLIN/双氯青霉素

基本特性

1. 类别：半合成青霉素。

2. 作用机制：结合青霉素结合蛋白，破坏细胞壁合成。

3. 耐药机制：①青霉素结合蛋白可以被改变，亲和力降低。② β - 内酰胺酶的产生，导致 β - 内酰胺环水解。③当细菌减少孔蛋白的产生时，抗生素到达青霉素结合蛋白的能力降低，导致细胞内药物浓度降低。

4. 代谢途径：在尿液中以原形药物排泄。

FDA 批准的适应证

双氯青霉素适用于治疗由敏感的产青霉素酶葡萄球菌引起的感染。

不良反应 / 毒性

有青霉素过敏反应者禁用。

不良反应包括艰难梭菌相关性腹泻（CDAD）、间质性肾炎，包括皮疹、发热、嗜酸性粒细胞增多、血尿、蛋白尿和肾功能不全、食道溃疡、血栓性静脉炎、过敏反应，包括皮疹、多形性红斑和史 - 约综合征、肝炎、恶心、呕吐、腹泻、口腔炎、黑色或多毛的舌头、多动症和癫痫发作、贫血、血小板减少症、中性粒细胞减少症和嗜酸性粒细胞增多症。

药物相互作用 / 食物相互作用

双氯青霉素空腹服用吸收最好，应至少在饭前 1 小时或饭后 2 小时服用。氯霉素、大环内酯类、磺胺类和四环素类可能会干扰青霉素的杀菌作用。

当双氯青霉素和华法林同时使用时，应密切监测凝血酶原时间。使用 Clintest® 检测尿液中葡萄糖的存在时，双氯西林的高尿液浓度可能导致假阳性反应。建议使用基于酶促葡萄糖氧化酶反应（例如 Clinistix®）的葡萄糖测试。

剂量

双氯青霉素以 250 毫克和 500 毫克胶囊形式提供。

轻度至中度感染：125 毫克，每 6 小时 1 次。

严重感染：250 毫克，每 6 小时 1 次。

特殊人群

1. 肾功能不全：无需调整剂量。

2. 肝功能障碍：无需调整剂量。

3. 合并肾和肝功能不全：应测量双氯青霉素的血清水平并相应调整剂量。

4. 儿科：新生儿应避免使用双氯青霉素。

（1）轻度至中度感染：12.5 毫克 / 千克体重，每 6 小时 1 次。

（2）严重感染：25 毫克 / 千克体重，每 6 小时 1 次。

抗生素治疗艺术

临床学习精华

（1）双氯青霉素不需要因肾功能不全而调整剂量。

（2）肝肾功能不全患者慎用双氯青霉素。

（3）双氯青霉素应与至少 4 液量盎司（120 毫升）的水一起服用，并且不应以仰卧位或临睡前服用。

（4）双氯青霉素应空腹服用。

DIFICID/非达霉素

📋 基本特性

1. 类别：大环内酯。

2. 作用机制：在胃肠道局部起作用。在体外对艰难梭菌杀菌，通过 RNA 聚合酶抑制 RNA 合成。

3. 耐药机制：未知。

4. 代谢途径：主要通过粪便排泄。

FDA FDA 批准的适应证

艰难梭菌相关性腹泻（CDAD）的治疗。

✳ 不良反应 / 毒性

毒性包括恶心、呕吐、腹痛、胃肠道出血、贫血、中性粒细胞减少、过敏反应、腹胀、腹部压痛、消化不良、吞咽困难、肠胃气胀、肠梗阻、巨结肠、血碱性磷酸酶升高、血碳酸氢盐降低、肝酶升高、降低血小板计数、高血糖和代谢性酸中毒。

⚗ 药物相互作用 / 食物相互作用

非达霉素片剂可以在有或没有食物的情况下服用。

💊 剂量

口服 200 毫克片剂，每日 2 次，连续 10 日。

🌐 特殊人群

1. 肾功能不全：无需调整剂量。

2. 肝功能障碍：无需调整剂量。

3. 儿科：尚未研究＜ 18 岁儿科患者的安全性和有效性。

🔥 抗生素治疗艺术

临床学习精华

（1）非达霉素不应用于全身感染。

（2）在临床研究中，与其他治疗艰难梭菌感染的药物相比，非达霉素的复发率较低。

（3）与艰难梭菌感染的其他治疗方法相比，非达霉素对胃肠道菌群的影响较小。

DIFLUCAN/氟康唑

基本特性

1. 类别：三唑类。

2. 作用机制：抑制羊毛甾醇 14-α-脱甲基酶，该酶参与麦角甾醇的合成，麦角甾醇是真菌细胞膜的重要成分。

3. 耐药机制：①编码目标酶的基因（ERG11）中的点突变导致目标改变，对唑类的亲和力降低。② ERG11 的过度表达导致产生高浓度的目标酶，从而需要更高的细胞内药物浓度来抑制细胞中的所有酶分子。③通过激活两种类型的多药外排转运体，氟康唑主动流出细胞。

4. 代谢途径：氟康唑可以口服或静脉给药。它可以在有或没有食物的情况下服用。它由肝脏代谢，但最多会有 22% 随尿液原形排出。

FDA 批准的适应证

阴道念珠菌病、口咽和食道念珠菌病、念珠菌尿路感染、腹膜炎、念珠菌血症、播散性念珠菌病、念珠菌肺炎、隐球菌脑膜炎，以及接受细胞毒性化疗或放射治疗的骨髓移植患者的念珠菌病预防。

也用于：球孢子菌属巨细胞感染，包括脑膜炎。

不良反应 / 毒性

对氟康唑或其任何赋形剂表现出过敏反应的患者禁用氟康唑。

肝毒性、过敏反应和剥脱性皮肤病、QT 间期延长和尖端扭转型室速、恶心、呕吐、腹痛、白细胞减少症、血小板减少症、高胆固醇血症、高甘油三酯血症、低钾血症和味觉异常。

🔺 药物相互作用

氟康唑可以与食物一起服用，也可以不与食物一起服用。

氟康唑是细胞色素 P450 3A4 的抑制剂，与其他由 P450 3A4 代谢的药物一起使用时应谨慎，因为合用药物的血清水平可能会升高。

禁忌与西沙必利、阿司咪唑、匹莫齐特、伏立康唑或奎尼丁合用。

如果与阿尔芬太尼、阿米替林、苯二氮䓬类、钙通道阻滞剂、环磷酰胺、环孢霉素、芬太尼、氢氯噻嗪、氯沙坦、口服降糖药、口服避孕药、去甲替尼、苯妥英、强的松、利福平、萨奎那韦、西罗莫司、他克莫司、茶碱或华法林一起使用，则监测毒性。

如果与利福平或利福布汀合用，氟康唑水平可能会降低。

特非那定：禁用 400 毫克或更大剂量的氟康唑与特非那定联合使用。应仔细监测氟康唑（剂量低于 400 毫克 / 日）与特非那定合用时 QTc 延长和心律失常。

💊 剂量

氟康唑有 50 毫克、100 毫克、150 毫克和 200 毫克片剂。它也作为口服混悬液提供，每 350 毫升含 350 毫克或 1400 毫克。

1. 阴道念珠菌病：150 毫克作为单次口服剂量。

2. 口咽念珠菌病：第一日服用 200 毫克，然后每日服用 100 毫克，持续 2 周。

3. 食管念珠菌病：第一日服用 200 毫克，然后每日服用 100 毫克。最高 400 毫克 / 日的剂量可至少使用 3 周，症状缓解后至少使用 2 周。

4. 全身念珠菌感染：第一日 800 毫克，然后每日 400 毫克。治疗的持续时间尚未确定。

5. 尿路感染和腹膜炎：可使用 50 ～ 200 毫克。

6. 隐球菌性脑膜炎：第一日服用 400 毫克，然后每日服用 200 毫克。在脑脊液培养阴性后的 10 ～ 12 周内，根据患者对治疗反应的医学判断，可使用 400 毫克每日 1 次的剂量。抑制艾滋病患者隐球菌性脑膜炎复发的推荐剂量为 200 毫克，每日 1 次。

7. 接受骨髓移植患者的预防措施：400 毫克，每日 1 次。预计出现严重粒细胞减少症的患者应在预计出现粒细胞减少症前几日开始氟康唑预防治疗，并在粒细胞计数上升至每立方毫米 1000 个细胞以上后持续 7 日。

🌐 特殊人群

1. 肾功能不全：对于肾功能受损，无需调整阴道念珠菌病的单剂量治疗。对于多剂量治疗方案：

肾功能	日剂量
肌酐清除率 > 50 毫升 / 分钟	全剂量
肌酐清除率 < 50 毫升 / 分钟	半剂量
血液透析每次透析后	全剂量；在非透析日，患者应接受半剂量
连续性肾脏替代治疗	每 24 小时 400 ～ 800 毫克

2. 肝功能障碍：肝功能障碍患者使用本品时应谨慎，应监测肝功能检查。

3. 儿科：尚未确定氟康唑对 6 个月以下婴儿的疗效。

3 毫克 / 千克体重相当于成人 100 毫克剂量，6 毫克 / 千克体重相对于 200 毫克，12 毫克 / 千克体重相对于 400 毫克，以此类推。

🔬 抗生素治疗艺术

临床学习精华

（1）氟康唑对克柔念珠菌无效。

（2）光滑念珠菌的耐药性是由于唑类的外排。如果使用氟康唑，建议使用最高剂量。

（3）氟康唑对霉菌、芽生菌属或组织胞浆菌属没有活性。

（4）氟康唑是细胞色素 P450 的抑制剂，可以增强许多常用药物的活性，例如口服降糖药和抗凝药。

（5）有潜在致心律失常症状的患者应慎用氟康唑。

DORIBAX/多利培南

基本特性

1. 类别：碳青霉烯类。

2. 作用机制：结合青霉素结合蛋白，破坏细胞壁合成。

3. 耐药机制：①青霉素结合蛋白可以被改变,亲和力降低。② β-内酰胺酶的产生，导致 β-内酰胺环水解。③当细菌减少孔蛋白时，抗生素到达青霉素结合蛋白的能力降低，导致细胞内药物浓度降低。④外排泵组分的表达增加。

4. 代谢途径：多利培南通过尿液排出。

FDA 批准的适应证

多利培南适用于治疗下列疾病中由易感微生物菌株引起的严重感染：复杂的腹腔感染、复杂的尿路感染（包括肾盂肾炎）。

不良反应 / 毒性

对于已知对本产品任何成分或同一类别的其他药物过敏的患者，或对 β-内酰胺类药物有过敏反应的患者，禁用多利培南。在开始使用多利培南治疗之前，应仔细询问以前对碳青霉烯类、青霉素类、头孢菌素类、其他 β-内酰胺类和其他过敏原的过敏反应，因为过敏反应的可能性增加。

不良反应包括癫痫发作、静脉炎、发热、过敏反应、皮疹(包括史-约综合征)、多形红斑和中毒性表皮坏死松解、血管水肿、低血压、脑病、听力损失、腹泻、难辨梭状芽孢杆菌相关性腹泻和假膜性结肠炎、口腔念珠菌病、舌炎、厌食症、恶心、呕吐、胃痉挛、肝炎、肾功能损害、脓尿、血尿、生殖器瘙痒、呼吸困难、多发性关节痛、凝血酶原时间延长、全血细胞减少、抗球蛋白试验阳性、丙氨酸氨基转移酶（SGPT）、天冬氨酸氨基转移酶（SGOT）、碱性磷酸酶、胆红素和乳酸脱氢酶升高、血清钠降低、钾和氯化物升高。

▲ 药物相互作用 / 食物相互作用

多利培南可降低血清丙戊酸浓度，应监测水平。
不建议丙磺舒与多利培南同时服用。

💊 剂量

多利培南的推荐剂量为每 8 小时静脉输注 500 毫克。

⊕ 特殊人群

1. 肾功能不全：推荐剂量见下表。

肾功能	剂量
肌酐清除率 30 ~ 50 毫升 / 分钟	每 8 小时 250 毫克
肌酐清除率 10 ~ 30 毫升 / 分钟	每 12 小时 250 毫克
肌酐清除率 < 10 毫升 / 分钟	无信息
血液透析或腹膜透析后	无信息
连续性肾脏替代治疗	无信息

2. 肝功能障碍：无需调整剂量。
3. 儿科：尚未确定在儿科患者中的安全性和有效性。

⚡ 抗生素治疗艺术

临床学习精华
（1）多利培南必须针对肾功能不全而调整剂量。
（2）与青霉素交叉过敏 < 10%。
（3）多利培南对许多携带超广谱 β - 乳酸酶的生物体具有活性。
（4）在碳青霉烯类中，多利培南具有最强的革兰氏阴性活性，并且可能在对其他碳青霉烯类耐药的生物体中具有活性。

DORYX/缓释多西环素
VIBRAMYCIN/多西环素

📋 基本特性

1. 类别：四环素。

2. 作用机制：它们可逆地结合 30s 核糖体亚基，防止将新氨基酸添加到不断增长的肽链中。

3. 耐药机制：进入细胞减少或药物排泄增加。四环素很少被灭活。

4. 代谢途径：它们通过肝脏集中在胆汁中，并以生物活性形式在尿液和粪便中高浓度排泄。

FDA FDA 批准的适应证

多西环素适用于下列疾病中由易感微生物菌株引起的严重感染：易感微生物引起的呼吸道和泌尿生殖道感染、落基山斑疹热、斑疹伤寒和斑疹伤寒群、Q 热、立克次体痘和蜱虫热、支原体肺炎、性病淋巴肉芽肿、鹦鹉热、沙眼、包涵体结膜炎、衣原体生殖道和直肠感染、非淋菌性尿道炎、复发性发热、软下疳、鼠疫、兔热病、霍乱、弯曲杆菌胎儿感染、布鲁氏菌病、巴尔通体病、腹股沟肉芽肿、淋病、梅毒、雅司病、李斯特菌病、炭疽病、放线菌病、文森特氏感染、肠道阿米巴病、梭菌感染、肠道阿米巴病、疟疾预防，和严重的粉刺。

也用于：治疗疟疾、无形体病、埃立克体病、疏螺旋体病（包括莱姆病）、快速生长的分枝杆菌、社区获得性耐甲氧西林金黄色葡萄球菌和海洋分枝杆菌。

✳ 不良反应 / 毒性

对任何四环素类药物过敏的人禁用多西环素。

除非绝对必要且不存在合理的替代方案，否则不应在怀孕期间或 8 岁之前使用四环素。

不良反应包括过敏反应，包括皮疹、荨麻疹、血管神经性水肿、血清病、光敏性、心包炎和系统性红斑狼疮恶化、恶心、呕吐、腹泻、舌炎、食管炎、肝毒性、伪膜性肠炎、婴儿囟门膨出成人良性颅内高压、眩晕、假性脑瘤、耳鸣和听力下降、与剂量相关的尿素氮升高、溶血性贫血、血小板减少症、中性粒细胞减少症和嗜酸性粒细胞增多症。

药物相互作用 / 食物相互作用

多西环素应与食物或牛奶一起服用。

同时使用四环素可能会降低口服避孕药的效果。

正在接受抗凝治疗的患者可能需要下调抗凝剂量。

四环素类药物应避免与青霉素合用。

据报道，同时使用四环素和甲氧氟烷会导致致命的肾毒性。

次水杨酸铋会影响四环素的吸收。

剂量

多西环素分为 50 毫克和 100 毫克两种胶囊，以及含有 50 毫克 /5 毫升的糖浆。也可静脉给药，但应尽快进行口服治疗。如果静脉治疗时间过长，可能导致血栓性静脉炎。

多西环素的常规剂量：在治疗的第 1 日服用 200 毫克（每 12 小时服用 100 毫克），然后维持剂量为 100 毫克 / 日。维持剂量可以单次给药，也可以每 12 小时给药 50 毫克。

在治疗更严重的感染时，建议每 12 小时服用 100 毫克。

淋球菌感染、泌尿生殖道或直肠衣原体感染、非淋菌性尿道炎：100 毫克每日 2 次，持续 7 日。

梅毒：早期，100 毫克每日 2 次，持续 2 周；持续时间超过一年的梅毒，100 毫克每日 2 次，持续 4 周。

淋球菌或衣原体附睾睾丸炎：100 毫克每日 2 次，持续 10 日。

疟疾预防：每日 100 毫克；8 岁以上儿童，2 毫克／千克体重每日 1 次，直至成人剂量。在前往疫区前 1～2 日开始预防，并在旅行期间和离开疫区后持续 4 周。

炭疽（治疗和预防）：100 毫克每日 2 次，持续 60 日；体重低于 45 千克的儿童接受 2.2 毫克／千克体重每日 2 次，持续 60 日。体重 45 千克或以上的儿童接受成人剂量。

多西环素缓释胶囊分为 75 毫克和 100 毫克两种。它们的剂量与普通多西环素相似，但也可以通过小心打开胶囊并将胶囊内容物洒在一些苹果酱上来给药。然而，转移过程中的任何颗粒损失都会妨碍使用剂量。应立即吞咽苹果酱，无需咀嚼，然后喝一杯 8 盎司的凉水，以确保胶囊内容物完全吞咽。

🌐 特殊人群

1. 肾功能不全：无需调整剂量。

2. 肝功能障碍：无需调整剂量。

3. 儿科：对于 8 岁以上的儿童，体重 100 磅或以下的儿童的推荐剂量方案是 2 毫克／磅体重，在治疗的第 1 日分为 2 剂，然后在随后几日，1 毫克／磅体重作为单日剂量或分成 2 剂。对于更严重的感染，最高可使用 2 毫克／磅体重。对于体重超过 100 磅的儿童，应使用通常的成人剂量。

注：1 磅 =0.45 千克

🗡 抗生素治疗艺术

临床学习精华

（1）为减少食道刺激和溃疡的风险，多西环素应与足量的液体一起服用，且不应在临睡前服用。

（2）给孕妇服用多西环素会造成胎儿伤害。在牙齿发育过程中（妊娠后半期、婴儿期、儿童期至 8 岁）使用四环素类药物可能导致牙齿永久性变色（黄 - 灰 - 棕色）。

（3）Oracea 品牌的多西环素仅用于治疗成人患者红斑痤疮的炎症性病变（丘疹和脓疱）。它尚未在治疗或预防感染方面进行评估，不应替代上述多西环素制剂。

（4）同时摄入食物或牛奶对多西环素的吸收没有明显影响。

DURICEF/头孢羟氨苄

基本特性

1. 类别：第一代头孢菌素。

2. 作用机制：结合青霉素结合蛋白，破坏细胞壁合成。

3. 耐药机制：①青霉素结合蛋白可以被改变，亲和力降低。② β - 内酰胺酶的产生导致 β - 内酰胺环水解。③当细菌减少孔蛋白的产生时，抗生素到达青霉素结合蛋白的能力降低，导致细胞内药物浓度降低。

4. 代谢途径：头孢羟氨苄在尿液中以原形排出体外。

FDA 批准的适应证

治疗下列疾病中由指定生物的易感菌株引起的感染：尿路感染、皮肤和皮肤结构感染、咽炎和 / 或扁桃体炎。

不良反应 / 毒性

> **警告**
>
> 为减少耐药菌的发展并保持头孢羟氨苄口服混悬液和其他抗菌药物的有效性，口服混悬液头孢羟氨苄仅用于治疗或预防已证实或强烈怀疑由细菌引起的感染。

已知对头孢菌素过敏的患者禁用头孢羟氨苄，如果对青霉素过敏，应谨慎使用。

毒性包括发热、过敏反应、皮疹（包括史 - 约综合征）、多形性红斑和中毒性表皮坏死松解症、血管性水肿、潮红、血清病样反应、脑病、癫痫发作、腹泻、艰难梭菌相关性腹泻和伪膜性肠炎、口腔念珠菌病、厌食症、恶心、呕吐、胃痉挛、胀气、肝炎、肾功能损害、生殖器念珠菌病、阴道炎、出血、凝血酶原时间延长、全血细胞减少症、溶血性贫血、抗球蛋白试验阳性；使用硫酸铜溶液（本尼迪克特溶液，Clintest®）时，头孢菌素可能会导致尿糖检测假阳性。使用葡萄糖氧化酶（Tes-Tape®、Clinistix®）的测试不受头孢菌素的影响。

药物相互作用 / 食物相互作用

头孢羟氨苄可与食物或不与食物一起服用。

丙磺舒与头孢菌素合用时，可能会降低肾小管的头孢菌素分泌，导致头孢菌素血药浓度升高和延长。

剂量

头孢羟氨苄以 500 毫克或 1 克片剂的形式给药。它还可以下列浓度口服混悬液给药：125 毫克 /5 毫升、250 毫克 /5 毫升和 500 毫克 /5 毫升。

1. 尿路感染：每日 1 克或 2 克，单次（每日 1 次）或分次服用（每日 2 次）。

2. 皮肤和皮肤结构感染：每日 1 克，单次（每日 1 次）或分次服用（每日 2 次）。

3. 咽炎和扁桃体炎：每日 1 克，单次（每日 1 次）或分次服用（每日 2 次）。

特殊人群

1. 肾功能不全：初始剂量为 1 克头孢羟氨苄，然后按下列时间间隔给药 500 毫克。

肾功能	时间
肌酐清除率 25 ~ 50 毫升 / 分钟	每 12 小时
肌酐清除率 10 ~ 25 毫升 / 分钟	每日
肌酐清除率 < 10 毫升 / 分钟	每 36 小时
血液透析透析后	500 毫克 ~ 1 克
连续性可动式腹膜透析	每日 500 毫克
连续性肾脏替代治疗	不适用

2. 肝功能障碍：无需调整剂量。

3. 儿科：建议每 12 小时分次服用头孢羟氨苄 30 毫克 /（千克体重·日）。

🔥 抗生素治疗艺术

临床学习精华

（1）头孢羟氨苄需要针对肾功能不全进行剂量调整。

（2）与青霉素交叉过敏 < 10%。

DYNACIN/米诺环素片
MINOCIN/米诺环素胶囊

基本特性

1. 类别：四环素。

2. 作用机制：它们可逆地结合 30s 核糖体亚基，防止将新氨基酸添加到不断增长的肽链中。

3. 耐药机制：进入细胞减少或药物排泄增加。四环素很少被灭活。

4. 代谢途径：米诺环素在肝脏中代谢。

FDA 批准的适应证

米诺环素适用于治疗下列疾病由易感微生物菌株引起的严重感染：

易感微生物引起的呼吸道、皮肤和皮肤结构感染、落基山斑疹热、斑疹伤寒、Q 热、立克次体痘和立克次体引起的蜱虫热；支原体肺炎、性病淋巴肉芽肿、鹦鹉热、沙眼、包涵体结膜炎、非淋菌性尿道炎、复发热、软下疳、鼠疫、兔热病、霍乱、胎儿弯曲杆菌感染、布鲁氏菌病、巴氏杆菌病、腹股沟肉芽肿、梅毒、雅司病、李斯特菌病、炭疽病、放线菌病、奋森氏感染、肠道阿米巴病、梭菌感染、痤疮、淋菌感染、梅毒、海鱼分枝杆菌和脑膜炎奈瑟菌无症状携带者。

也用于：社区获得性耐甲氧西林金黄色葡萄球菌、诺卡菌病、快速生长的分枝杆菌。

不良反应 / 毒性

对任何四环素类药物过敏的人禁用米诺环素。

除非绝对必要且不存在合理的替代方案，否则不应在怀孕期间或 8 岁之前使用四环素。

不良反应包括过敏反应，包括皮疹、荨麻疹、血管神经性水肿、血清病、光敏性、狼疮样综合征、恶心、呕吐、腹泻、舌炎、食道炎、肝毒性、伪膜性肠炎、肾功能衰竭、婴儿囟门膨出和良性成人颅内高压、眩晕、假性脑瘤、耳鸣和听力下降、剂量相关的尿素氮升高、溶血性贫血、血小板减少、中性粒细胞减少和嗜酸性粒细胞增多，以及伴有嗜酸性粒细胞增多和全身症状的药疹（DRESS）。

药物相互作用 / 食物相互作用

盐酸米诺环素片应至少饭前 1 小时或饭后 2 小时服用。

同时使用四环素可能会降低口服避孕药的效果。

正在接受抗凝治疗的患者可能需要下调抗凝剂量。

四环素类药物应避免与青霉素合用。

含铝、钙或镁的抗酸剂和含铁制剂会影响口服四环素类药物的吸收。

据报道,同时使用四环素和甲氧氟烷会导致致命的肾毒性。

应避免在米诺环素治疗前、治疗中和治疗后不久服用异维甲酸。每种药物都单独与大脑假性肿瘤有关。

剂量

米诺环素分为 50 毫克、75 毫克和 100 毫克片剂和胶囊。

米诺环素的通常剂量为初始 200 毫克，随后每 12 小时100 毫克。

1. 淋球菌性尿道炎：每 12 小时 100 毫克，持续 5 日。

2. 其他淋球菌感染：最初 200 毫克，然后每 12 小时 100毫克，持续 4 日。

3. 梅毒：常用剂量，10～15 日以上。

4. 脑膜炎球菌携带状态：每 12 小时 100 毫克，持续 5 日。

5. 海鱼分枝杆菌感染:每 12 小时 100 毫克,持续 6～8 周。

6.泌尿生殖道衣原体感染: 每 12 小时 100 毫克, 持续 7 日。

🌐 特殊人群

1.肾功能不全：无需调整剂量。

2.肝功能障碍：数据不足。

3.儿科：8 岁以上儿童，初始为 4 毫克 / 千克体重，随后每 12 小时为 2 毫克 / 千克体重。

🔥 抗生素治疗艺术

临床学习精华

（1）为了降低食道刺激和溃疡的风险，米诺环素应与足量的液体一起服用，并且不应在睡前立即服用。

（2）米诺环素给孕妇服用时会对胎儿造成伤害。

（3）在牙齿发育期间（妊娠后半期、婴儿期和儿童期至 8 岁）使用四环素类药物可能导致牙齿永久变色（黄色 - 灰色 - 棕色）。

（4）米诺环素不应与钙或其他阳离子一起服用。

（5）米诺环素治疗的中枢神经系统不良反应包括头晕或眩晕。在米诺环素治疗期间，出现这些症状的患者应注意驾驶车辆或使用危险机械。这些症状可能会在治疗期间消失，通常在停药后迅速消失。

EDURANT/利匹韦林

基本特性

1. 类别：非核苷逆转录酶抑制剂。

2. 作用机制：利匹韦林通过结合酶抑制逆转录酶活性。

3. 耐药机制：逆转录酶结构的变化阻止利匹韦林与酶结合并允许转录继续。最常见的耐药突变是 E138K。

4. 代谢途径：利匹韦林主要通过细胞色素 P450 CYP 3A 介导的氧化代谢。

FDA 批准的适应证

与其他抗逆转录病毒药物联合治疗 HIV-1。

不良反应 / 毒性

皮疹和过敏反应。

抑郁症。

肝毒性。

脂肪重新分布。

免疫重建综合征。

其他不良反应包括腹泻、腹部不适、胆囊炎、胆石症、食欲下降、嗜睡、睡眠障碍、焦虑、肾小球肾炎和肾结石。

药物相互作用 / 食物相互作用

利匹韦林应与至少 533 卡路里的膳食一起服用。

利匹韦林主要由细胞色素 P450（CYP）3A 代谢，诱导或抑制 CYP3A 的药物可能影响利匹韦林的清除。

利匹韦林不应与地拉韦定、依法韦仑、依曲韦林、奈韦拉平、卡马西平、奥卡西平、苯巴比妥、苯妥英、利福平、利福喷丁、质子泵抑制剂、地塞米松或圣约翰草联合给药。

如果与抗酸剂一起给药，应在前 4 小时或后 2 小时给予利匹韦林。

如果与 H_2 受体拮抗剂一起给药，则应间隔 12 小时服用。

如果与利福布汀合用，利匹韦林的剂量应增加至每日 50 毫克。

剂量

每日 1 次 25 毫克。

特殊人群

1. 肾功能不全：无需调整。

2. 肝功能障碍：未在儿童 PughC 级肝功能障碍患者中进行研究。

3. 儿科：推荐用于 12 岁以上的人群。

抗生素治疗艺术

临床学习精华

（1）Edurant 不应与其他含有利匹韦林的药物如 Complera 或 Odefsey 一起使用。

（2）利匹韦林不应与其他非核苷类逆转录酶抑制剂如依法韦仑、奈韦拉平、依曲韦林或地拉韦定合用。

（3）利匹韦林必须与至少 533 卡路里的膳食一起服用。

（4）禁止蛋白质补充饮料以确保足够的利匹韦林水平。

（5）不要对病毒载量 > 10 万的患者使用利匹韦林。

（6）不要将利匹韦林与质子泵抑制剂一起给药。

EMTRIVA/恩曲他滨

在 Truvada、Descovy、Atripla、Stribild、Genvoya、Complera 和 Odefsey 中也含有恩曲他滨。

基本特性

1. 类别：具有抗 HIV 和乙肝病毒活性的核苷逆转录酶抑制剂（NRTI）。

2. 作用机制：由细胞酶转化为其活性药物恩曲他滨三磷酸，一种三磷酸胞嘧啶的类似物。恩曲他滨三磷酸与天然存在的核苷酸竞争，并入新形成的 HIV DNA。由于恩曲他滨三磷酸没有末端羟基，它会停止病毒的转录和复制。

3. 耐药机制：HIV 逆转录酶结构的变化导致三磷酸胞嘧啶的优先结合和恩曲他滨三磷酸的结合减少，从而允许 DNA 转录继续。耐药突变包括 M184V。

4. 代谢途径：恩曲他滨主要以原形从尿液中排泄。

FDA 批准的适应证

恩曲他滨被批准与其他抗逆转录病毒药物联合用于治疗 HIV 感染。

恩曲他滨对乙肝病毒有活性。

不良反应 / 毒性

警告

1. 据报道，单独使用核苷类似物或与其他抗逆转录病毒药物联合使用时，会出现乳酸酸中毒和严重肝肿大伴脂肪变性，包括致命病例。

2. 恩曲他滨未被批准用于治疗慢性乙型肝炎病毒 (HBV) 感染，并且尚未确定恩曲他滨在同时感染乙肝病毒和 HIV-1 的患者中的安全性和有效性。据报道，在停用恩曲他滨的患者中，乙型肝炎严重急性加重。对于同时感染 HIV-1 和乙肝病毒并停用恩曲他滨的患者，应密切监测肝功能并进行至少几个月的临床和实验室随访。如果合适，可能需要开始抗乙型肝炎治疗。

其他不良反应：免疫重建炎症综合征、脂肪再分布包括向心性肥胖和背颈脂肪增大、外周性消瘦、面部消瘦、乳房增大、头痛、腹泻、恶心、疲劳、头晕、抑郁、失眠、异常梦境、皮疹、腹部疼痛、虚弱、咳嗽加重和鼻炎。皮肤色素沉着过度在儿科患者中很常见。

药物相互作用 / 食物相互作用

恩曲他滨可以与食物一起服用或不与食物一起服用，并且不受 pH 值的影响。

恩曲他滨不应与任何含有拉米夫定或恩曲他滨的药物一起给药，包括 Epivir、Combivir、Trizivir、Triumeq、Truvada、Descovy、Atripla、Complera、Odefsey、Stribild 或 Genvoya。

剂量

恩曲他滨以 200 毫克片剂或含有 10 毫克 / 毫升恩曲他滨透明橙色液体形式给药，推荐的成人剂量为每日 200 毫克。

🌐 特殊人群

1. 肾功能不全：剂量调整是必要的，如下所示。

肾功能	剂量
肌酐清除率 30 ～ 49 毫升 / 分钟	每 48 小时 200 毫克
肌酐清除率 15 ～ 29 毫升 / 分钟	每 72 小时 200 毫克
肌酐清除率＜ 15 毫升 / 分钟或血液透析	每 96 小时 200 毫克

2. 肝功能障碍：无需调整剂量。

3. 儿科：批准的剂量为 6 毫克 / 千克体重，每日最多 240 毫克口服溶液或 200 毫克胶囊。

⚔ 抗生素治疗艺术

临床学习精华

（1）恩曲他滨应与其他抗逆转录病毒药物联合使用。

（2）恩曲他滨存在于八种不同的药物中：Emtriva、Truvada、Atripla、Descovy、Complera、Odefsey、Stribild 和 Genvoya。

（3）HIV-1 患者在开始使用恩曲他滨抗逆转录病毒治疗前应进行乙肝病毒检测。

EPCLUSA（索非布韦/维帕他韦）

基本特性

1. 类别：①索非布韦是丙型肝炎 NS5B 聚合酶的核苷酸逆转录酶抑制剂。②维帕他韦是一种 NS5A 抑制剂。

2. 作用机制：①索非布韦经过细胞内代谢形成具有药理活性的尿苷类似物三磷酸，可通过 NS5B 聚合酶并入 HCVRNA，并作为链终止剂。②维帕他韦通过抑制 NS5A 蛋白抑制病毒复制。

3. 耐药机制：① S282T 替代物可减少尿苷类似物三磷酸的掺入，使病毒继续复制。②维帕他韦耐药性随着 NS5A 位置 24、28、30、31、32、58、92 和 93 处的氨基酸取代而发展。

4. 代谢途径：①索非布韦在肝脏中代谢为其活性形式，主要通过尿液排出。②维帕他韦被肝脏 CYP3A4、CYP2B6 和 CYP2C8 代谢并在粪便中排泄。

FDA 批准的适应证

Epclusa 适用于治疗慢性丙型肝炎病毒（HCV）基因型 1、2、3、4、5 或 6 的成年患者、无肝硬化或有代偿性肝硬化、与利巴韦林联合使用的失代偿性肝硬化。

不良反应 / 毒性

患者同时服用 Epclusa 和胺碘酮可能会增加出现症状性心动过缓的风险。

其他不良反应包括：疲劳、头痛、恶心、失眠、虚弱、腹泻、皮疹、贫血和抑郁。

实验室异常包括胆红素、肌酐激酶和脂肪酶升高。

⚠ 药物相互作用 / 食物相互作用

Epclusa 可以在不考虑食物的情况下服用。

当 Epclusa 与利巴韦林联合使用时，适用于利巴韦林的禁忌证也适用于联合疗法。

不要将 Epclusa 与 Harvoni、索非布韦、胺碘酮、质子泵抑制剂、拓扑替康、卡马西平、苯妥英、苯巴比妥、奥卡西平、利福平、利福布汀、利福喷丁、依法韦仑、圣约翰草或替拉那韦 / 利托那韦合用。

将 Epclusa 与抗酸剂分开 4 小时，与 H_2 拮抗剂分开 12 小时。

与 Epclusa 共同给药时，瑞舒伐他汀的最大给药剂量为 10 毫克。

💊 剂量

一粒 Epclusa 含有 400 毫克索非布韦和 100 毫克维帕他韦。推荐剂量是每日 1 次口服 1 粒，随餐或不随餐服用。

患者人群	用药	持续时间
无肝硬化患者和代偿期肝硬化患者	Epclusa	12 周
失代偿期肝硬化患者	Epclusa+ 利巴韦林	12 周

🌐 特殊人群

1. 肾功能不全：如果肌酐清除率 < 30 毫升 / 分钟，请勿使用。

2. 肝功能障碍：无需调整剂量。

3. 儿科：18 岁以下的患者请勿使用。

🗝 抗生素治疗艺术

临床学习精华

（1）Epclusa 对所有丙型肝炎基因型都有活性。

（2）Epclusa 的剂量和持续时间不会因基因型、先前的抗病毒剂使用或肝损伤而改变。

（3）中度或重度肝功能损害患者需加用利巴韦林。

（4）已报告如果 Epclusa 与胺碘酮合用，有明显的心动过缓。

（5）不要将 Epclusa 与 Harvoni 或索非布韦一起给药。

EPIVIR/拉米夫定

Epzicom、Combivir、Trizivir 和 Triumeq 中也含有拉米夫定。

基本特性

1. 类别：具有抗 HIV 和乙型肝炎活性的核苷逆转录酶抑制剂（NRTI）。

2. 作用机制：由细胞酶转化为其活性药物拉米夫定三磷酸，是一种三磷酸胞嘧啶的类似物。拉米夫定三磷酸与天然存在的核苷酸竞争以并入新形成的 HIV DNA。由于拉米夫定三磷酸没有末端羟基，它会停止病毒的转录和复制。

3. 耐药机制：HIV 逆转录酶结构的变化导致三磷酸胞嘧啶的优先结合和拉米夫定三磷酸的结合减少，从而允许 DNA 的转录继续。耐药突变包括 M184V。

4. 代谢途径：大部分拉米夫定通过活性有机阳离子分泌在尿液中以原形排出。

FDA 批准的适应证

与其他抗逆转录病毒药物联合治疗 HIV 感染、治疗乙型肝炎。

不良反应 / 毒性

警告

1. 据报道，使用核苷类似物（包括拉米夫定）会导致乳酸酸中毒和肝肿大伴脂肪变性。如果发生这种综合征，应停药。

2. 据报道，同时感染乙型肝炎和 HIV 并已停用拉米夫定的患者会出现乙型肝炎的严重急性加重。对于停用拉米夫定并同时感染 HIV 和 HBV 的患者，应通过临床和实验室随访密切监测肝功能至少数月。如果合适，可能需要开始抗乙型肝炎治疗。

3. 拉米夫定片剂（HBV）未批准用于治疗 HIV-1 感染，因为拉米夫定片剂（HBV）中的拉米夫定剂量为亚治疗剂量，单一疗法不适合治疗 HIV-1 感染。HIV-1 耐药性可能出现在未被识别或未经治疗的 HIV-1 感染的慢性乙型肝炎患者中。所有患者在开始拉米夫定片剂（HBV）治疗前和治疗期间应定期接受咨询和检测。

其他不良反应：免疫重建炎症综合征、脂肪重新分布包括向心性肥胖和背颈脂肪增大、外周消瘦、面部消瘦、乳房增大、头痛、恶心、不适和疲劳、鼻部体征和症状、腹泻和咳嗽。

药物相互作用 / 食物相互作用

拉米夫定可以与食物一起服用，也可以单独服用，并且不受 pH 值的影响。

拉米夫定不应与恩曲他滨共同给药，因为它们都是胞嘧啶类似物并且可能具有拮抗作用。

拉米夫定不应与任何其他含有拉米夫定或恩曲他滨的药物共同给药。

剂量

拉米夫定以 100 毫克、150 毫克和 300 毫克片剂和黄色草莓 - 香蕉味液体的形式给药，其中含有 10 毫克 / 毫升。推荐的成人剂量为对 HIV，300 毫克每日 1 次或 150 毫克每日 2 次；

对乙型肝炎，100 毫克每日 1 次。

🌐 特殊人群

1. 肾功能不全：对肾功能不全患者必须减少拉米夫定的剂量。当肌酐清除率降至 50 以下时，推荐剂量如下。

肌酐清除率 /（毫升 / 分钟）	剂量
30 ~ 49	150 毫克，每日 1 次
15 ~ 29	150 毫克初始剂量，然后 100 毫克每日 1 次
5 ~ 14	150 毫克初始剂量，然后 50 毫克每日 1 次
< 5	50 毫克初始剂量，然后 25 毫克每日 1 次

2. 肝功能障碍：无需调整。

3. 儿科：推荐剂量为 4 毫克 / 千克体重，每日 2 次（最多每日 2 次 150 毫克），与其他抗逆转录病毒药物联合给药。

⚔ 抗生素治疗艺术

临床学习精华

（1）拉米夫定应与其他抗逆转录病毒药物联合使用。

（2）拉米夫定存在于五种不同的药物中：Epivir、Trizivir、Combivir 和 Epzicom。

（3）如果拉米夫定用于乙肝感染患者，重要的是检查 Triumeq 是否有 HIV，因为在 HIV 感染者中单独使用拉米夫定会导致对拉米夫定的快速耐药。

（4）如果给 HIV 感染患者使用拉米夫定，检查乙肝是很重要的，因为在乙肝感染者中单独使用拉米夫定会导致对拉米夫定的快速耐药性。对于乙型肝炎，拉米夫定单一疗法导致 YMDD 突变。

EPZICOM/拉米夫定阿巴卡韦

基本特性

1. 类别: 具有抗HIV活性的核苷逆转录酶抑制剂 (NRTI)。

2. 作用机制: 由细胞酶转化为其活性药物拉米夫定三磷酸 (胞嘧啶类似物) 和卡巴韦三磷酸 (三磷酸鸟苷)。这些三磷酸类似物与天然存在的核苷酸竞争以结合新形成的 HIV DNA。由于三磷酸类似物没有末端羟基, 它们会停止病毒的转录和复制。

3. 耐药机制: 拉米夫定和阿巴卡韦导致 HIV 逆转录酶结构发生变化, 导致胞嘧啶和三磷酸鸟苷优先结合; 这导致拉米夫定和卡巴韦三磷酸的结合减少, 从而使 DNA 转录继续进行。Epzicom 上出现的耐药突变包括 M184V、K65R 和 L74V。

4. 代谢途径: ①大部分拉米夫定通过活性有机阳离子分泌在尿液中以原形排出。②阿巴卡韦被乙醇脱氢酶和葡萄糖醛酸转移酶代谢成无活性的代谢物, 主要在粪便中消除。

FDA 批准的适应证

与其他抗逆转录病毒药物联合治疗 HIV 感染。

不良反应 / 毒性

警告

1. 过敏反应：阿巴卡韦（Epzicom 的一种成分）会发生严重的、有时是致命的过敏反应，涉及多个器官。携带 HLA-B*5701 等位基因的患者对阿巴卡韦发生过敏反应的风险更高，尽管在不携带 HLA-B*5701 等位基因的患者中也发生了过敏反应。Epzicom 禁用于先前对阿巴卡韦有过敏反应的患者和 HLA-B*5701 阳性患者。在开始使用 Epzicom 治疗或重新开始使用 Epzicom 治疗之前，所有患者都应筛查 HLA-B*5701 等位基因，除非患者之前有记录的 HLA-B*5701 等位基因评估。无论 HLA-B*5701 状态如何，即使可能有其他诊断，如果怀疑出现过敏反应，立即停止使用 Epzicom。在对 Epzicom 发生过敏反应后，切勿重新启动 Epzicom 或任何其他含有阿巴卡韦的产品，因为更严重的症状（包括死亡）可能会在数小时内发生。在没有阿巴卡韦过敏史的患者中重新引入含有阿巴卡韦的产品后，也很少发生类似的严重反应。

2. 乳酸酸中毒和伴有脂肪变性的严重肝肿大：据报道，使用核苷类似物和其他抗逆转录病毒药物会导致乳酸酸中毒和伴有脂肪变性的严重肝肿大，包括致命病例。如果出现提示乳酸性酸中毒或明显肝毒性的临床或实验室检查结果，请停止使用 Epzicom。

3. 乙型肝炎恶化：据报道，在同时感染乙型肝炎病毒（HBV）和人类免疫缺陷病毒（HIV-1）并停用拉米夫定（Epzicom 的一种成分）的患者中，乙型肝炎严重急性恶化。对于停用 Epzicom 并同时感染 HIV-1 和 HBV 的患者，应通过临床和实验室随访密切监测肝功能至少几个月。如果合适，可能需要开始抗乙型肝炎治疗。

其他不良反应：免疫重建炎症综合征、脂肪再分布包括向心性肥胖和背颈脂肪增大、外周消瘦、面部消瘦、乳房增大、谷酰转肽酶升高和胰腺炎。

⚠ 药物相互作用 / 食物相互作用

Epzicom 可以在有或没有食物的情况下服用，并且不受 pH 值的影响。

Epzicom 不应与恩曲他滨或任何含有恩曲他滨的药物一起使用，因为拉米夫定和恩曲他滨都是胞嘧啶类似物并且可能具有拮抗作用。其中包括 Emtriva、Truvada、Atripla、Descovy、Complera、Odefsey、Stribild 和 Genvoya。

Epzicom 不应与其他含有拉米夫定或阿巴卡韦的抗逆转录病毒药物一起服用。这些包括 Epivir、Combivir、Ziagen、Epzicom、Triumeq 和 Trizivir。

💊 剂量

Epzicom 以拉米夫定 300 毫克和阿巴卡韦 600 毫克的固定剂量组合给药。推荐的成人剂量是每日 1 粒。

🌐 特殊人群

1. 肾功能不全：肌酐清除率低于 50 毫升 / 分钟的患者不应使用。

2. 肝功能障碍：对于肝功能不全的患者，不应使用该制剂。

3. 儿科：对于体重至少 25 千克的儿科患者，每日服用 1 粒。

🔖 抗生素治疗艺术

临床学习精华

（1）Epzicom 应与其他抗逆转录病毒药物联合使用。

（2）Epzicom 含有拉米夫定和阿巴卡韦，不应与含有这些成分的药物一起使用。

（3）开始服用含有阿巴卡韦的药物前应进行 HLA-B5701 测试；如果阳性，应避免使用阿巴卡韦。

（4）如果怀疑一个人有过敏反应，则不应使用阿巴卡韦和任何含有阿巴卡韦的药物。

（5）由于拉米夫定对乙型肝炎有活性，因此检查乙型肝炎很重要，因为在乙型肝炎感染者中使用拉米夫定或任何单独含有拉米夫定的药物会导致对拉米夫定迅速产生耐药性。

ERAXIS/阿尼芬净

📋 基本特性

1. 类别：棘白菌素。

2. 作用机制：抑制真菌细胞壁的重要成分 1,3-β-D-葡聚糖的合成。

3. 耐药机制：数据不完整。

4. 代谢途径：缓慢地化学降解为开环结构，然后降解为肽产物并在粪便中消除。它不会被细胞色素 P450 酶代谢。

FDA FDA 批准的适应证

念珠菌血症、腹腔内脓肿和腹膜炎，以及食道念珠菌病。

也用于：曲霉菌感染，预防中性粒细胞减少患者的真菌感染，以及其他念珠菌感染，如心内膜炎、骨髓炎或脑膜炎。

✳ 不良反应 / 毒性

肝毒性；可能出现以皮疹、荨麻疹、潮红、瘙痒和低血压为特征的组胺相关综合征。还可见腹泻、血小板减少、心律失常、QT 间期延长、癫痫发作、高钙血症、高血糖、低钾血症、高钾血症、高钠血症和低镁血症。

⚠ 药物相互作用

与阿尼芬净没有显著的药物相互作用。

💊 剂量

1. 念珠菌血症和其他念珠菌感染：静脉注射 200 毫克负荷剂量，然后每人静脉注射 100 毫克。

2. 食道念珠菌病：每日静脉注射 100 毫克，然后每日 50 毫克。

🌐 特殊人群

1. 肾功能不全或肝功能障碍：无需调整剂量。

2. 儿科：阿尼芬净对 16 岁以下患者的安全性和有效性尚未确定。

🗡 抗生素治疗艺术

临床学习精华

（1）棘白菌素仅对念珠菌属、次氏肺孢子菌和曲霉属有活性，它们不应用于任何其他真菌感染。

（2）阿尼芬净对所有致病性念珠菌属有活性，包括对氟康唑耐药的念珠菌属。

（3）光滑念珠菌和近平滑念珠菌对棘白菌素的耐药性增加。

ERYTHROMYCIN/红霉素

还包括琥珀酸乙基红霉素片、混悬缓释制剂、注射用乳糖酸红霉素、硬脂酸红霉素（碱）、无醇红霉素、红霉素包衣微丸和缓释微丸。

基本特性

1. 类别：大环内酯物。

2. 作用机制：红霉素通过与易感微生物的 50S 核糖体亚基结合而起作用，从而干扰微生物蛋白质的合成。

3. 耐药机制：①渗透性降低。②主动外排。③ 50S 核糖体单位的改变。④ 50S 核糖体单位的 23S 亚单位的改变。⑤大环内酯的酶失活。

4. 代谢途径：红霉素经胆汁排泄。

FDA 批准的适应证

所有红霉素制剂都有以下适应证，请注意所有例外情况。

用于治疗下列疾病中指定生物的易感菌株引起的感染：上下呼吸道感染、支原体感染、李斯特菌病、百日咳、皮肤和皮肤结构感染、白喉、微小棒状杆菌引起的红癣。

由溶组织内阿米巴（仅口服红霉素）引起的肠道阿米巴病、新生儿沙眼衣原体结膜炎、婴儿肺炎和妊娠期泌尿生殖道感染。

淋球菌性盆腔炎和梅毒的青霉素替代品。

四环素的替代品用于成人因沙眼衣原体引起的无并发症尿道、宫颈管或直肠感染、解脲支原体引起的非淋菌性尿道炎、军团病。

替代青霉素预防风湿热。

✳ 不良反应 / 毒性

已知对这种抗生素过敏的患者禁用。

不良反应包括：过敏反应、皮疹、恶心、呕吐、腹痛、腹泻厌食、肝酶升高、黄疸、胰腺炎、伪膜性肠炎、横纹肌溶解、重症肌无力症状加重和肌无力综合征症状的新出现、婴儿肥大幽门狭窄（IHPS）、QT 间期延长和室性心律失常、抽搐和可逆性听力损失。

⚠ 药物相互作用 / 食物相互作用

红霉素片剂和混悬液可以与食物一起或不与食物一起服用。

红霉素是 P450 酶系统（CYP 3A）的基质和抑制剂。服用特非那定、阿司咪唑、匹莫齐特或西沙必利的患者禁用红霉素。

与以下药物一起使用红霉素时应谨慎，可能时要监测血清浓度：茶碱、口服抗凝剂、地高辛、维拉帕米、卡马氮平、西地那非、咪达唑仑、三唑仑、HMG-CoA 还原酶抑制剂（例如洛伐他汀和辛伐他汀）、麦角胺、环孢素、他克莫司、阿芬太尼、丙吡胺、利福布丁、奎尼丁、甲泼尼龙、西洛他唑、长春碱和溴隐亭。

红霉素与其他不被 CYP 3A 系统代谢的药物相互作用，包括己巴比妥、苯妥英和丙戊酸盐。

💊 剂量

红霉素有多种制剂。

1. 口服：琥珀酸红霉素：常用剂量为每 6 小时 400 毫克；缓释制剂可以以 6 小时、8 小时和 12 小时的间隔给药，一日总共 1000 毫克；对于严重感染，剂量可在 24 小时内增加至 4 克。

2. 成人剂量：使用 400 毫克红霉素活性作为琥珀酸乙酯

与 250 毫克红霉素硬脂酸酯（碱）或依托红霉素的比例。

3. 静脉内（乳糖酸红霉素）：15 ~ 20 毫克 /（千克体重·日），每 6 小时分次给药。对于严重感染，可以给予最高 4 克 / 日的剂量。

⊕ 特殊人群

1. 肾功能不全：对于肌酐清除率 < 10 毫升 / 分钟的患者，给予日常剂量的一半。

2. 肝功能障碍：应谨慎使用。

3. 儿科：在轻度至中度感染中，儿童琥珀酸红霉素的常用剂量为 30 ~ 50 毫克 /（千克体重·日），每 6 小时等分剂量。对于更严重的感染，此剂量可加倍。如果需要一日 2 次的剂量，可以每 12 小时给予每日总剂量的 1/2。也可以每日给药 3 次，每 8 小时给予每日总剂量的 1/3。

抗生素治疗艺术

临床学习精华

（1）红霉素有多种剂型可供选择，由于给药方案不同，应谨慎使用。

（2）大环内酯类药物会延长 QT 间期，必须谨慎使用。

EVOTAZ/（阿扎那韦+考比司他）

基本特性

1. 类别：蛋白酶抑制剂 +CYP3A 抑制剂。

2. 作用机制：①阿扎那韦可逆地结合蛋白酶的活性位点。蛋白酶的抑制作用可防止 gag 和 gag-pol 多蛋白的裂解，导致产生未成熟的非传染性病毒。②考比司他是一种基于机制的 CYP3A 抑制剂。

3. 耐药机制：蛋白酶突变引起构象变化，阻止阿扎那韦与活性位点结合，使蛋白酶活性继续。最常见的耐药突变包括 I50 升。

4. 代谢途径：阿扎那韦和考比司他在粪便中代谢和排泄。

FDA 批准的适应证

与其他抗逆转录病毒药物联合治疗 HIV-1。

不良反应 / 毒性

阿扎那韦与下列情况相关：A 型和 B 型血友病患者新发糖尿病、原有糖尿病恶化、高血糖、出血增加（包括自发性皮肤血肿和关节积血），包括向心性肥胖、背颈脂肪增大（水牛背）、外周萎缩、面部萎缩、乳房增大、"库欣样外观"等身体脂肪的重新分布 / 积累，免疫重建综合征、皮疹、肾结石、PR 间期延长、QTc 延长、尖端扭转型室速、腹痛、头痛、厌食、消化不良、上腹痛、肝炎、口腔溃疡、胰腺炎、呕吐、贫血、白细胞减少症、血小板减少症、碱性磷酸酶、淀粉酶、肌酸磷酸激酶、乳酸脱氢酶、谷草转氨酶、谷丙转氨酶、间接胆红素和 γ - 谷氨酰转肽酶升高，高脂血症、高尿酸血症、低血糖症。

考比司他由于抑制肌酐的肾小管分泌而降低估计肌酐清

除率，而不影响实际肾小球功能。肾功能损害，包括与替诺福韦 DF 联用时出现急性肾功能衰竭和范可尼综合征的病例。报告的其他不良反应包括黄疸、皮疹、巩膜黄疸、恶心、腹泻和头痛。低于 2% 的情况会发生：腹痛、呕吐、疲劳、横纹肌溶解、抑郁、做梦异常、失眠、肾病、肾结石。

⚠ 药物相互作用 / 食物相互作用

阿扎那韦 / 考比司他应随餐服用。

不应与阿扎那韦 / 考比司他合用的药物包括胺碘酮、奎尼丁、利福平、麦角衍生物、圣约翰草、HMG-CoA 还原酶抑制剂辛伐他汀和洛伐他汀、匹莫齐特、苯二氮䓬类药物、伊立替康、依曲韦林、奈韦拉平、卡那韦瑞那韦、替拉那韦、阿夫唑嗪、决奈达隆、卡马西平、苯巴巴妥、苯妥英、利伐沙班、西沙必利、阿伐那非或西地那非。

阿扎那韦和考比司他是 CYP3A 酶和 UGT1A1 的抑制剂，阿扎那韦 / 考比司他与主要由 CYP3A 或 UGT1A1 代谢的药物共同给药可能导致其他药物的血浆浓度增加，从而增加或延长其治疗和不良反应。

阿扎那韦由 CYP3A 代谢，与诱导 CYP3A 的药物合用可能会降低阿扎那韦的血浆浓度并降低其治疗效果。阿扎那韦和抑制 CYP3A 的药物合用可能会增加阿扎那韦的血浆浓度。由于这些代谢影响，下面列出了可能需要改变剂量或临床 / 实验室监测的潜在药物相互作用。

用药	调整或监测
伊他康唑	监测毒性
伏立康唑	监测毒性
利福布丁	利福布丁150 毫克 / 日或 300 毫克 3 次 / 周
避孕药	使用替代避孕方法
阿托伐他汀	使用尽可能低剂量的阿托伐他汀并监测
苯巴比妥、苯妥英或卡马西平	监测抗惊厥药水平, 考虑替代方案
西地那非	25 毫克每 48 小时
他达拉非	5 毫克, 72 小时内不超过 10 毫克
伐地那非	24 小时内 2.5 毫克
地尔硫卓	建议监测心电图
H_2 受体	剂量不应超过法莫替丁的 40mg 每日 2 次的当量
PPI	剂量不应超过 20 毫克当量的奥美拉唑, 并应在 12 小时前服用
抗酸剂	给药间隔 2 小时
地达诺新	与阿扎那韦分开给药
马拉韦罗	马拉韦罗剂量为 150 毫克, 每日 2 次
秋水仙碱	不推荐用于肾或肝功能不全者
波生坦	波生坦剂量为每日 62.5 毫克或每日 1 次
环孢素、他克莫司	监测免疫抑制剂的水平

剂量

阿扎那韦 / 考比司他是阿扎那韦 300 毫克和考比司他 150 毫克的固定剂量组合。推荐剂量为每日 1 粒, 随餐服用。

特殊人群

1. 肾功能不全: 不推荐接受过 HIV 治疗并使用血液透析治疗终末期肾病的患者使用。

2. 肝功能障碍: 不推荐用于肝功能不全的患者。

3. 儿科：不建议 18 岁以下的患者使用。

抗生素治疗艺术

临床学习精华

（1）阿扎那韦 / 考比司他应始终与其他抗逆转录病毒药物联合使用。

（2）阿扎那韦 / 考比司他应与食物同服以增加吸收。

（3）每当开始使用阿扎那韦 / 考比司他时，请务必检查患者正在接受的所有药物，以尽量减少药物相互作用。

（4）阿扎那韦通过抑制葡萄糖醛酸化导致间接胆红素增加。

（5）阿扎那韦会引起肾结石，应建议患者喝足够的水。

（6）尽管阿扎那韦不含磺胺成分，但皮疹并不罕见。

（7）不要与含有考比司他或阿扎那韦的药物一起使用。

FACTIVE/吉米沙星

基本特性

1. 类别：氟喹诺酮类。

2. 作用机制：抑制细菌拓扑异构酶 IV 和 DNA 促旋酶。

3. 耐药机制：DNA 促旋酶和 / 或拓扑异构酶 IV 的突变。

4. 代谢途径：大约 2/3 的吉米沙星随粪便排出，其余部分随尿液排出。

FDA 批准的适应证

吉米沙星用于治疗由易感微生物菌株引起的下列疾病中的严重感染：慢性支气管炎急性细菌性加重、轻中度社区获得性肺炎。

不良反应 / 毒性

警告

严重的不良反应包括肌腱炎、肌腱断裂、周围神经病变、中枢神经系统影响和重症肌无力恶化。氟喹诺酮类药物，包括吉米沙星，与同时发生的致残和可能不可逆的严重不良反应有关，包括肌腱炎和肌腱断裂、周围神经病变和中枢神经系统影响。对出现任何这些严重不良反应的患者，立即停用吉米沙星，并避免使用氟喹诺酮类药物，包括吉米沙星。氟喹诺酮类药物，包括吉米沙星，可能会加剧重症肌无力患者的肌肉无力，已知有重症肌无力病史的患者应避免使用吉米沙星。由于氟喹诺酮类药物（包括吉米沙星）与严重的不良反应有关，因此保留用于对慢性支气管炎的急性细菌性恶化没有替代治疗选择的患者。

吉米沙星或任何喹诺酮类药物过敏史的人禁用吉米沙星。

其他不良反应包括心血管衰竭、血管性水肿、过敏性皮肤反应（包括中毒性表皮坏死松解症和史 - 约综合征）、光敏性、肌腱炎和肌腱断裂、肾毒性、肝毒性（有时是致命的）、中枢神经系统影响，包括头痛、头晕、癫痫、焦虑、意识模糊、抑郁和失眠（有癫痫风险的患者慎用）、周围神经病变、恶心、腹泻、便秘、艰难梭菌相关性结肠炎、QT间期延长和尖端扭转型室速（避免在已知QT延长、低钾血症和使用其他延长QT间期的药物的患者）和全血细胞减少症。

🔺 药物相互作用/食物相互作用

双氟沙星可随食物服用，也可不随食物服用。

服用吉米沙星前3小时内或服用后2小时内不应服含钙、镁或铝的抗酸剂；硫糖铝；二价或三价阳离子，如铁；和含锌的复合维生素。

非甾体类抗炎药与喹诺酮类药物合用可能会增加癫痫发作的风险。

丙磺舒与喹诺酮类药物合用会降低肾小管分泌。

💊 剂量

吉米沙星以320毫克片剂的形式每日给药1次。

🌐 特殊人群

1. 肾功能损害：如果肌酐清除率＜40毫升/分钟，剂量应为每日160毫克。

2. 肝功能障碍：无需调整剂量。

3. 儿科：对18岁以下儿童患者的安全性和有效性尚未确定。

🔱 抗生素治疗艺术

临床学习精华

（1）吉米沙星应在服用阳离子药物至少3小时后或2小

时前给药。

（2）所有氟喹诺酮类药物都会导致肌腱断裂，尤其是 60 岁以上的患者。

（3）所有氟喹诺酮类药物均可延长 QT 间期，因此与影响 QT 间期的药物一起服用时应谨慎。

（4）所有氟喹诺酮类药物都会引起光毒性。

（5）所有氟喹诺酮类药物均可降低癫痫发作阈值。

（6）儿童、孕妇和哺乳期妇女应尽可能避免使用氟喹诺酮类药物，因为可能会影响软骨发育。

（7）氟喹诺酮类对分枝杆菌有活性，因此，如果可能发生分枝杆菌感染，应避免使用吉米沙星单药治疗。

（8）吉米沙星不推荐用于治疗尿路感染。

（9）2016 年，FDA 建议，对于有其他治疗选择的鼻窦炎、支气管炎和无并发症尿路感染患者，与氟喹诺酮类药物相关的严重不良反应通常超过其疗效。

FAMVIR/泛昔洛韦

基本特性

1. 类别：核苷类似物。

2. 作用机制：泛昔洛韦是喷昔洛韦的前药。喷昔洛韦是一种鸟嘌呤类似物，水解后，它被胸腺嘧啶激酶磷酸化为活性三磷酸盐形式。喷昔洛韦三磷酸可阻止疱疹病毒 DNA 的复制，这是通过三种方式实现的：①竞争性抑制病毒 DNA 聚合酶。②并入和终止生长的病毒 DNA 链。③病毒 DNA 聚合酶失活。与水痘带状疱疹病毒相比，阿昔洛韦对单纯疱疹病毒的抗病毒活性更高，因为它能更有效地被病毒胸苷激酶磷酸化。

3. 耐药机制：单纯疱疹病毒和水痘带状疱疹病毒对喷昔洛韦的耐药性可以由病毒 TK 或 DNA 聚合酶的定性或定量变化引起。

4. 代谢途径：口服给药后，泛昔洛韦脱乙酰化并水解为喷昔洛韦，然后随尿液排出。

FDA 批准的适应证

泛昔洛韦适用于治疗复发性唇疱疹、复发性生殖器疱疹、带状疱疹，抑制免疫功能正常患者的复发性生殖器疱疹，以及治疗 HIV 感染患者的复发性单纯疱疹感染。

不良反应 / 毒性

急性肾功能衰竭、头痛、感觉异常、偏头痛、意识模糊、幻觉、恶心、呕吐、腹泻、肠胃气胀、腹痛、疲劳、瘙痒、皮疹和痛经。

🅰 药物相互作用 / 食物相互作用

泛昔洛韦可以与食物一起或不与食物一起口服给药。

与丙磺舒或其他被活跃肾小管分泌显著消除的药物同时使用可能导致喷昔洛韦的血浆浓度增加。

💊 剂量

泛昔洛韦有 125 毫克、250 毫克和 500 毫克片剂。

唇疱疹	1500 毫克单剂量
治疗复发性生殖器疱疹	1000 毫克, 每日 2 次, 持续 1 日
带状疱疹	500 毫克每 8 小时 1 次, 持续 7 日
抑制复发性生殖器疱疹	250 毫克, 每日 2 次
HIV 感染者复发性口唇或生殖器单纯疱疹	500 毫克, 每日 2 次, 持续 7 日

🌐 特殊人群

1. 肾功能不全：推荐剂量见下表。

适应证	肌酐清除率 /（毫升 / 分钟）			
	40-59	20 ~ 39	< 20	HD*
唇疱疹	750 毫克, 每日 1 次	500 毫克, 每日 1 次	250 毫克, 每日 1 次	250 p HD
复发性生殖器疱疹	每 12 小时 500 毫克, 每日 2 次	500 毫克, 每日 1 次	250 毫克, 每日 1 次	250 p HD
带状疱疹	每 12 小时 500 毫克	每 24 小时 500 毫克	每 24 小时 250 毫克	250 p HD
抑制性生殖器疱疹	每 12 小时 250 毫克	每 12 小时 125 毫克	每 24 小时 125 毫克	125 p HD
HIV 复发性口唇疱疹和生殖器疱疹的治疗	每 12 小时 500 毫克	每 24 小时 500 毫克	每 24 小时 250 毫克	250 p HD

* 血液透析

2.肝功能障碍：无需调整剂量。

3.儿科：泛昔洛韦尚未在18岁以下患者中进行研究。使用阿昔洛韦。

抗生素治疗艺术

临床学习精华

（1）泛昔洛韦对单纯疱疹病毒和水痘带状疱疹病毒有效，对其他疱疹病毒没有活性。

（2）不建议儿童使用泛昔洛韦，该年龄段推荐使用阿昔洛韦。

FLAGYL/甲硝唑

📋 基本特性

1. 类别：硝基咪唑。

2. 作用机制：进入细菌后，还原成多种对细胞内靶点有毒的产物。

3. 耐药机制：丙酮酸降低；铁氧还蛋白氧化还原酶活性，从而减少药物的摄取。

4. 代谢途径：甲硝唑及其代谢物的主要消除途径是通过尿液（剂量的 60% ~ 80%），粪便排泄占剂量的 6% ~ 15%。

FDA FDA 批准的适应证

静脉注射甲硝唑常用于治疗敏感的厌氧菌感染。包括：腹腔感染、皮肤和皮肤结构感染、妇科感染、细菌性败血症、骨骼和关节感染、中枢神经系统（CNS）感染、下呼吸道感染、心内膜炎、手术预防。

口服甲硝唑：有症状的滴虫病、无症状的滴虫病、滴虫病无症状配偶的治疗、阿米巴病、厌氧菌感染（通常在初始静脉治疗后口服治疗）、腹腔感染、皮肤和皮肤结构感染、妇科感染、细菌性败血症、骨骼和关节感染、中枢神经系统感染、下呼吸道感染、心内膜炎。

也用于：艰难梭菌相关性腹泻、贾第虫病、小袋虫病、芽囊原虫病、脆弱双核阿米巴病、与阿莫西林、克拉霉素和质子泵抑制剂联合治疗幽门螺杆菌感染、细菌性阴道炎、细菌过度生长综合征。

✳ 不良反应 / 毒性

警告

甲硝唑已被证明对小鼠和大鼠具有致癌性，应避免不必要地使用该药物。

对甲硝唑或其他硝基咪唑衍生物有过敏史的患者禁用。

不良反应包括癫痫发作、周围神经病变、发烧、血栓性静脉炎、瘙痒、皮疹、荨麻疹、潮红、鼻塞、厌食、毛茸茸的舌头、舌炎、金属味、恶心、呕吐、腹部不适、胰腺炎、腹泻、头痛、头晕、晕厥、眩晕、共济失调、精神错乱、运动不协调、排尿困难、膀胱炎、多尿、尿失禁、尿液变黑、中性粒细胞减少、血小板减少、T波变平、干扰谷草转氨酶、谷丙转氨酶、乳酸脱氢酶、甘油三酯和葡萄糖的实验室测定。

药物相互作用 / 食物相互作用

甲硝唑可增强华法林和其他口服香豆素抗凝剂的抗凝作用。

苯妥英或苯巴比妥和其他诱导肝微粒体酶的药物可能会加速甲硝唑的消除。

降低肝微粒体酶活性的药物，例如西咪替丁，可能会延长甲硝唑的半衰期并降低血浆清除率。

甲硝唑治疗期间不应饮用酒精饮料，因为可能会出现腹部绞痛、恶心、呕吐、头痛和潮红。

过去两周内服用双硫仑的患者不应服用甲硝唑，已有报道精神病反应。

剂量

甲硝唑以 250 毫克和 500 毫克胶囊形式给药，也可以静脉内给药。

1. 静脉注射

（1）治疗厌氧菌感染

推荐剂量为 15 毫克 / 千克体重负荷剂量, 然后每 6 小时 7.5 毫克 / 千克体重, 24 小时内最大剂量为 4 克。

（2）预防

15 毫克 / 千克体重初始剂量后, 在第 6 和第 12 小时 7.5 毫克 / 千克体重。第 1 剂应在切开前 30 ~ 60 分钟给药。

2. 口服

（1）治疗滴虫病

1 日治疗：单次服用 2 克, 或分 2 次服用, 每次 1 克。

7 日疗程：250 毫克, 每日 3 次, 连续 7 日。

（2）治疗阿米巴病

对于轻度至中度肠道疾病：口服 500 ~ 750 毫克, 每日 3 次, 持续 7 ~ 10 日。

对于严重的肠道和肠外疾病：750 毫克口服（或静脉注射）, 每日 3 次, 持续 7 ~ 10 日。

（3）治疗贾第虫病：口服 250 毫克, 每日 3 次, 持续 5 ~ 7 日。

🌐 特殊人群

1. 肾功能不全：推荐剂量见下表。

肾功能	剂量
肌酐清除率 > 10 毫升 / 分钟	常用剂量和间隔
肌酐清除率 < 10 毫升 / 分钟	常用剂量每 8 小时 1 次（最大）
血液透析	只在透析后给药
连续性可动式腹膜透析	常用剂量每 8 小时 1 次（最大）
连续性肾脏替代治疗	常用剂量和间隔

2. 肝功能障碍：严重肝病患者甲硝唑代谢缓慢, 导致甲硝唑及其代谢物在血浆中蓄积。因此, 对于此类患者, 应谨慎使用低于通常推荐的剂量。建议密切监测血浆甲硝唑水平和毒性。

3. 儿科

（1）治疗阿米巴病

轻度至中度肠道疾病：口服 35 ~ 50 毫克 /(千克体重·日)，分 3 次服用，持续 7 ~ 10 日。

严重的肠道和肠外疾病：口服或静脉注射 35 ~ 50 毫克 /(千克体重·日)，分 3 次给药，持续 7 ~ 10 日。

（2）治疗贾第虫病：口服 15 毫克 /(千克体重·日)，分 3 次服用，持续 5 ~ 7 日。

抗生素治疗艺术

临床学习精华

（1）服用甲硝唑时应避免使用酒精。

（2）甲硝唑不应在怀孕的前 3 个月使用。

（3）甲硝唑对厌氧非产芽孢革兰氏阳性杆菌,如双歧杆菌、真细菌、放线菌、丙酸杆菌和乳酸杆菌的活性较差。

（4）需氧菌和厌氧菌混合感染时，除甲硝唑外，还应使用适合治疗需氧菌感染和革兰氏阳性厌氧菌的抗菌药物（见上文）。

FLOXIN/氧氟沙星

📋 基本特性

1. 类别：氟喹诺酮类。

2. 作用机制：抑制细菌拓扑异构酶 IV 和 DNA 促旋酶。

3. 耐药机制：DNA 回旋酶和 / 或拓扑异构酶 IV 突变；或者通过改变的外排。

4. 代谢途径：氧氟沙星主要通过尿液排泄。

FDA FDA 批准的适应证

氧氟沙星适用于治疗下列疾病中由敏感菌株微生物引起的严重感染：

慢性支气管炎急性细菌性加重、社区获得性肺炎、无并发症的皮肤和皮肤结构感染、急性、单纯性尿道和宫颈淋病、非淋菌性尿道炎和宫颈炎、尿道和宫颈混合感染、急性盆腔炎、无并发症膀胱炎、复杂性尿路感染、前列腺炎。

✳ 不良反应 / 毒性

警告

氟喹诺酮类药物，包括氧氟沙星，在所有年龄段都会增加肌腱炎和肌腱断裂的风险。这种风险在通常超过 60 岁的老年患者、服用皮质类固醇药物的患者以及肾、心脏或肺移植患者中进一步增加。氟喹诺酮类药物，包括氧氟沙星，可能会加重重症肌无力患者的肌无力。对已知有重症肌无力病史的患者应避免使用氧氟沙星。氧氟沙星禁用于有与使用氧氟沙星或任何喹诺酮类药物相关的过敏史的人。

其他不良反应包括过敏反应和过敏性皮肤反应，包括中毒性表皮坏死松解症和史 - 约综合征、光敏性、肾毒性、肝毒性（有时是致命的）、中枢神经系统影响，包括头痛、头晕、癫痫、焦虑、意识模糊、抑郁和失眠（有癫痫发作风险的患者慎用）、周围神经病变、恶心、腹泻、便秘、艰难梭菌相关性结肠炎、QT 间期延长和尖端扭转型室速（避免用于已知 QT 延长、低钾血症、和其他延长 QT 间期的药物）和全血细胞减少症。

药物相互作用 / 食物相互作用

服用氧氟沙星前 3 小时内或服用后 2 小时内不应服含钙、镁或铝的抗酸剂；硫糖铝；二价或三价阳离子，如铁和含锌的复合维生素。

西咪替丁导致某些喹诺酮类药物的半衰期显著增加，可能包括氧氟沙星。

氧氟沙星可通过抑制 P450 酶活性增强茶碱、环孢素和华法林的作用。

非甾体抗炎药与喹诺酮类药物合用可能会增加中枢神经系统刺激和惊厥发作的风险。

丙磺舒与喹诺酮类药物合用会降低肾小管分泌。

与喹诺酮类药物和抗糖尿病药物同时治疗的患者的血糖紊乱，包括高血糖和低血糖。

氧氟沙星可能会产生阿片类药物尿液筛查结果的假阳性。

剂量

氧氟沙星有 200 毫克、300 毫克和 400 毫克片剂。

氧氟沙星的常用剂量为每 12 小时口服 200 ~ 400 毫克。

感染类型	剂量 / 毫克	频次 /(小时 / 次)	持续时间 / 日
支气管炎急性加重	400	12	10
社区获得性肺炎	400	12	10
无并发症的皮肤感染	400	12	10
急性尿道和宫颈淋病	400	单剂量	1
非淋菌性宫颈炎 / 尿道炎	300	12	7
尿道和宫颈感染	300	12	7
急性盆腔炎	400	12	10 ～ 14
膀胱炎	200	12	3
无并发症的尿路感染	200	12	7
复杂性尿路感染	200	12	10
前列腺炎	300	12	42

⊕ 特殊人群

1. 肾功能不全：推荐剂量见下表。

肾功能	维持剂量	频次 /(小时 / 次)
肌酐清除率 20 ～ 50 毫升 / 分钟	常用的推荐单位剂量	24
肌酐清除率 < 20 毫升 / 分钟	常用的推荐单位剂量的一半	24
血液透析	常用的推荐单位剂量的一半	12
连续性可动式腹膜透析	常用的推荐单位剂量的一半	24
连续性肾脏替代治疗	300 毫克	24

2. 肝功能障碍：不应超过每日 400 毫克氧氟沙星的最大剂量。

3. 儿科：尚未确定对 18 岁以下儿科患者的安全性和有效性。

🔬 抗生素治疗艺术

临床学习精华

（1）氧氟沙星应与阳离子药物至少分开 2 小时给药。

（2）所有氟喹诺酮类药物都会导致肌腱断裂，尤其是 65 岁以上的患者。

（3）所有氟喹诺酮类药物均可延长 QT 间期，与影响 QT 间期的药物合用时应慎用。

（4）所有氟喹诺酮类药物都会引起光毒性。

（5）所有氟喹诺酮类药物均可降低癫痫发作阈值。

（6）儿童、孕妇和哺乳期妇女应尽可能避免使用氟喹诺酮类药物，因为可能会影响软骨发育。

（7）氟喹诺酮类药物治疗淋病应慎用，因为耐药性上升。

（8）2016 年，FDA 建议，对于有其他治疗选择的鼻窦炎、支气管炎和无并发症尿路感染患者，与氟喹诺酮类药物相关的严重不良反应通常超过其疗效。

FORTAZ,TAZICEF/头孢他啶

基本特性

1. 类别：第三代头孢菌素。

2. 作用机制：结合青霉素结合蛋白，破坏细胞壁合成。

3. 耐药机制：①青霉素结合蛋白可以被改变，亲和力降低。② β - 内酰胺酶的产生，导致 β - 内酰胺环水解。③当细菌减少孔蛋白的产生时，抗生素到达青霉素结合蛋白的能力降低，导致细胞内药物浓度降低。

4. 代谢途径：在尿液中以原形排出体外。

FDA 批准的适应证

治疗下列疾病中由易感生物菌株引起的感染患者：下呼吸道感染、皮肤和皮肤结构感染、尿路感染、细菌性败血症、骨骼和关节感染、妇科感染、腹腔感染、中枢神经系统感染。

不良反应 / 毒性

对头孢他啶或头孢菌素类抗生素表现出即刻过敏反应的患者禁用头孢他啶。

如果对青霉素存在其他形式的过敏反应，应谨慎使用头孢他啶。

毒性包括注射部位的炎症、发热、过敏反应、皮疹（包括史-约综合征）、多形红斑和中毒性表皮坏死松解、血管水肿、潮红、血清病样反应、脑病、癫痫发作、肌阵挛、腹泻、艰难梭菌相关性腹泻和假膜性结肠炎、口腔念珠菌病、厌食、恶心、呕吐、胃痉挛、气胀、肝炎、肾功能损害、生殖器念珠菌病、阴道炎、出血、凝血酶原时间延长、全血细胞减少、溶血性贫血、抗球蛋白试验阳性。

◭ 药物相互作用 / 食物相互作用

据报道，头孢菌素与氨基糖苷类抗生素或强效利尿剂（如呋塞米）合用会出现肾毒性。使用硫酸铜溶液（本尼迪克特溶液，Clintest®）时，头孢菌素可能会导致尿糖测定假阳性。使用葡萄糖氧化酶（Tes-Tape®、Clinistix®）的测试不受头孢菌素的影响。

💊 剂量

感染类型	剂量
尿路感染	每 12 小时 250 毫克，静脉注射或肌肉注射
骨骼和关节感染	每 12 小时 2 克静脉注射
复杂尿路感染	每 8 ~ 12 小时 500 毫克，静脉注射或肌肉注射
肺炎	每 8 小时 500 毫克~ 1 克，静脉注射或肌肉注射
皮肤和皮肤结构感染	每 8 小时 500 毫克~ 1 克，静脉注射或肌肉注射
妇科和腹腔感染	每 8 小时 2 克静脉注射
脑膜炎	每 8 小时 2 克静脉注射
严重危及生命的感染	每 8 小时 2 克静脉注射
严重的假单胞菌肺部感染	30 ~ 50 毫克 / 千克体重，最多 6 克 / 日，静脉注射

⊕ 特殊人群

1. 肾功能不全：推荐剂量见下表。

肾功能	剂量
肌酐清除率 31 ~ 50 毫升 / 分钟	每 12 小时 1 克
肌酐清除率 16 ~ 30 毫升 / 分钟	每 24 小时 1 克
肌酐清除率 6 ~ 15 毫升 / 分钟	每 24 小时 500 毫克
肌酐清除率＜ 5 毫升 / 分钟	每 48 小时 500 毫克
血液透析透析后	1 克
连续性可动式腹膜透析	每日 500 毫克
连续性肾脏替代治疗	每 12 ~ 24 小时 1 克

2.肝功能障碍：无需调整剂量。

3.儿科：推荐剂量如下。

（1）1个月以下的新生儿：30毫克/千克体重，每12小时1次。

（2）1个月～12岁的儿童：30～50毫克/千克体重，每8小时1次，最多6克/日。

🔥 抗生素治疗艺术

临床学习精华

（1）头孢他啶要根据肾功能障碍调整剂量。

（2）与青霉素交叉过敏＜10%，如果过敏不严重，可慎用于危及生命的感染。

（3）一些生物体（如肠杆菌属、假单胞菌属和沙雷氏菌属）已发现可诱导Ⅰ型 β-内酰胺酶耐药性，并可在治疗期间产生。

FOSCAVIR/膦甲酸

基本特性

1. 类别：有机焦磷酸盐。

2. 作用机制：①膦甲酸钠是无机焦磷酸盐的有机类似物，可抑制巨细胞病毒（CMV）和单纯疱疹病毒1型和2型的复制。②对阿昔洛韦耐药的单纯疱疹病毒菌株或对更昔洛韦耐药的巨细胞病毒菌株可能对膦甲酸钠敏感。

3. 耐药机制：病毒DNA聚合酶基因突变。

4. 代谢途径：大部分给药剂量以原形从尿液中排出。

FDA批准的适应证

治疗获得性免疫缺陷综合征（AIDS）患者的巨细胞病毒视网膜炎。

膦甲酸还适用于治疗免疫功能低下患者的阿昔洛韦耐药的皮肤黏膜单纯疱疹病毒感染。

不良反应/毒性

警告

1. 肾功能不全是膦甲酸的主要毒性。经常监测血清肌酐并根据肾功能的变化调整剂量并在给予膦甲酸的情况下充分补液是必要的。

2. 与血浆矿物质和电解质改变相关的癫痫发作与膦甲酸治疗有关。因此，必须仔细监测患者的此类变化及其潜在的后遗症，可能需要补充矿物质和电解质。

3. 膦甲酸仅适用于巨细胞病毒视网膜炎和皮肤黏膜阿昔洛韦耐药单纯疱疹病毒感染的免疫功能低下患者。

其他毒性作用包括皮疹、泌尿系统药物水平引起的生殖器刺激（可能通过适当的水合作用得到缓解）、骨髓毒性、寒战、感觉异常、恶心、呕吐、腹泻、腹痛、抑郁、痴呆、咳嗽、视力异常、心电图异常和与膦甲酸螯合二价金属离子相关的电解质紊乱（低钙血症、低磷血症、高磷血症、低镁血症和低钾血症）和癫痫发作。膦甲酸钠的输注速度可能会影响离子钙的减少。

药物相互作用 / 食物相互作用

由于膦甲酸钠可降低血清游离钙浓度，因此与其他已知影响血清钙浓度的药物同时使用时应特别小心，包括戊烷脒。

由于膦甲酸容易引起肾功能损害，应避免将膦甲酸与具有潜在肾毒性的药物（如氨基糖苷类、两性霉素 B 和静脉注射戊烷脒）联合使用，除非潜在益处大于对患者的风险。

在临床实践中，在使用膦甲酸钠和利托那韦，或膦甲酸钠、利托那韦和沙奎那韦期间观察到肾功能异常。

剂量（通过受控输注）

对于巨细胞病毒视网膜炎患者，每 12 小时 90 毫克 / 千克体重或每 8 小时 60 毫克 / 千克体重，持续 2 ~ 3 周。诱导治疗后，推荐的维持剂量为 90 ~ 120 毫克 /（千克体重·日）。

对于阿昔洛韦耐药的单纯疱疹病毒患者，每 8 或 12 小时给药 40 毫克 / 千克体重，持续 2 ~ 3 周或直至痊愈。

特殊人群

1. 肾功能不全：推荐剂量见下表。

肌酐清除率 /（毫升 / 分钟 / 千克体重）	单纯疱疹病毒剂量	巨细胞病毒诱导剂量	巨细胞病毒维持剂量
> 1.4	每 12 小时 40 毫克 / 千克体重	每 12 小时 90 毫克 / 千克体重	每日 90 毫克 / 千克体重
1.0 ~ 1.4	每 12 小时 30 毫克 / 千克体重	每 12 小时 70 毫克 / 千克体重	每日 70 毫克 / 千克体重
0.8 ~ 1.0	每 12 小时 20 毫克 / 千克体重	每 12 小时 50 毫克 / 千克体重	每日 50 毫克 / 千克体重
0.6 ~ 0.8	每日 35 毫克 / 千克体重	每日 80 毫克 / 千克体重	每 48 小时 80 毫克 / 千克体重
0.5 ~ 0.6	每日 25 毫克 / 千克体重	每日 60 毫克 / 千克体重	每 48 小时 60 毫克 / 千克体重
0.4 ~ 0.5	每日 20 毫克 / 千克体重	每日 50 毫克 / 千克体重	每 48 小时 50 毫克 / 千克体重
< 0.4	不建议使用	不建议使用	不建议使用

不建议在连续性肾脏替代治疗中给药。

2. 肝功能障碍：肝功能障碍患者应慎用。

3. 儿科：不建议将膦甲酸用于儿科患者。

抗生素治疗艺术

临床学习精华

（1）膦甲酸和更昔洛韦联用已被证明对巨细胞病毒脑炎的治疗具有增强的活性。

（2）即使未获得 FDA 批准，膦甲酸也可用于治疗 HIV 患者和接受移植的患者的其他巨细胞病毒感染。

（3）在诱导治疗的第 2 周，肾功能损害最有可能在临床上变得明显。

（4）建议每剂量膦甲酸钠都进行水合作用，以降低肾毒性。

（5）钙的螯合作用与输液速度有关，减慢输液速度可以减少这种并发症。

（6）应按照生产商的说明书仔细控制输注速度。

FUNGIZONE/两性霉素B

📋 基本特性

1. 类别：多烯类。

2. 作用机制：①两性霉素 B 通过麦角甾醇插入细胞质膜，导致真菌膜通透性增加和细胞内离子丢失。②两性霉素 B 也影响氧化，并可能以这种方式导致真菌死亡。

3. 耐药机制：耐药是罕见的，是由于细胞膜的变化阻止了两性霉素插入细胞膜。

4. 代谢途径：两性霉素 B 由肾脏缓慢排泄，2% ~ 5% 的剂量以生物活性形式排泄。停止治疗后，至少 7 周内可在尿液中检测到两性霉素。可能的代谢途径的细节尚不清楚。

FDA FDA 批准的适应证

用于可能危及生命的真菌感染：曲霉病、隐球菌病、芽生菌病、全身性念珠菌病、球孢子菌病、组织胞浆菌病、接合菌病，以及由相关的分生孢子菌和担子菌感染引起的感染，以及孢子丝菌病。

也用于：两性霉素 B 已用于治疗美国黏膜皮肤利什曼病和福氏奈格雷菌，但它不是首选的主要治疗药物。

✳ 不良反应 / 毒性

警告

1. 该药物应主要用于治疗进行性和可能危及生命的真菌感染患者；不应用于治疗中性粒细胞计数正常患者的非侵入性真菌疾病，如口腔鹅口疮、阴道念珠菌病和食管念珠菌病。

2. 两性霉素 B 的给药剂量不应超过 1.5 毫克 / 千克体重。

3. 注意防止意外过量，这可能导致致命的心脏或心肺骤停。如果剂量超过 1.5 毫克 / 千克体重，验证产品名称和剂量。

禁用于对两性霉素B或制剂中任何其他成分过敏的患者。急性反应包括发热、颤抖、低血压、厌食、恶心、呕吐、头痛和呼吸急促，通常在开始静脉输液后1~3小时发生。快速静脉输液与低血压、低钾血症、心律失常和休克有关，因此应避免。

肾功能减退的患者应谨慎使用两性霉素B，建议经常监测肾功能。

由于在白细胞输注期间或之后不久接受两性霉素B的患者报告了急性肺部反应，因此建议尽可能暂时分开这些输注并监测肺功能。

已有报道使用两性霉素B后出现白质脑病。

▲ 药物相互作用/食物相互作用

与抗肿瘤药同时使用可能会增加肾毒性、支气管痉挛和低血压的可能性，因此应谨慎地同时使用。

与皮质类固醇和促肾上腺皮质激素（ACTH）同时使用时需密切监测血清电解质和心脏功能。

与洋地黄苷同时使用时，两性霉素B诱导的低钾血症可能会增强洋地黄的毒性。

与氟胞嘧啶同时使用可能会增加氟胞嘧啶的毒性。

与咪唑类（例如氟康唑）同时使用，咪唑类可能会引起真菌对两性霉素B的耐药性，联合用药时应谨慎。

与其他肾毒性药物同时使用，可能会增加药物引起的肾毒性的可能性，应谨慎地同时使用。

与骨骼肌松弛剂同时使用，两性霉素B诱导的低钾血症可能增强骨骼肌松弛剂的箭毒样作用。

据报道，接受静脉内两性霉素B和白细胞输注的患者会出现急性肺毒性。

🔢 剂量

最好在 20 ~ 30 分钟内给予单次静脉试验剂量（20 毫升 5% 葡萄糖溶液中 1 毫克）。患者的体温、脉搏、呼吸和血压应每 30 分钟记录一次，持续 2 ~ 4 小时。

治疗通常以每日 0.25 毫克 / 千克体重的剂量开始，可以每日增加 5 ~ 10 毫克，最终达到每日 0.5 ~ 0.7 毫克 / 千克体重的剂量。每日总剂量可高达每日 1 毫克 / 千克体重，或隔日给药时高达 1.5 毫克 / 千克体重。

🌐 特殊人群

1. 肾功能不全：技术上不是禁忌，但应密切监测肾功能或使用脂质制剂。不建议调整剂量。

2. 肝功能障碍：应定期监测肝脏检查。

3. 儿科：尚未确定在儿科患者中的安全性和有效性。两性霉素 B 用于儿科患者时，应限制为与有效治疗方案相容的最小剂量。

🔧 抗生素治疗艺术

临床学习精华

（1）两性霉素有多种形式，但有许多重要区别：两性霉素 B 脱氧胆酸盐、两性霉素 B 脂质分散体、两性霉素 B 脂质复合物或脂质体两性霉素 B。本节仅涉及两性霉素 B 脱氧胆酸盐。

（2）对乙酰氨基酚、苯海拉明、度冷丁、甚至氢化可的松的术前用药可降低输注相关毒性。

（3）两性霉素 B 给药前补水和补钠可降低发生肾毒性的风险。

（4）在任何情况下，总日剂量不应超过 1.5 毫克 / 千克体重。

（5）基础肾功能差或肾功能恶化的患者，首选两性霉素脂质制剂。

（6）一些专家认为霉菌感染应该用两性霉素 B 的脂质形式来治疗，以允许更多的药物输送。

（7）对于念珠菌感染，棘白菌素和唑类药物可能是选定患者的首选药物。

（8）葡萄牙念珠菌、波氏假阿利什霉和拟分枝孢镰刀菌通常对两性霉素 B 耐药，伏立康唑常用于治疗这些感染。

（9）建议定期监测肝功能、血清电解质（尤其是镁和钾）、血细胞计数和血红蛋白浓度。

FURADANTIN,MACROBID,MACRODANTIN/呋喃妥因

基本特性

1. 类别：咪唑烷二酮。

2. 作用机制：呋喃妥因被细菌黄素蛋白还原为活性中间体，使细菌核糖体蛋白和其他大分子失活或改变。

3. 耐药机制：对呋喃妥因产生耐药性并不是一个重大问题。

4. 代谢途径：呋喃妥因随尿液排出体外。

FDA 批准的适应证

Macrobid 适用于治疗由易感的大肠埃希菌或腐生葡萄球菌（不是肾盂肾炎或肾周脓肿）菌株引起的急性无并发症尿路感染（急性膀胱炎）。

Furadantin 适用于治疗由大肠埃希菌、肠球菌、金黄色葡萄球菌易感菌株以及某些克雷伯菌和肠杆菌敏感菌株（非肾盂肾炎或肾周脓肿）引起的尿路感染。

Macrodantin 适用于治疗由大肠埃希菌、肠球菌、金黄色葡萄球菌以及某些克雷伯菌属和肠杆菌属的易感菌株引起的尿路感染（不是肾盂肾炎或肾周脓肿）。

不良反应 / 毒性

禁忌证：对呋喃妥因过敏、有呋喃妥因肝毒性史、无尿、少尿、肌酐清除率＜60 毫升 / 分钟、足月妊娠、＜1 个月的新生儿。

不良反应：过敏性发热和皮疹、剥脱性皮炎和多形性红斑、急性、亚急性或慢性肺部反应伴实变、胸腔积液、弥漫性间质性肺炎或肺纤维化、恶心、呕吐、肝炎、黄疸、胰腺炎、艰难梭菌相关性腹泻、心电图改变、周围神经病变、视神经炎、眩晕、眼球震颤、头痛、良性颅内高压（假性脑瘤）、意识模

糊、抑郁、精神病、唾液腺炎、狼疮样综合征、白细胞减少症、血小板减少症、巨幼红细胞性贫血、G6PDH 缺陷患者的溶血性贫血、继发于高铁血红蛋白血症的紫绀。

🜂 药物相互作用 / 食物相互作用

呋喃妥因应与食物一起服用以促进吸收。

含有三硅酸镁的抗酸剂不应与呋喃妥因合用。丙磺舒和磺吡酮可抑制呋喃妥因的分泌。

本尼迪克特和费林溶液可能会出现尿液中葡萄糖的假阳性反应，但葡萄糖酶试验不会。

💊 剂量

Furadantin 有 25 毫克 /5 毫升混悬液，常用剂量为50 ~ 100 毫克，每日 4 次，持续 7 日。

Macrobid 有 100 毫克胶囊，常用剂量为每 12 小时 100 毫克，持续 7 日。

Macrodantin 有 25 毫克、50 毫克和 100 毫克胶囊剂型可供选择，常用剂量为 50 ~ 100 毫克，每日 4 次，持续 7 日。

🌐 特殊人群

1. 肾功能损害：如果肌酐清除率< 60 毫升 / 分钟，请勿给药。

2. 肝功能障碍：监测肝功能测试。

3. 儿科：呋喃妥因对 1 个月以下新生儿的安全性和有效性尚未确定。

Furadantin 和 Macrodantin 的常用剂量为每 24 小时 5 ~ 7毫克 / 千克体重，分 4 次给药，持续 7 日。

Macrobid 适用于 12 岁以上的患者，剂量与成人相似：100 毫克每日 2 次，持续 7 日。

抗生素治疗艺术

临床学习精华

（1）呋喃妥因对大肠埃希菌的作用最为稳定；它对大多数变形杆菌或沙雷氏菌属无活性，对假单胞菌属无活性。

（2）呋喃妥因和喹诺酮类抗菌剂在体外已被证明具有拮抗作用。

（3）呋喃妥因不适用于治疗肾盂肾炎或任何全身感染。

（4）呋喃妥因可引起肺纤维化，尤其是长期服用时。

（5）呋喃妥因应与食物同服。

（6）呋喃妥因的不同剂型推荐用量不同，吸收也不同，因此它们不可互换。

FUZEON/恩夫韦地

基本特性

1. 类别：融合抑制剂。

2. 作用机制：恩夫韦地通过抑制病毒和细胞膜的融合来干扰 HIV-1 进入细胞。

3. 耐药机制：耐药分离株表现出突变，导致在 HIV-1 包膜糖蛋白 gp41 结合恩夫韦地的 HR1 结构域的第 36 ~ 38 位发生氨基酸取代。

4. 代谢途径：恩夫韦地分解代谢为其组分氨基酸，随后氨基酸在体内循环。

FDA 批准的适应证

与其他抗逆转录病毒药物联合治疗 HIV-1，这些患者有治疗经历，但尽管正在进行抗逆转录病毒治疗，但仍有 HIV-1 复制的证据。

不良反应 / 毒性

过敏反应包括皮疹和发热、恶心、呕吐、寒战、僵硬、低血压和 / 或血清肝转氨酶升高；注射部位反应包括疼痛和不适、硬结、红斑、结节和囊肿、瘙痒和瘀斑；免疫重建综合征，细菌性肺炎；原发性免疫复合物反应、呼吸窘迫、肾小球肾炎和格林 - 巴利综合征。理论上，使用恩夫韦地可能导致产生抗恩夫韦地抗体，该抗体与 HIVgp41 发生交叉反应。这可能会导致使用酶联免疫吸附测定 HIV 的测试呈假阳性。

药物相互作用 / 食物相互作用

没有药物相互作用。

💊 剂量

恩夫韦地的推荐剂量为 90 毫克（1 毫升），每日 2 次，皮下注射到上臂、大腿前部或腹部。每次注射应在不同于前一注射部位的部位进行。

🌐 特殊人群

1. 肾功能不全：无需调整。

2. 肝功能障碍：无需调整。

3. 儿科：不应用于 6 岁以下儿童。对 6 岁～16 岁的儿童，恩夫韦地的推荐剂量为 2 毫克 / 千克体重，每日 2 次，最大剂量为 90 毫克，每日 2 次皮下注射。

🗡 抗生素治疗艺术

临床学习精华

（1）恩夫韦地应始终与其他抗逆转录病毒药物联合使用。

（2）恩夫韦地必须在复溶后 24 小时内给药。

（3）如果在室温或更高的温度下注射恩夫韦地，注射部位反应可能会减少。

（4）恩夫韦地应仅在大腿前部、腹部或手臂后部皮下给药，以确保吸收良好。

GARAMYCIN/庆大霉素

📋 基本特性

1. 类别：氨基糖苷类。

2. 作用机制：①重排细菌细胞壁外膜中的脂多糖，导致细胞壁破裂。②结合细菌核糖体的 30S 亚基，终止蛋白质合成。

3. 耐药机制：①革兰氏阴性菌通过乙酰化灭活氨基糖苷类。②一些细菌会改变 30S 核糖体亚基，从而阻止庆大霉素干扰蛋白质合成。③低水平的耐药性可能是由于细菌对庆大霉素的吸收受到抑制。

4. 代谢途径：药物在尿液中以原形排出体外。

FDA FDA 批准的适应证

治疗引起菌血症、肺炎、骨髓炎、关节炎、脑膜炎、皮肤和软组织感染、腹腔内感染、烧伤和术后感染以及尿路感染的易感革兰氏阴性菌。

也用于：与 β - 内酰胺类联合治疗革兰氏阳性血管内感染。

✳ 不良反应 / 毒性

警告

1. 耳毒性：前庭毒性和听觉毒性，尤其是肾损伤患者、高剂量治疗者和长期治疗者。避免使用强效利尿剂，如利尿酸，因为会产生额外的耳毒性。

2. 肾毒性：特别是在肾功能受损的患者和接受较高剂量或长期治疗的患者中。避免与其他肾毒性药物和强效利尿剂同时使用，这会导致脱水。

3. 神经毒性，包括麻木、皮肤刺痛、肌肉抽搐和抽搐。

其他不良反应包括发热、皮疹、类过敏反应、脑病、假性脑瘤、周围神经病变、神经肌肉阻滞、恶心、呕吐、肝功能检查异常、重症肌无力样综合征、白细胞减少症、血小板减少症、血清钙、镁、钠和钾的降低。

▲ 药物相互作用

庆大霉素不应与其他具有肾毒性或耳毒性的药物一起给药。

💊 剂量

3 ~ 5 毫克 / (千克体重·日)，分 8 小时进行肌肉注射或静脉注射；理想的血清水平为峰值 6 ~ 12 微克 / 毫升，谷值＜ 2 微克 / 毫升。也可每日服用 1 次，每次 5 ~ 7 毫克 / (千克体重·24 小时)；理想的血清水平为峰值 16 ~ 24 微克 / 毫升，谷值＜ 1 微克 / 毫升。输注超过 60 分钟以避免神经肌肉阻滞。

鞘内剂量：4 ~ 8 毫克 / 日。

增效剂量：1 毫克 / 千克体重，每 8 小时 1 次。

🌐 特殊人群

1. 肾功能不全：通过增加间隔（血清肌酐乘以 8）或通过将剂量除以血清肌酐来调整剂量。无论采用哪种方法，都应按照上述每 8 小时给药一次的血清测定进行调整。

（1）血液透析：3 毫克 / 千克体重负荷剂量，血液透析后 1 ~ 1.7 毫克 / 千克体重。

（2）腹膜透析：1 毫克 /2 升透析液清除。

（3）连续性肾脏替代治疗：3 毫克 / 千克体重负荷剂量，随后每 24 ~ 48 小时 2 毫克 / 千克体重，或每 24 ~ 36 小时 1 毫克 / 千克体重，以获得革兰氏阳性菌协同抗菌作用。

2. 肝功能障碍：无需调整剂量。

3. 儿科：3 ~ 7.5 毫克 / (千克体重·日)；每 8 小时 1 次静脉注射（新生儿：0 ~ 7 日：每 12 小时 2.5 毫克 / (千克体

重·日）；1～4周：每8小时7.5毫克/（千克体重·日））。

🔖 抗生素治疗艺术

临床学习精华

（1）与其他氨基糖苷类药物协同使用时，庆大霉素更有可能对革兰氏阳性球菌有活性。

（2）氨基糖苷类需要氧气才能活跃，因此在厌氧环境中效果较差，例如脓肿或受感染的骨骼。

（3）氨基糖苷类在低 pH 环境下活性降低，如呼吸道分泌物或脓肿。

（4）服用氨基糖苷类药物时，使用理想体重而不是真实体重。

（5）庆大霉素具有抗生素后作用，可每日使用 1 次。

（6）庆大霉素是治疗土拉菌病和鼠疫杆菌感染的好选择。

GENVOYA/（替诺福韦艾拉酚胺+恩曲他滨+埃替拉韦+考比司他）

📋 基本特性

1. 类别：核苷酸逆转录酶抑制剂 + 核苷酸逆转录酶抑制剂 + 整合酶抑制剂 +CYP3A 抑制剂。

2. 作用机制：①替诺福韦和恩曲他滨被细胞酶转化为它们的活性药物替诺福韦二磷酸（三磷酸腺苷的类似物）和恩曲他滨三磷酸（三磷酸胞嘧啶的类似物）。这些药物与天然存在的核苷酸竞争，以并入新形成的 HIV DNA。由于它们没有末端羟基，它们会停止病毒的转录和复制。②埃替拉韦是一种 HIV-1 整合酶链转移抑制剂（INSTI）。整合酶的抑制可防止 HIV-1DNA 整合到宿主基因组 DNA 中，从而阻止病毒感染的传播。③考比司他是一种 CYP3A 抑制剂，用于增加埃替拉韦的全身暴露。

3. 耐药机制：① HIV 逆转录酶结构的变化导致三磷酸腺苷和三磷酸胞嘧啶的优先结合，而替诺福韦二磷酸和恩曲他滨三磷酸的结合减少，从而允许 DNA 继续转录。耐药突变包括 K65R、M184V 和 "TAMS"：41L、67N、70R、210W、215F 和 219E。② HIV 整合酶结构的变化阻止了埃替拉韦与酶的活性位点结合并允许整合酶活性继续。服用埃替拉韦的患者中出现的耐药突变包括 T66A/I、E92G/Q、S147G 和 Q148R。

4. 代谢途径：①替诺福韦和恩曲他滨以原形从尿液中排出。②埃替拉韦主要通过 CYP3A 进行氧化代谢，然后通过肝脏中的 UGT1A1/3 酶进行葡萄糖醛酸化并排出体外。③考比司他由肝脏中的 CYP3A 代谢，并在较小程度上由肝脏中的 CYP2D6 酶代谢并排泄。

FDA FDA 批准的适应证

Genvoya 被认为是一种完整的治疗 HIV-1 感染的方案，适用于 12 岁及 12 岁以上没有抗逆转录病毒治疗史的成人和儿童患者，或者替代目前的抗逆转录病毒治疗方案，用于那些在稳定的抗逆转录病毒治疗方案中受病毒抑制至少 6 个月，且没有治疗失败的历史的患者，也没有与对 Genvoya 的各个成分的耐药性相关的已知替代品。

不良反应 / 毒性

警告

1. 据报道，将核苷类似物与其他抗逆转录病毒药物联合使用会导致乳酸酸中毒和严重肝肿大伴脂肪变性，包括致命病例。

2. Genvoya 未被批准用于治疗慢性乙型肝炎病毒（HBV）感染，并且 Genvoya 在同时感染人类免疫缺陷病毒 -1（HIV-1）和 HBV 的患者中的安全性和有效性尚未确定。据报道，在同时感染 HIV-1 和 HBV 的患者中，有乙型肝炎严重急性加重的报道，并且已经停止使用含有恩曲他滨和 / 或富马酸替诺福韦二酯（TDF）的产品，Genvoya 可能会发生这种情况。对于同时感染 HIV-1 和 HBV 并停止 Genvoya 治疗的患者，应通过临床和实验室随访对肝功能进行至少几个月的密切监测。如果合适，可以开始抗乙型肝炎治疗。

其他不良反应：免疫重建炎症综合征、脂肪再分布包括向心性肥胖和背颈脂肪增大、外周消瘦、面部消瘦、乳房增大，肾功能损害包括急性肾功能衰竭和范可尼综合征，和骨矿物质密度降低、腹泻、恶心、疲劳、头痛，以及由于在不影响实际肾小球功能的情况下抑制肾小管肌酐分泌，估计肌酐清除率会降低。

🅰 药物相互作用 / 食物相互作用

Genvoya 应与食物一起服用。

埃替拉韦和考比司他由 CYP3A 代谢，诱导或抑制 CYP3A 活性的药物预计会影响埃替拉韦和考比司他的清除率。

Genvoya 不宜与阿夫唑嗪、苯巴比妥、苯妥英钠、卡马西平、奥卡西平、利福平、利福布汀、利福喷丁、二氢麦角胺、麦角胺、地塞米松、沙美特罗、甲基麦角新碱、圣约翰草、非洛伐他唑、非洛西伐他汀、西伐他汀、西伐他汀或咪达唑仑联合用药。

药物	调整或监测
抗酸剂	间隔 2 小时给药
酮康唑或伊曲康唑	唑类的最大剂量应为 200 毫克
伏立康唑	仅当获益大于风险时
秋水仙碱	不推荐用于肾或肝功能不全者
喹硫平	减少喹硫平剂量至原剂量的 1/16
地西泮	密切监测
波生坦	波生坦每日 62.5 毫克或隔日 1 次
阿托伐他汀	阿托伐他汀应以最低剂量给药
环孢素、他克莫司	监测免疫抑制剂的水平
西地那非	每 48 小时 25 毫克
他达拉非	72 小时内不超过 10 毫克
伐地那非	24 小时内不超过 2.5 毫克

💊 剂量

Genvoya 是替诺福韦艾拉酚胺 10 毫克 + 恩曲他滨 200 毫克 + 埃替拉韦 150 毫克 + 考比司他 150 毫克的固定剂型，推荐的成人剂量是每日 1 次 1 粒。

⊕ 特殊人群

1. 肾功能不全：Genvoya 的安全性尚未确定用于估计肌酐清除率下降至每分钟 30 毫升以下的患者。

2. 肝功能障碍：不推荐用于严重肝功能不全的患者。

3. 儿科：Genvoya 对 12 岁以下儿科患者的安全性和有效性尚未确定。

⚅ 抗生素治疗艺术

临床学习精华

（1）Genvoya 不应与包含其成分的任何药物一起使用。

（2）Genvoya 是一种整合酶抑制剂，不应与 Triumeq、Isentress 或 Tivicay 一起使用。

（3）Genvoya 含有恩曲他滨，不应与任何含有拉米夫定的药物一起使用。

（4）Genvoya 应与食物一起服用。

（5）Genvoya 不适用于治疗乙型肝炎。

GERMANIN/苏拉明钠

基本特性

1. 类别：六硫酸化萘酰胺。

2. 作用机制：与锥虫体内的几种酶结合，然而，这一机制尚未完全了解。

3. 耐药机制：数据不完整。

4. 代谢途径：随尿液原形排出。

5. 用于：治疗布氏冈比亚锥虫（西非锥虫病）和罗得西亚布氏锥虫（东非锥虫病）。

不良反应 / 毒性

首次给药后休克（罕见）、发热、肾功能衰竭、皮肤反应包括致命的中毒性表皮坏死松解症、多发性神经病、视神经萎缩、角膜沉积、畏光、凝血病、肾上腺功能不全、肝功能检查异常、蛋白尿、血小板减少症和中性粒细胞减少症。

药物相互作用 / 食物相互作用

数据不完整。

剂量

静脉注射 100 毫克（测试剂量），然后在第 1、3、5、14 和 21 日静脉注射 1 克。

特殊人群

1. 肾功能不全：应减少剂量或使用替代药物。

2. 肝功能障碍：无需调整剂量。

3. 儿科：静脉注射 2 毫克 / 千克体重（测试剂量），然后在第 1、3、5、14 和 21 日静脉注射 20 毫克 / 千克体重。

抗生素治疗艺术

临床学习精华

（1）苏拉明钠被认为是罗得西亚布氏锥虫的首选药物。

（2）合并盘尾丝虫病患者可能出现眼部病变加重和过敏反应，此类患者应在使用苏拉明钠前尽可能先用伊维菌素进行预处理。

（3）由于脑脊液渗透性差，中枢神经系统锥虫病患者应避免使用苏拉明钠单药治疗。

GLUCANTIME/葡甲胺锑酸盐

基本特性

1. 类别：有机金属五价锑。

2. 作用机制：抑制 DNA 拓扑异构酶、糖酵解酶和脂肪酸氧化。

3. 代谢途径：主要通过尿液迅速排出。

4. 用于：对所有利什曼原虫有效，用于内脏、皮肤和黏膜感染。

不良反应 / 毒性

血清淀粉酶升高、肝炎、关节痛、肌痛、厌食、血栓性静脉炎、头痛、腹痛、恶心、呕吐、胰腺炎、金属味、瘙痒、心律失常、QTc 间期延长、血小板减少症和白细胞减少症。

药物相互作用 / 食物相互作用

没有已知的相互作用，但应谨慎使用可能损害肾功能或延长 QT 间期的药物。

剂量

推荐的日剂量为 20 毫克 /（千克体重·日）；然而，已经使用过 10 毫克 / 千克体重每日 2 次或每日 3 次的剂量。缓慢静脉输注，肌肉注射给药疼痛，口服吸收不充分。

皮肤利什曼病需要治疗 20 日。

内脏利什曼病需要治疗 28 ～ 30 日。

皮肤黏膜利什曼病需要治疗 28 日。

特殊人群

1. 肾功能不全：肾功能衰竭患者应使用替代药物，如脂质体两性霉素 B。

2. 肝功能障碍：无需调整剂量。

3. 儿科：剂量为 20 毫克 / 千克体重，每日剂量上限为 850 毫克 / 日。

抗生素治疗艺术

临床学习精华

（1）锑对 HIV 感染者的毒性更大。

（2）儿童比成人更能耐受锑。

（3）治疗期间应避免饮酒。

（4）应监测心电图并因 QTc 显著延长而中断治疗。

GRIFULVIN V,GRIS-PEG/灰黄霉素

基本特性

1. 类别：抗真菌剂。

2. 作用机制：灰黄霉素对小孢子菌、表皮菌素和毛癣菌有抑制作用。灰黄霉素沉积在角蛋白前体细胞中，对病变组织有更大的亲和力。该药物与新的角蛋白紧密结合，角蛋白对真菌入侵具有高度抵抗力。

3. 耐药机制：数据不完整。

4. 代谢途径：在肝脏代谢，在胃肠道和尿液中排泄。

FDA 批准的适应证

头癣、体癣、足癣、甲癣、股癣和须癣以及由以下一种或多种真菌引起：红色毛癣菌、断发毛癣菌、须癣毛癣菌、趾间毛癣菌、疣状毛癣菌、麦格尼毛癣菌、鸡发毛癣菌、火山口毛癣菌、硫磺色毛癣菌、许兰黄癣菌、小孢子菌、犬小孢子菌、石膏样小孢子菌和絮状表皮癣菌。

不良反应 / 毒性

妊娠、卟啉症、肝细胞衰竭和对灰黄霉素过敏史的患者禁用。

与青霉素存在交叉敏感性。

不良反应包括光敏性、感觉异常、口腔鹅口疮、恶心、呕吐、上腹部不适、腹泻、头痛、疲劳、头晕、失眠、意识模糊和日常活动能力受损、狼疮样综合征、蛋白尿和白细胞减少症。如果发生粒细胞减少症，应停止给药。建议定期监测肾、肝和造血功能。

⚗ 药物相互作用

接受华法林治疗的患者可能需要在灰黄霉素治疗期间和之后调整抗凝剂的剂量。

同时使用巴比妥类药物通常会抑制灰黄霉素的活性，可能需要增加剂量。

据报道，灰黄霉素会降低口服避孕药的疗效，并增加突破性出血的发生率。摄入酒精的影响可能会增强。

💊 剂量

疾病	超微晶体 / 毫克	超微型颗粒 / 毫克	持续时间 / 周
头癣	375	500	4 ~ 6
体癣	375	500	2 ~ 4
足癣	750, 分次	1000	4 ~ 8
手指甲甲癣	750, 分次	1000	> 16
脚指甲甲癣	750, 分次	1000	> 24

🌐 特殊人群

1. 肾功能不全：建议监测肾功能。

2. 肝功能障碍：严重肝功能障碍者不应服用，应监测肝功能。

3. 儿科：推荐剂量如下。

（1）体重 30 ~ 60 磅的儿童：每日 125 ~ 187.5 毫克。

（2）体重超过 60 磅的儿童：每日 187.5 ~ 375 毫克。

（3）体重 30 ~ 50 磅的儿童：每日 125 ~ 250 毫克。

（4）体重超过 50 磅的儿童：每日 250 ~ 500 毫克。

注：1 磅 =0.45 千克。

抗生素治疗艺术

临床学习精华

（1）灰黄霉素只能用于癣感染。

（2）灰黄霉素在高脂肪饮食中吸收更好。

（3）建议定期监测肾、肝和造血功能。

HARVONI/（雷迪帕韦+索非布韦）

基本特性

1. 类别：①雷迪帕韦是一种丙型肝炎病毒 NS5A 蛋白抑制剂。②索非布韦是一种针对丙型肝炎病毒 NS5B 聚合酶的核苷酸逆转录酶抑制剂。

2. 作用机制：①雷迪帕韦是丙型肝炎病毒 NS5A 蛋白的抑制剂，NS5A 蛋白是病毒复制所必需的。②索非布韦经过细胞内代谢形成具有药理活性的尿苷类似物三磷酸，它可以通过 NS5B 聚合酶整合到丙型肝炎病毒 RNA 中并充当链终止剂。

3. 耐药机制：①在基因型 1a 和 1b 中，对雷迪帕韦的易感性降低与一级 NS5A 氨基酸取代 Y93H 相关。②取代 S282T 可导致索非布韦的尿苷类似物三磷酸的结合减少，从而允许病毒继续复制。

4. 代谢途径：①雷迪帕韦在粪便中排泄。②索非布韦在肝脏中代谢为其活性形式，主要通过尿液排出。

FDA 批准的适应证

Harvoni 适用于联合或不联合利巴韦林治疗慢性丙型肝炎病毒（HCV）基因型 1、4、5 或 6 感染患者。

不良反应/毒性

Harvoni 和胺碘酮合用时，患者出现症状性心动过缓的风险可能会增加。

其他不良反应包括：疲劳、头痛、恶心、腹泻、失眠、虚弱、肌痛、皮疹和头晕。

已经报告实验室异常，包括胆红素、脂肪酶和肌酐激酶升高。

⚠ 药物相互作用 / 食物相互作用

Harvoni 可以在不考虑食物的情况下服用。

如果 Harvoni 与利巴韦林一起给药，利巴韦林的禁忌证也适用于该联合治疗方案。

不要将 Harvoni 与索非布韦、胺碘酮、卡马西平、苯妥英、苯巴比妥、奥卡西平、利福平、利福布汀、利福喷丁、Stribild、西咪匹韦、替拉那韦 / 利托那韦、圣约翰草或雷苏伐他汀合用。

建议将 Harvoni 和抗酸剂分开 4 小时用药。

建议将 Harvoni 和 H_2 拮抗剂分开 12 小时用药。

💊 剂量

每片含有90毫克雷迪帕韦和400毫克索非布韦，每日1次，无论是否与食物一起服用。

患者人群	药物	持续时间 / 周
基因型 1, 未接受治疗的无肝硬化或有代偿期肝硬化	Harvoni	12
基因型 1, 经过治疗无肝硬化	Harvoni	12
基因型 1, 经过治疗有肝硬化	Harvoni	24
基因型 1, 伴有失代偿性肝硬化	Harvoni+ 利巴韦林	12
基因型 1 或基因型 4, 肝移植后	Harvoni+ 利巴韦林	12
基因型 4、基因型 5 或基因型 6, 无肝硬化或有代偿期肝硬化	Harvoni	12

🌐 特殊人群

1. 肾功能不全：如果肌酐清除率 < 30 毫升 / 分钟，请勿使用。

2. 肝功能障碍：无需调整剂量。

3. 儿科：18 岁以下的患者请勿使用。

抗生素治疗艺术

临床学习精华

（1）Harvoni 仅对丙型肝炎病毒基因型 1、基因型 4、基因型 5 和基因型 6 有活性。

（2）对于治疗前丙型肝炎病毒 RNA 低于 6 百万国际单位/毫升的无肝硬化基因型 1 患者，可以考虑使用 Harvoni 8 周。

（3）能够接受利巴韦林的未经治疗的基因 1 型肝硬化患者，可考虑使用 Harvoni+ 利巴韦林 12 周。

（4）如果 Harvoni 与胺碘酮合用，会出现明显的心动过缓。

（5）不要将 Harvoni 与 Sovaldi 一起给药。

（6）将 Harvoni 和抗酸剂分开 4 小时给药。

（7）将 Harvoni 和 H_2 拮抗剂分开 12 小时给药。

（8）Harvoni 可用于 HIV 合并感染的患者。

HEPSERA/阿德福韦

基本特性

1. 类别：乙型肝炎的核苷酸逆转录酶抑制剂。

2. 作用机制：阿德福韦是一种单磷酸腺苷的无环核苷酸类似物，通过细胞激酶磷酸化为活性代谢物阿德福韦二磷酸。阿德福韦二磷酸通过与天然基质脱氧腺苷三磷酸竞争并在其结合病毒 DNA 后导致 DNA 链终止，抑制乙型肝炎病毒 DNA 聚合酶。

3. 耐药机制：已观察到氨基酸取代 rtN236T 和 rtA181T/V 与阿德福韦耐药相关，导致阿德福韦二磷酸的结合减少。

4. 代谢途径：阿德福韦酯迅速转化为阿德福韦。阿德福韦通过肾小球滤过和活跃的肾小管分泌的组合经肾脏排泄。

FDA 批准的适应证

阿德福韦用于治疗有活跃病毒复制和血清转氨酶（谷丙转氨酶或谷草转氨酶）持续升高证据的或组织学活动性疾病的慢性乙型肝炎。

不良反应 / 毒性

警告

1. 在停止抗乙肝治疗（包括阿德福韦酯片）的患者中，已报告肝炎严重急性加重。对于停止 B 型驱虫药治疗的患者，应密切监测肝功能，并进行至少几个月的临床和实验室随访。如果合适，可能需要恢复抗乙肝治疗。

2. 对于有肾功能障碍风险或潜在肾功能障碍的患者，长期服用阿德福韦酯可能会导致肾毒性。这些患者应密切监测肾功能，可能需要调整剂量。

3. HIV 耐药性可能出现在患有未识别或未治疗的人类免疫缺陷病毒 (HIV) 感染的慢性乙型肝炎患者中，这些患者接受了可能具有抗 HIV 活性的抗乙型肝炎疗法，例如阿德福韦酯片。单独使用核苷类似物或与其他抗逆转录病毒药物联合使用时，曾报道过乳酸酸中毒和伴有脂肪变性的严重肝肿大，包括致命病例。

可能的其他不良反应包括低磷血症、肌病、骨软化症、近端肾小管病和范可尼综合征。

🧪 药物相互作用 / 食物相互作用

阿德福韦可以不考虑食物服用。

当阿德福韦与肾脏排泄药物或其他已知影响肾功能的药物共同给药时，应密切监测患者的不良反应。

阿德福韦不应与任何含有替诺福韦的化合物一起使用。

💊 剂量

阿德福韦以 10 毫克阿德福韦酯的形式提供。建议剂量为 10 毫克，每日 1 次。

🌐 特殊人群

1. 肾功能不全：推荐剂量如下表。

肾功能	剂量
肌酐清除率 > 50 毫升 / 分钟	每日 10 毫克
肌酐清除率 30 ~ 49 毫升 / 分钟	每 48 小时 10 毫克
肌酐清除率 10 ~ 29 毫升 / 分钟	每 72 小时 10 毫克
血液透析，每周透析后	10 毫克

2. 肝功能障碍：对肝功能不全的患者应谨慎使用。

3. 儿科：阿德福韦禁用于 12 岁以下的儿童。

抗生素治疗艺术

临床学习精华

（1）为了降低拉米夫定耐药乙型肝炎病毒患者的耐药风险，阿德福韦酯应与拉米夫定联合使用，而不是作为阿德福韦酯单药治疗。

（2）所有患者在使用阿德福韦前均应进行 HIV 检测。

（3）接受阿德福韦的患者必须密切监测肾功能。

（4）停用阿德福韦后，应监测肝功能数月。

HETRAZAN/（乙胺嗪/DEC）

📋 基本特性

1. 类别：哌嗪衍生物。

2. 作用机制（不完全可知）：①通过血小板介导的微丝蚴释放抗原，杀死涉及自由基的微丝蚴。②改变前列腺素的代谢，导致微丝蚴固定。③抑制微管聚合。

3. 代谢途径：从尿液中排泄，50% 以原形排出。

4. 用于：班氏丝虫、马来丝虫、帝纹丝虫和罗阿罗阿丝虫。

✳ 不良反应 / 毒性

厌食、恶心、呕吐、头痛、嗜睡。

马佐蒂反应（发烧、呼吸急促、心动过速和低血压）主要见于盘尾丝虫病患者；在班氏丝虫病和罗阿罗阿丝虫病患者中也可以看到较温和的马佐蒂反应。

也可能在垂死的蠕虫或微丝蚴处看到局部炎症反应，例如疼痛、脓肿形成、腺炎和淋巴管炎。

在罗阿丝虫病中，如果寄生虫血症水平高，可能会发生脑炎。

⚠ 药物相互作用 / 食物相互作用

皮质类固醇可能会降低疗效。

与阿苯达唑或伊维菌素有协同作用。

👣 剂量

DEC 以 50 毫克片剂形式给药。

疾病	剂量和持续时间
班氏丝虫病	6 毫克 /（千克体重·日），分 3 次服用，持续 12 日
	6 毫克 /（千克体重·日），持续 12 日 + 阿苯达唑或伊维菌素
罗阿丝虫病	8 ~ 10 毫克 /（千克体重·日），分 3 次服用，持续 21 日
预防罗阿罗阿丝虫	每周 300 毫克

⊕ 特殊人群

1. 肾功能不全：如果用于肾功能不全，应减少剂量。

2. 肝功能障碍：数据不完整。

3. 儿科：与成人剂量相同。

抗生素治疗艺术

临床学习精华

（1）DEC 不用于盘尾丝虫病，因为马佐蒂反应和眼部不良反应增加的风险，包括失明。在对淋巴丝虫病或罗阿罗阿丝虫的患者进行 DEC 治疗之前，应排除盘尾丝虫的合并感染。

（2）皮质类固醇可能会改善马佐蒂反应，但也可能会降低 DEC 的疗效。

（3）在高水平罗阿罗阿丝虫感染的个体中，治疗前分离术可能会降低脑炎的可能性。

（4）如果 DEC 以单次大日剂量给药，则应在夜间给药以尽量减少症状。

IMPAVIDO/米替福新

基本特性

1. 作用机制：未知。

2. 耐药机制：可能是由于利什曼原虫体内米替福新积累减少，这被认为是由于药物流出增加或药物减少所致。

3. 代谢途径：数据不完整。

FDA FDA 批准的适应证

由于杜氏利什曼原虫引起的内脏利什曼病、由巴西利什曼原虫、圭亚那利什曼原虫和巴拿马利什曼原虫引起的皮肤利什曼病、由巴西利什曼原虫引起的黏膜利什曼病。

也用于治疗阿米巴脑炎。

不良反应 / 毒性

> **警告**
>
> 可能对胎儿造成伤害。以低于推荐人用剂量的剂量给予米替福新的动物发生胎儿死亡和致畸性。不要给孕妇服用。在开药前对有生殖潜力的女性进行血清或尿液妊娠试验。建议有生育潜力的女性在治疗期间和治疗后 5 个月内使用有效的避孕措施。

禁忌证：妊娠、干燥综合征、对米替福新或其任何赋形剂过敏。

毒性：呕吐、腹泻、恶心、腹痛、血小板减少症、史 - 约综合征、贫血、淋巴结病、腹胀、便秘、吞咽困难、肠胃气胀、疲劳、不适、脓肿、蜂窝织炎、胼胝、感觉异常、睾丸疼痛、睾丸肿胀、荨麻疹、皮疹、脓皮病、血小板减少症、粒细胞缺乏症、黑便、全身性水肿、外周水肿、黄疸、转氨酶升高、肌酐升高、癫痫发作、阴囊疼痛、射精量减少、不射精和鼻出血。

▲ 药物相互作用 / 食物相互作用

与食物同服以改善胃肠道不良反应。

💊 剂量

体重30～44千克: 一粒50毫克胶囊,每日2次,连续28日。

体重45千克或以上: 一粒50毫克胶囊, 每日3次, 连续28日。

🌐 特殊人群

1. 肾功能不全: 尚未在肾功能不全的患者中进行研究。

2. 肝功能障碍: 尚未在肝肾功能不全的患者中进行研究。

3. 儿科: 尚未确定对 < 12 岁儿科患者的安全性和有效性。

🔥 抗生素治疗艺术

临床学习精华

（1）临床试验中评估的利什曼原虫属基于流行病学数据。尚未评估米替福新治疗其他利什曼原虫的疗效。

（2）接受米替福新治疗期间和治疗结束后4周内每周监测肾功能。

（3）对于有生育能力的女性和男性, 建议女性在治疗期间和治疗后5个月内采取有效的避孕措施。

INFERGEN(Interferon Alpha) /干扰素α
Infergen(Interferon Alfacon-1) Injection
/集成干扰素-1注射液
IntronA(Interferon Alfa-2a)Injection
/干扰素α-2a注射液

基本特性

1. 类别：干扰素α。

2. 作用机制：与细胞表面受体结合后，产生几种干扰素刺激的基因产物，产生抗病毒、抗增殖和免疫调节作用，调节细胞表面主要组织相容性抗原（HLA I 类和 II 类）表达，并调节细胞因子的表达。

3. 耐药机制：未知。

4. 代谢途径：干扰素被代谢成氨基酸。

FDA 批准的适应证

Infergen 和 IntronA 均适用于治疗 18 岁及以上患者的慢性丙型肝炎。

IntronA 也适用于治疗乙型肝炎。

IntronA 也适用于毛细胞白血病、恶性黑色素瘤、滤泡性淋巴瘤、尖锐湿疣和艾滋病相关的卡波西肉瘤。

其他用途：乙型肝炎。

不良反应 / 毒性

警告

干扰素α可引起或加重致命或危及生命的神经精神、自身免疫、缺血性和感染性疾病。应通过定期临床和实验室评估对患者进行密切监测。这些症状或体征持续严重或恶化的患者应停止治疗。在许多但并非所有的病例中，这些疾病在停止干扰素α治疗后得到缓解。

干扰素禁用于已知对干扰素 α 或该产品的任何成分过敏、失代偿性肝病或自身免疫性肝炎的患者。

其他不良反应

（1）一般：发热、过敏反应。

（2）神经精神障碍：抑郁、自杀、精神病、攻击行为、紧张、焦虑、情绪不稳定、思维异常、激动、冷漠、毒瘾复发。

（3）感染。

（4）骨髓抑制。

（5）心血管疾病：包括高血压、心动过速、心悸、快速性心律失常、室上性心律失常、胸痛和心肌梗塞。

（6）过敏反应

（7）内分泌失调：甲亢、甲减、高血糖、糖尿病、血清甘油三酯升高。

（8）自身免疫性疾病：自身免疫性血小板减少症、特发性血小板减少性紫癜、银屑病、系统性红斑狼疮、甲状腺炎和类风湿性关节炎。

（9）肺部：肺炎和间质性肺炎。

（10）胃肠道疾病：出血性／缺血性、溃疡性结肠炎、胰腺炎和肝功能失代偿。

（11）眼科疾病：视力下降或丧失、黄斑水肿、视网膜动脉或静脉血栓形成、视网膜出血、棉絮斑、视神经炎和视乳头水肿。

（12）脑血管疾病：缺血性和出血性脑血管事件。

🔺 药物相互作用 / 食物相互作用

无。

💊 剂量

1. 慢性丙型肝炎

Infergen（集成干扰素-1）：9微克，每周3次，单次皮下注射，持续24周。两次给药之间应至少间隔48小时。

停药后无反应或复发的患者可随后接受每周15微克（每周3次）的单次皮下注射治疗，最多48周。

在出现无法耐受的不良事件后，可能需要将剂量减至7.5微克。

IntronA：对于耐受治疗并在治疗16周时谷丙转氨酶恢复正常的患者，每周3次皮下或肌肉注射300万国际单位，为期18～24个月。如果在IntronA治疗期间出现严重不良反应，则应调整剂量（减少50%）或暂时停止治疗，直到不良反应减轻。

2. 慢性乙型肝炎

IntronA：每周3000～3500万国际单位皮下或肌肉注射，每日500万国际单位或每周3次1000万国际单位，持续16周。

🌐 特殊人群

1. 肾功能不全：肾功能不全患者应谨慎使用干扰素。

2. 肝功能障碍：不应给失代偿性肝病患者服用干扰素，应密切监测肝功能试验。

3. 儿科：不建议18岁以下的人使用Infergen。

IntronA可用于治疗儿童慢性乙型肝炎。推荐剂量为第1周3次300万国际单位/平方米（体表面积），然后每周3次600万国际单位/平方米（体表面积），共16～24周。

🔰 抗生素治疗艺术

临床学习精华

（1）干扰素α不适用于多发性硬化症（MS），干扰素β用于多发性硬化症。

（2）在开始使用干扰素α之前，评估包括抑郁症在内的精神问题。治疗期间应监测全血细胞计数。中性粒细胞（< 0.5 × 10⁹/升）或血小板计数（< 50 × 10⁹/升）出现严重下降的患者应停止干扰素 α 治疗。

（3）应密切监测肝功能，一旦出现肝功能失代偿征象，如黄疸、腹水、凝血功能障碍或血清白蛋白降低，应立即停止干扰素治疗。

（4）存在许多耐受性更好的治疗慢性乙型肝炎和慢性丙型肝炎的选择，请查看最新指南以获取当前的建议。

INTELENCE/依曲韦林

基本特性

1. 类别：非核苷类逆转录酶抑制剂。

2. 作用机制：依曲韦林通过结合酶抑制逆转录酶活性。

3. 耐药机制：逆转录酶结构的改变导致依曲韦林不能与酶结合并允许转录继续。导致对其他非核苷类逆转录酶抑制剂耐药的最常见耐药突变不影响依曲韦林。

4. 代谢途径：依曲韦林被细胞色素 P450 系统代谢并从尿液和粪便中排出。

FDA 批准的适应证

与其他抗逆转录病毒药物联合治疗 HIV-1。

不良反应 / 毒性

过敏症，伴有发热、全身不适、疲劳、肌肉或关节疼痛、水疱、口腔病变、结膜炎、面部水肿、肝炎、嗜酸性粒细胞增多症、史 - 约综合征和多形性红斑；肝酶升高、胆固醇升高、脂肪重新分布和免疫重建综合征。

药物相互作用 / 食物相互作用

依曲韦林必须与食物一起服用。

依曲韦林不应与阿司咪唑、贝普利地尔、西沙必利、咪达唑仑、匹莫齐特、三唑仑、麦角衍生物、圣约翰草、利福平、苯巴比妥、苯妥英、卡马西平、氯吡格雷、依法韦仑、地拉韦定、利匹韦林、福沙那韦、阿扎那韦、茚地那韦、奈韦拉平、全剂量利托那韦或替拉那韦共同给药。

依曲韦林引起 CYP3A4 的肝酶诱导，与主要由 2C9、2C19 和 3A4 同工酶代谢的药物共同给药，可能导致药物的血

263

浆浓度改变。预期诱导 CYP3A4 活性的药物会增加依曲韦林的清除率，导致血浆浓度降低。由于这些代谢活动，以下药物相互作用需要考虑调整剂量和监测受影响药物的临床效果和血清水平：

药物	调整或监测
马拉韦罗	马拉韦罗 600 毫克，每日 2 次
马拉韦罗 / 地瑞那韦 / 利托那韦	马拉韦罗 150 毫克，每日 2 次
伊曲康唑、酮康唑和伏立康唑	监测唑水平
克拉霉素	考虑替代药物
利福布汀	正常剂量，除非依曲韦林与利托那韦合用；然后考虑替代依曲韦林
华法林	密切监测国际标准化比值
地塞米松	慎用
地西泮	根据需要减少地西泮
环孢素、西罗莫司、他克莫司	监测免疫抑制剂水平
阿托伐他汀、氟伐他汀、辛伐他汀、洛伐他汀	HMG-CoA 的剂量调整可能是必要的
抗心律失常药	慎用

剂量

依曲韦林配制成 25 毫克、100 毫克和 200 毫克片剂，推荐口服剂量为 200 毫克，每日 2 次。

依曲韦林片剂可以分散在一杯水中服用。

特殊人群

1. 肾功能不全：无需调整。

2. 肝功能障碍：严重肝功能障碍患者不要服用。

3. 儿科：用于治疗 6 岁以上的儿童。

体重 / 千克	剂量 / 毫克
16 ~ 20	100, 每日 2 次
20 ~ 25	125, 每日 2 次
25 ~ 30	150, 每日 2 次
≥ 30	200, 每日 2 次

抗生素治疗艺术

临床学习精华

（1）依曲韦林应始终与其他抗逆转录病毒药物联合使用。

（2）依曲韦林应与食物一起服用。

（3）依曲韦林可以溶解在水中形成浆液。

（4）无论何时开始使用依曲韦林，请务必检查患者正在（1接受的所有药物，以限制药物相互作用。

（5）与其他非核苷类逆转录酶抑制剂相比，依曲韦林具有更高的耐药屏障。

（6）唯一可以与依曲韦林共同给药的蛋白酶抑制剂是地瑞那韦、洛匹那韦或沙奎那韦。

（7）不建议将依曲韦林用于未经过抗逆转录病毒治疗的患者。

（8）依特拉维林不应与两种核苷类逆转录酶抑制剂一起使用；除核苷类逆转录酶抑制剂外，建议在抢救环境中使用至少一个其他类别的逆转录酶抑制剂。

INVANZ/厄他培南

📋 基本特性

1. 类别：碳青霉烯类。

2. 作用机制：结合青霉素结合蛋白，破坏细胞壁合成。

3. 耐药机制：①青霉素结合蛋白可能被改变，亲和力降低。② β-内酰胺酶的产生，导致 β-内酰胺环水解。③当细菌减少孔蛋白的产生时，抗生素到达青霉素结合蛋白的能力降低，导致细胞内药物浓度降低。④外排泵组件表达增加。

4. 代谢途径：厄他培南随尿液排出体外。

FDA FDA 批准的适应证

治疗在下列病症中由易感微生物菌株引起的严重感染：

复杂的腹腔内感染、复杂的皮肤和皮肤结构感染（包括无骨髓炎的糖尿病足感染）、社区获得性肺炎、肾盂肾炎在内的复杂尿路感染（包括并发菌血症的病例）、急性盆腔感染（包括产后子宫内膜炎、败血性流产、手术后妇科感染等）、择期结直肠手术后手术部位感染的预防。

✳ 不良反应 / 毒性

厄他培南禁用于已知对本品任何成分或同类其他药物过敏的患者，或已证明对 β-内酰胺类有过敏反应的患者。在开始使用厄他培南治疗之前，应仔细询问以前对青霉素、头孢菌素、其他 β-内酰胺类和其他过敏原的过敏反应，因为过敏反应的可能性增加。

不良反应包括静脉炎、发热、过敏反应、皮疹（包括史-约综合征）、多形性红斑和中毒性表皮坏死松解症、血管性水肿、低血压、脑病、癫痫、听力损失、腹泻、艰难梭菌相关的腹泻和伪膜性肠炎、口腔念珠菌病、舌炎、厌食、恶心、呕吐、胃痉挛、肝炎、肾功能损害、脓尿、血尿、生殖器瘙痒、呼吸困难、多关节痛、凝血酶原时间延长、全血细胞减少、抗球蛋白试验阳性、谷丙转氨酶（SGPT）、谷草转氨酶（SGOT）、碱性磷酸酶、胆红素和乳酸脱氢酶升高，血清钠降低，钾和氯上升。

药物相互作用 / 食物相互作用

厄他培南可降低血清丙戊酸浓度，应监测水平。

不建议丙磺舒与厄他培南同时服用。

剂量

厄他培南对 13 岁及以上患者的剂量为 1g，每日 1 次，静脉滴注或肌肉注射。

感染类型	剂量（13 岁以上患者）	持续时间
复杂的皮肤和皮肤结构	每日 1 克	7 ~ 14 日
社区获得性肺炎	每日 1 克	10 ~ 14 日
复杂的尿路感染	每日 1 克	10 ~ 14 日
急性盆腔炎	每日 1 克	3 ~ 10 日
预防	1 克	切口前 60 分钟给药

特殊人群

1. 肾功能不全：推荐剂量见下表。

肾功能	剂量
肌酐清除率 < 30 毫升 / 分钟	每日 500 毫克
血液透析后	如果在血液透析前 < 6 小时给药，给予 150 毫克的补充剂量
连续性肾脏替代治疗或腹膜透析	未知

2. 肝功能障碍：无需调整剂量。

3. 儿科：推荐剂量见下表。

感染类型	剂量（13 岁以下患者）	持续时间 / 日
复杂的皮肤和皮肤组织感染	每 12 小时 15 毫克 / 千克体重	7 ~ 14
社区获得性肺炎	每 12 小时 15 毫克 / 千克体重	10 ~ 14
复杂的尿路感染	每 12 小时 15 毫克 / 千克体重	10 ~ 14
急性盆腔炎	每 12 小时 15 毫克 / 千克体重	3 ~ 10

抗生素治疗艺术

临床学习精华

（1）对肾功能不全者必须调整厄他培南的剂量。

（2）与青霉素交叉过敏 < 10%。

（3）与其他碳青霉烯类抗生素不同，厄他培南对假单胞菌属和其他高度耐药的革兰氏阴性杆菌没有活性。

（4）Ertapenem 对产生超广谱 β 内酰胺酶的革兰氏阴性肠杆菌有活性。

（5）癫痫发作风险主要发生在中枢神经系统疾病或肾功能不全的患者中。

ISENTRESS/雷特格韦

基本特性

1. 类别：整合酶抑制剂。

2. 作用机制：雷特格韦抑制 HIV-1 整合酶的催化活性，从而终止 HIV DNA 整合到宿主基因组中。

3. 耐药机制：酶整合酶的突变导致雷特格韦不能结合酶的活性部位并使整合酶活性继续。导致对雷特格韦耐药的突变包括 Q148H/K/R 或 N155H。

4. 代谢途径：雷特格韦在肝脏中被 UGT1A1 酶葡萄糖醛酸化，然后排出体外。

FDA 批准的适应证

与其他抗逆转录病毒药物联合治疗 HIV-1。

不良反应 / 毒性

免疫重建炎症综合征。

严重的皮肤和过敏反应。

雷特格韦咀嚼片含有苯丙氨酸。

其他不良反应，包括发烧、头痛、头晕、腹泻、恶心、肌病和横纹肌溶解症、腹痛、胃炎、肝炎、生殖器疱疹、带状疱疹和肾功能衰竭。

药物相互作用 / 食物相互作用

雷特格韦可随食物服用，也可不随食物服用。

雷特格韦不是 CYP3A4 的基质、抑制剂或诱导剂。雷特格韦由 UGT1A1 代谢。

当与利福平一起给药时，将雷特格韦的剂量增加至 800 毫克，每日 2 次。

雷特格韦不应与含镁或铝的抗酸剂共同给药。

剂量

制剂包括 400 毫克薄膜包衣片、25 毫克和 100 毫克的咀嚼片。

口服混悬剂用颗粒粉剂，剂量为每毫升 20 毫克。

推荐的成人剂量为口服 400 毫克，每日 2 次。

特殊人群

1. 肾功能不全：无需调整。

2. 肝功能障碍：无需调整。

3. 儿科：适用于体重 25 千克以上的儿童。剂量为 400 毫克，每日 2 次，每次服用普通片剂。如果无法吞咽片剂，可按如下方式使用咀嚼片。

体重 / 千克	剂量 / 毫克
20 ~ 28	150，每日 2 次
28 ~ 40	200，每日 2 次
> 40	300，每日 2 次

体重 20 千克以下的儿童：

体重 / 千克	混悬液的体积（剂量）
3 ~ 4	1 毫升（20 毫克），每日 2 次
4 ~ 6	1.5 毫升（30 毫克），每日 2 次
6 ~ 8	2 毫升（40 毫克），每日 2 次
8 ~ 11	3 毫升（60 毫克），每日 2 次
11 ~ 14	4 毫升（80 毫克），每日 2 次
14 ~ 20	5 毫升（100 毫克），每日 2 次

⚚ 抗生素治疗艺术

临床学习精华

　　（1）雷特格韦应始终与其他抗逆转录病毒药物联合使用。

　　（2）雷特格韦应每日给药 2 次。

　　（3）雷特格韦不是 CYP3A4 酶的基质、诱导剂或抑制剂。

ISONIAZID/异烟肼

基本特性

1. 类别：异烟酸酰肼。

2. 作用机制：①抑制细胞壁成分分支菌酸的合成。②抑制过氧化氢酶。

3. 耐药机制：①过氧化氢酶基因的点突变。②参与分支菌酸合成的调控基因的突变。

4. 代谢途径：通过乙酰化和脱水作用代谢。乙酰化的速度是由基因决定的。

FDA 批准的适应证

与其他抗分枝杆菌药物联合治疗活动性结核病。

潜伏性结核病（LTBI）。

不良反应 / 毒性

警告

异烟肼与严重、有时甚至致命的肝炎有关。老年患者和围产期患者、亚洲男性以及可能的黑人和西班牙裔女性患肝炎的风险最大，醋氨酚、基线转氨酶升高、慢性乙型肝炎病毒和丙型肝炎病毒感染以及可能的 HIV 感染增加了患肝炎的风险。

其他不良反应：周围神经病变、过敏、发热、皮疹、血管炎、系统性红斑狼疮样综合征、恶心、呕吐、上腹部不适、癫痫、脑病、代谢性酸中毒、视神经炎、关节痛、粒细胞缺乏症、溶血性或铁粒幼细胞性贫血、血小板减少症和男性乳房发育症。

药物相互作用 / 食物相互作用

当与食物一起服用时，异烟肼的吸收减少，但对大多数患者来说仍然足够，并且耐受性更好。富含组胺（如奶酪、葡萄酒、金枪鱼）或酪胺（如腌肉、大豆、陈年奶酪）的食物可能会导致脸红和头痛。抗酸剂可能会影响吸收，应与异烟肼的摄入分开2小时。

异烟肼抑制许多药物的代谢，可能增加其血清水平；应监测服用抗凝剂、抗惊厥剂、苯二氮䓬类、氟哌啶醇、茶碱和环丝氨酸的患者的毒性反应；应测量卡马西平、苯妥英钠和丙戊酸钠的水平。

应避免使用对乙酰氨基酚和酒精，因为它们可能增加肝毒性，二硫仑、安氟醚、司他夫定和长春新碱也应如此。

💊 剂量（剂量不得分开，应作为单一剂量给予）

异烟肼可用作酏剂，可用于口服、静脉内和肌肉内给药；剂量为每日5毫克/（千克体重·日），最高可达300毫克。也可以每周给药2次或3次，每次剂量为15毫克/千克体重，最高可达900毫克。

🌐 特殊人群

1. 肾功能不全：无需调整剂量。

2. 肝功能障碍：无需调整剂量，但需谨慎使用。

3. 儿科：10～15毫克/（千克体重·日），每日最多300毫克。每周2次或3次的剂量为20～30毫克/（千克体重·剂），每剂最大为900毫克。

🗲 抗生素治疗艺术

临床学习精华

（1）异烟肼不应单独用于治疗活动性肺结核。

（2）对于所有接受异烟肼治疗的患者，应至少每月监测一次肝功能检查、胃不耐受症状和全血细胞计数。

（3）应给予Pyroxidine（25mg/日），以预防周围神经病变风险人群中的 B6 缺乏，例如营养缺乏、糖尿病、HIV 感染、肾功能衰竭、酗酒、怀孕和哺乳期母亲。

（4）当用于治疗怀孕患者的潜伏性肺结核时，由于肝毒性增加，异烟肼治疗应推迟到分娩后 2 ~ 3 个月。不应推迟治疗的例外情况是最近获得性感染的妇女和 HIV 阳性患者。

（5）异烟肼剂量不应分开，而应作为单剂量给药。

（6）应检测 HIV 阳性患者、糖尿病患者、胃肠道疾病患者和对治疗反应不佳的患者的血清水平。

KALETRA/（洛匹那韦/利托那韦）

基本特性

1. 类别：蛋白酶抑制剂。

2. 作用机制：洛匹那韦可逆地结合蛋白酶的活性位点。蛋白酶的抑制作用阻止了 gag 和 gag-pol 多蛋白的裂解，导致产生未成熟的非传染性病毒。

3. 耐药机制：蛋白酶突变的发展导致构象变化，阻止洛匹那韦与活性位点结合，从而使蛋白酶活性继续。病毒对洛匹那韦产生抗药性需要许多蛋白酶突变。

4. 代谢途径：洛匹那韦经肝脏代谢并随粪便排出体外。

FDA 批准的适应证

与其他抗逆转录病毒药物联合治疗 HIV-1。

不良反应 / 毒性

A 型和 B 型血友病患者新发糖尿病、原有糖尿病恶化、高血糖、出血增加（包括自发性皮肤血肿和关节积血），身体脂肪重新分布 / 积累（包括向心性肥胖、背颈脂肪增大（水牛驼峰）、外周消瘦、面部消瘦、乳房增大、"库欣样外观"），免疫重建综合征、腹泻、QTc 延长、尖端扭转型室速、腹痛、头痛、厌食症、消化不良、上腹痛、肝炎、口腔溃疡、呕吐、贫血、白细胞减少症、血小板减少症、碱性磷酸酶、淀粉酶、肌酸磷酸激酶、乳酸脱氢酶、谷草转氨酶、谷丙转氨酶、γ-谷氨酰转肽酶升高，高脂血症、高尿酸血症、高血糖症、低血糖症和脱水。

药物相互作用 / 食物相互作用

洛匹那韦 / 利托那韦片可以在有或没有食物的情况下服

用。片剂应整片吞服，不得咀嚼、破碎或压碎。洛匹那韦/利托那韦口服溶液必须与食物一起服用。

不应与洛匹那韦/利托那韦合用的药物包括阿夫唑嗪、胺碘酮、奎尼丁、利福平、麦角衍生物、圣约翰草、辛伐他汀、洛伐他汀、鲁拉西酮、匹莫齐特、三唑仑、咪达唑仑、伏立康唑、利托那韦、苯巴马比林替拉那韦、福沙那韦、达芦那韦、沙美特罗、氟替卡松、布地奈德、西美拉韦和用于治疗肺动脉高压的西地那非。

洛匹那韦是CYP3A酶的抑制剂，与主要由CYP3A代谢的药物合用可能导致另一种药物的血浆浓度增加，从而增加或延长其治疗和不良反应。洛匹那韦由CYP3A代谢，与诱导CYP3A的药物合用可能会降低洛匹那韦的血浆浓度并降低其治疗效果。洛匹那韦与抑制CYP3A的药物合用可能会增加洛匹那韦的血浆浓度。由于这些代谢影响，下面列出了可能需要改变剂量或临床/实验室监测的潜在药物相互作用。

药物	调整或监测
伊曲康唑	不要超过 200 毫克 / 日, 监测毒性
酮康唑	不要超过 200 毫克 / 日
克拉霉素	对中度至重度肾功能不全患者减少克拉霉素剂量
利福布汀	将利福布汀减至 150/ 隔日 1 次或每周 3 次
避孕药	使用替代或附加方法
阿托伐他汀	使用尽可能低的剂量并密切监测
美沙酮	监测, 可能需要更高的美沙酮剂量
西地那非	每 48 小时 25 毫克 (最大)
他达拉非	72 小时 10 毫克 (最大)
伐地那非	72 小时 2.5 毫克 (最大)
替诺福韦	监测替诺福韦毒性
依法韦仑、奈韦拉平	对接受过依法韦仑或奈韦拉平治疗的患者, 将洛匹那韦 / 利托那韦增加至 600/150 毫克。 未经治疗的患者无需调整剂量
马拉韦罗	马拉韦罗剂量应为 150 毫克, 每日 2 次
环孢素、他克莫司、雷帕霉素	监测免疫抑制剂浓度
秋水仙碱	对肾或肝功能受损的患者不要共同给药
喹硫平	给予喹硫平剂量的 1/6
波生坦	波生坦剂量 62.5 毫克 / 日

💊 剂量

　　洛匹那韦 / 利托那韦以 200 毫克洛匹那韦 /50 毫克利托那韦片、100 毫克洛匹那韦 /25 毫克利托那韦片和每毫升含 80 毫克洛匹那韦 /20 毫克利托那韦的浅黄色至橙色液体供应。对于初治患者, 推荐剂量为洛匹那韦 400/100 毫克 (2 片或 5 毫升) 每日 2 次, 或 800/200 毫克 (4 片或 10 毫升) 每日 1 次。

　　对于有治疗经历的患者, 推荐剂量为 400/100 毫克 (2 片或 5 毫升), 每日 2 次。

⊕ 特殊人群

1. 肾功能不全：无需调整。

2. 肝功能障碍：慎用。

3. 儿科：< 18 岁患者不应每日服用 1 次洛匹那韦 / 利托那韦。

14 日 ~ 6 个月：建议剂量为 16/4 毫克 / 千克体重或 300/75 毫克 / 平方米体表面积 *，每日 2 次。

6 个月 ~ 18 岁：洛匹那韦 / 利托那韦的推荐剂量为 230/57.5 毫克 / 平方米体表面积 *，每日 2 次，不超过成人推荐剂量；或对体重 < 15kg 的患者，洛匹那韦 / 利托那韦为 12/3 毫克 / 千克体重，每日 2 次，对体重 15 千克 ~ 40 千克患者，10/2.5 毫克 / 千克体重，每日 2 次。

* 关于体表面积测定，请参见配方、公式和有用定义。

▌ 抗生素治疗艺术

临床学习精华

（1）洛匹那韦 / 利托那韦应始终与其他抗逆转录病毒药物联合使用。

（2）尽管洛匹那韦 / 利托那韦可以与食物一起服用或不与食物一起服用，但与食物一起服用时胃肠道不良反应可能会减少。

（3）Kaletra 含有利托那韦，服用时应考虑利托那韦的所有不良反应。

（4）在评估对洛匹那韦 / 利托那韦的耐药性时，表型检测可能会有所帮助。

（5）无论何时开始使用洛匹那韦 / 利托那韦，请务必检查患者正在接受的所有药物以限制药物相互作用。

KANTREX/卡那霉素

基本特性

1. 类别：氨基糖苷类。

2. 作用机制：结合细菌核糖体的 30S 亚基，终止蛋白质合成。

3. 耐药机制：①革兰氏阴性菌通过乙酰化灭活氨基糖苷类。②一些细菌会改变 30S 核糖体亚基，从而阻止卡那霉素干扰蛋白质合成。③低水平的耐药性可能是由于细菌对卡那霉素的吸收受到抑制。

4. 代谢途径：药物在尿液中以原形排出体外。

FDA 批准的适应证

治疗易感菌引起的严重感染。

其他用途：卡那霉素也用于治疗结核分枝杆菌。

不良反应 / 毒性

警告

1. 耳毒性：前庭毒性和听觉耳毒性，特别是在肾损伤患者、接受高剂量治疗和长期治疗的患者中。由于耳毒性增加，避免与强效利尿剂（例如依他尼酸）一起使用。

2. 肾毒性：特别是在肾功能受损的患者和接受较高剂量或长期治疗的患者中。避免与其他肾毒性药物和强效利尿剂同时使用，这会导致脱水。

3. 神经肌肉阻滞剂：特别是在接受麻醉剂、神经肌肉阻滞剂或大量输血的患者中；已有腹膜内滴注和口服使用后出现神经肌肉阻滞的报道。

其他神经毒性反应包括麻木、皮肤刺痛、肌肉抽搐和癫痫发作。还报告了皮疹、发烧、头痛、恶心、呕吐和腹泻。

据报道，长期治疗后出现了以粪便脂肪增加、血清胡萝卜素减少和木糖吸收下降为特征的"吸收不良综合征"。

药物相互作用

卡那霉素不应与其他具有肾毒性或耳毒性的药物一起给药。

剂量

卡那霉素可以肌肉注射或静脉注射。

肌内或血管内途径：7.5 毫克 / 千克体重，每 12 小时 1 次。

对于结核病：15 毫克 /（千克体重·日）（最大 1 克），在每日给药的初始阶段后减少至 15 毫克 /（千克体重·次），每周 2 ~ 3 次。对于 59 岁以上的患者，剂量为 10 毫克 / 千克体重（最大 750mg）。

气雾剂治疗：250 毫克，每日 2 ~ 4 次。

特殊人群

1. 肾功能不全：肌酐清除率 < 30 毫升 / 分钟或透析患者：12 ~ 15 毫克 / 千克体重，每周 2 ~ 3 次。

2. 儿科：每 12 小时 7.5 毫克 / 千克体重。

抗生素治疗艺术

临床学习精华

（1）计算服用氨基糖苷类药物剂量时，使用理想体重而不是真实体重。

（2）峰值浓度应介于 35 ~ 45 微克 / 毫升之间。

（3）卡那霉素治疗肺结核时应与其他药物合用。

（4）监测肾功能、听力和听觉功能。

（5）结核分枝杆菌与阿米卡星交叉耐药，并可能与卷曲霉素交叉耐药。

KEFLEX/头孢氨苄

基本特性

1. 类别：第一代头孢菌素。

2. 作用机制：结合青霉素结合蛋白，破坏细胞壁合成。

3. 耐药机制：①青霉素结合蛋白可能被改变，亲和力降低。② β - 内酰胺酶的产生，导致 β - 内酰胺环水解。③当细菌减少孔蛋白的产生时，抗生素到达青霉素结合蛋白的能力降低，导致细胞内药物浓度降低。

4. 代谢途径：在尿液中以原形排出体外。

FDA 批准的适应证

治疗由易感菌引起的下列感染：呼吸道感染、中耳炎、皮肤和皮肤结构感染、骨骼感染、泌尿生殖道感染。

不良反应 / 毒性

> **警告**
>
> 为减少耐药菌的发展并保持头孢氨苄胶囊和头孢氨苄口服混悬液和其他抗菌药物的有效性，头孢氨苄胶囊和头孢氨苄口服混悬液应仅用于治疗或预防已证实或强烈怀疑应该是细菌引起的感染。

已知对头孢菌素类抗生素过敏的患者禁用头孢氨苄。

如果对青霉素存在过敏反应，应谨慎使用头孢氨苄。

毒性包括发热、过敏反应、皮疹（包括史 - 约综合征）、多形性红斑和中毒性表皮坏死松解症、血管性水肿、潮红、低血压、血清病样反应、脑病、癫痫、腹泻、艰难梭菌相关性腹泻和伪膜性肠炎、口腔念珠菌病、厌食、恶心、呕吐、胃痉挛、胀气、肝炎、肾功能损害、生殖器念珠菌病、阴道炎、出血、关节炎、凝血酶原时间延长、全血细胞减少症、溶血性贫血、抗球蛋白试验阳性。

⚠ 药物相互作用 / 食物相互作用

头孢氨苄可以与食物一起或不与食物一起给药。

丙磺舒与头孢菌素合用时，可能会降低肾小管的头孢菌素分泌，导致头孢菌素血药浓度升高和延长。使用硫酸铜溶液（本尼迪克特溶液，Clintest®）时，头孢菌素可能会导致尿糖测定假阳性。使用葡萄糖氧化酶（Tes-Tape®、Clinistix®）的测试不受头孢菌素的影响。

💊 剂量

头孢氨苄以 250 毫克和 500 毫克片剂形式给药，也可以以 125 毫克 /5 毫升或 250 毫克 /5 毫升的混悬液给药。

通常的成人剂量为每 6 小时 250 毫克。

链球菌性咽炎、皮肤和皮肤结构感染以及无并发症的膀胱炎：剂量为每 12 小时服用 500 毫克。

重度感染：头孢氨苄的每日剂量可高达 4 克。

🌐 特殊人群

1. 肾功能不全：推荐剂量如下表。

肾功能	剂量
肌酐清除率 > 50 毫升 / 分钟	每 6 小时
肌酐清除率 10 ~ 50 毫升 / 分钟	每 8 ~ 12 小时
肌酐清除率 < 10 毫升 / 分钟	每 24 ~ 48 小时
血液透析后的补充剂量	250 毫克 ~ 1 克
连续性肾脏替代治疗	不适用

2. 肝功能障碍：无需调整剂量。

3. 儿科：儿科患者通常推荐的每日剂量是 25 ~ 50 毫克 / 千克体重，分次服用。

（1）链球菌性咽炎：每日可分开给药，每 12 小时给药 1 次。

（2）严重感染：剂量可加倍。

（3）中耳炎：需要 75 ~ 100 毫克 /（千克体重·日），分 4 次服用。

抗生素治疗艺术

临床学习精华

（1）头孢氨苄针需要针对肾功能障碍进行调整。

（2）与青霉素交叉过敏 < 10%。

（3）如需头孢氨苄超过 4 克，应使用非肠道头孢菌素。

KETOCONAZOLE/酮康唑

基本特性

1. 类别：咪唑类。

2. 作用机制：抑制羊毛甾醇 14-α-脱甲基酶，该酶参与麦角甾醇的合成，麦角甾醇是真菌细胞膜的重要成分。

3. 耐药机制：①编码靶标酶的基因（ERG11）的点突变导致靶标改变，对唑类药物的亲和力降低。② ERG11 的过度表达导致产生高浓度的靶酶，因此需要更高的细胞内药物浓度来抑制细胞中的所有酶分子。③伊曲康唑通过激活两种类型的多药外排转运体主动流出细胞。

4. 代谢途径：酮康唑在肝脏代谢，经胆汁排泄。

FDA 批准的适应证

酮康唑片剂应仅在其他有效抗真菌治疗不可用或不耐受，且潜在益处大于潜在风险时使用：芽生菌病、球孢子菌病、组织胞浆菌病、着色真菌病和副球孢子菌病。

不良反应 / 毒性

警告

1. 只有当其他有效的抗真菌疗法不可用或无法耐受且潜在益处被认为大于潜在风险时，才应使用酮康唑片。

2. 肝毒性：严重的肝毒性，包括使用口服酮康唑发生致命后果或需要肝移植的病例。部分患者没有明显的肝病危险因素。接受这种药物的患者应由医生告知风险，并应密切监测。

3. QT 间期延长和导致 QT 间期延长的药物相互作用：禁止与酮康唑同时服用以下药物：多非利特、奎尼丁、匹莫齐特和西沙必利。酮康唑可导致这些药物的血浆浓度升高，并可能延长 QT 间期，有时会导致危及生命的室性心律失常，如尖端扭转型室速。

其他不良反应包括过敏反应、发烧和发冷、瘙痒、抑制肾上腺皮质类固醇和睾酮分泌、恶心、呕吐、腹泻、腹痛、头痛、畏光、男性乳房发育症、阳痿、头晕、嗜睡、自杀倾向、严重抑郁、囟门膨出、血小板减少症、白细胞减少症和溶血性贫血。

🔺 药物相互作用 / 食物相互作用

酮康唑可以在有或没有食物的情况下服用；然而，在研究中，酮康唑是随餐服用的。酮康唑需要低 pH 值才能吸收。如果需要同时服用抗酸剂、抗胆碱能药和 H_2 受体拮抗剂，应在服用酮康唑后至少 2 小时服用。

酮康唑是细胞色素 P450 3A4 酶系统的抑制剂。酮康唑片剂与主要由细胞色素 P450 3A4 酶系统代谢的药物共同给药可能导致后一种药物的血浆浓度增加，可能需要调整剂量。下列清单包括与酮康唑明显的药物相互作用。

不要将酮康唑与以下药物一起给药：阿司咪唑、西沙必利、多非利特、奎尼丁、匹莫齐特美沙酮、丙吡胺、决奈达隆、麦角生物碱，例如二氢麦角胺、麦角新碱、麦角胺、甲基麦角新碱、伊立替康、鲁拉西酮、口服咪达唑仑、阿普唑仑、三唑仑、非洛地平、尼索地平、雷诺嗪、托伐普坦、依普利酮、洛伐他汀、西莫他汀、瓦沙西汀、伐昔布林、卡利福林、拉帕他尼、尼罗替尼、依维莫司、西罗莫司、沙美特罗、特非那定和秋水仙碱。

与环孢素、他克莫司同时服用时，环孢素、他克莫司的水平可能会升高。

与地高辛同时服用时，地高辛的水平可能会升高。

与酒精同时服用时，可能会出现双硫仑样反应。

与异烟肼同时服用时，可能会降低酮康唑的浓度。

与甲基强的松龙同时服用时，甲基强的松龙的水平可能会升高。

与口服降糖药同时服用时,可能会增加口服降糖药的水平。

与华法林同时服用时, 华法林的水平升高。

与苯妥英同时服用时,应监测苯妥英和酮康唑水平的变化。

与利福平同时服用时, 可能会降低酮康唑的水平。

剂量

酮康唑有 200 毫克片剂。

成人服用酮康唑应从每日 200 毫克开始;在非常严重的感染或如果在预期时间内临床反应不足,剂量可增加至 400 毫克,每日 1 次。

特殊人群

1. 肾功能不全:无需调整剂量。

2. 肝功能障碍:请勿用于急性或慢性肝病。

3. 儿科:除非潜在益处大于风险, 否则不应在儿科患者中使用酮康唑。对于 2 岁以上的儿科患者, 使用 3.3 ~ 6.6 毫克 / 千克体重的单日剂量。尚未在 2 岁以下儿科患者中研究酮康唑片剂。

抗生素治疗艺术

临床学习精华

(1)酮康唑应仅在获益大于使用风险的情况下使用。

(2)酮康唑需要较低的 pH 值才能吸收。如果需要同时服用抗酸药、抗胆碱药和 H_2 受体拮抗剂, 则应在服用酮康唑片后至少两小时服用。对于胃酸缺乏患者, 将每片药片溶解在 4 毫升 0.2 当量浓度的盐酸水溶液中。应该使用吸管摄入产生的混合物, 以避免接触牙齿。服用后应喝一杯水。

(3)酮康唑不能用于真菌性脑膜炎, 因为它很难渗透到脑脊液中。

（4）酮康唑是细胞色素 P450 的抑制剂，可以增强许多常用药物的活性，例如口服降糖药和抗凝药。

LAMISIL/特比萘芬

基本特性

1. 类别：烯丙胺衍生物。

2. 作用机制：①抑制角鲨烯环氧化酶，阻断麦角甾醇的生物合成，麦角甾醇是真菌细胞膜的重要成分。②对须癣毛癣菌、红色毛癣菌、白色念珠菌、絮状表皮癣菌和短帚霉菌有活性。

3. 耐药机制：未定义。

4. 代谢途径：在尿液中排出。

FDA 批准的适应证

1. 片剂：治疗由皮肤癣菌（甲癣）引起的脚指甲或手指甲的甲真菌病。

2. 口服颗粒剂：治疗 4 岁及以上患者的头癣。

不良反应 / 毒性

对特比萘芬或制剂的任何其他成分过敏的个体禁用。

既往有或无肝病患者的肝衰竭。严重的皮肤反应（如史 - 约综合征和中毒性表皮坏死松解症，以及银屑病样皮疹）。皮肤和系统性红斑狼疮的沉淀和恶化。晶状体和视网膜的变化、可逆性淋巴细胞减少和中性粒细胞减少、不适、疲劳、抑郁、呕吐、关节痛、肌痛、味觉和嗅觉障碍以及脱发。

药物相互作用

特比萘芬是 CYP450 2D6 同工酶的抑制剂。主要由 CYP450 2D6 同工酶代谢的药物包括三环类抗抑郁药、选择性 5- 羟色胺再摄取抑制剂、β - 受体阻滞剂、1C 类抗心律失常药（如氟卡胺和普罗帕酮），和 B 型单胺氧化酶抑制剂。这些药物与盐酸特比萘芬合用时应仔细监测，可能需要减少 2D6 代谢药物的剂量。

利福平使特比萘芬的清除率增加 100%，西咪替丁使特比萘芬的清除率减少 33%。

🔖 剂量

1. 片剂（250 毫克）

（1）手指甲甲真菌病：250 毫克，每日 1 次，持续 6 周。

（2）脚指甲甲真菌病：250 毫克，每日 1 次，持续 12 周。

2. 口服颗粒剂：根据体重每日 1 次，持续 6 周（见下表）。将每包的内容物撒在 1 勺布丁或其他柔软的非酸性食物上，如土豆泥，然后将整勺吞下（不咀嚼）；不要食用苹果酱或水果类食物。应与食物一起服用。如果每剂需要 2 包（250 毫克），则可以将 2 包的内容物撒在 1 勺上，或者将 2 包的内容物撒在 2 勺上述非酸性食物上。

按体重计算的口服颗粒剂量 / 千克	剂量 /（毫克 / 日）
＜ 25	125
25 ～ 35	187.5
＞ 25	250

🌐 特殊人群

1. 肾功能不全：不建议肌酐清除率 ≤ 50 毫升 / 分钟的患者使用。

2. 肝功能障碍：不推荐用于慢性或活动性肝病患者。

3. 儿科：尚未在儿童中研究安全性和剂量。

抗生素治疗艺术

临床学习精华

（1）在开始治疗之前，应进行氢氧化钾制剂、真菌培养或指甲活检以确认甲真菌病的诊断。

（2）在整个治疗过程中应监测肝脏和血液学功能。

LAMPIT/硝呋莫司

📋 基本特性

1. 类别：硝基呋喃衍生物。

2. 作用机制：形成硝基阴离子自由基，导致蛋白质和核酸合成减少，DNA 断裂，抑制生物体的生长。

3. 耐药机制：数据不完整。

4. 用于：克氏锥虫感染；也用于中枢神经系统冈比亚锥虫，与依氟鸟氨酸结合使用。

✳ 不良反应 / 毒性

恶心、呕吐、腹痛、厌食、失眠、抽搐、感觉异常、定向障碍、癫痫发作和皮疹。

⚠ 药物相互作用 / 食物相互作用

未知。

💊 剂量

以 30 毫克和 120 毫克片剂给药。

1. 克氏锥虫感染：8 ~ 10 毫克 /（千克体重·日），分 4 次服用，持续 90 ~ 120 日。

2. 冈比亚锥虫感染：15 毫克 /（千克体重·日），分 3 次口服，持续 10 日。

🌐 特殊人群

1. 肾功能不全：不应给药。

2. 肝功能障碍：不应给药。

3. 儿科：用于治疗克氏锥虫感染。对于 1 ~ 10 岁儿童，剂量为 15 ~ 20 毫克 /（千克体重·日），分 4 次服用，持续

90 ~ 120 日。对于青少年，每日剂量为 12.5 ~ 15 毫克 / 千克体重，分 4 次服用，持续 90 ~ 120 日。

抗生素治疗艺术

临床学习精华

　　硝呋莫司的临床疗效有限，特别是慢性克氏锥虫感染，寄生虫治愈率只有 20%。

LAMPRENE/氯法齐明

基本特性

1. 类别：亚氨基吩嗪。

2. 作用机制：抑制分枝杆菌生长并优先与分枝杆菌 DNA 结合。

3. 耐药机制：不完全了解。

4. 代谢途径：部分代谢，超过 50% 在粪便中原形排泄。

FDA FDA 批准的适应证

麻风病的二线治疗（包括耐氨苯砜的麻风病麻风病）、多细菌性麻风的初始治疗（与一种或多种其他抗麻风药物联合使用）、治疗麻风病并发结节性红斑麻风反应。

也用于：抗结核分枝杆菌感染，与其他抗结核药物联合使用。

不良反应 / 毒性

皮疹、光敏性、脾梗塞、腹痛、恶心、呕吐、肠梗阻、肝炎、黄疸、胃肠道出血、嗜酸性粒细胞性肠炎、视网膜病，皮肤、角膜、结膜和体液的粉红色或红色至棕黑色变色，和 QTc 延长。

药物相互作用 / 食物相互作用

大多数患者与食物一起服用时耐受性更好，吸收得到改善。

剂量

氯法齐明以 50 毫克和 100 毫克片剂形式提供。通常的成人剂量是每日 200 毫克，持续 2 个月，然后每日 100 毫克。

🌐 特殊人群

1. 肾功能不全：无需调整剂量。

2. 肝功能障碍：慎用。

3. 儿科：可接受的剂量为 1 毫克 /（千克体重·日），但数据有限。

📋 抗生素治疗艺术

临床学习精华

（1）氯法齐明不应单独用于治疗活动性分枝杆菌感染。

（2）食物会提高氯法齐明的水平。

（3）尽管氯法齐明在体外试验中显示出对膜攻击复合物（MAC）的活性，但播散性膜攻击复合物在用氯法齐明治疗时显示出死亡率增加，因此不建议将氯法齐明用于该适应证。

LARIAM/盐酸甲氟喹

基本特性

1. 类别：抗疟药。

2. 作用机制：甲氟喹对疟原虫属的裂殖体（红细胞期）有活性。

3. 耐药机制：东南亚已有耐药报道。

4. 代谢途径：甲氟喹被羧化并随粪便排出体外。

FDA 批准的适应证

治疗由恶性疟原虫和间日疟原虫的易感菌株引起的轻度至中度急性疟疾，包括耐氯喹的恶性疟原虫。

预防恶性疟原虫和间日疟原虫疟疾感染，包括预防耐氯喹恶性疟原虫。

不良反应 / 毒性

> **警告**
>
> 甲氟喹可能会引起神经精神不良反应，这种不良反应在甲氟喹停用后仍会持续存在。甲氟喹不应用于严重精神疾病的患者的预防。在预防性使用期间，如果出现精神或神经系统症状，应停药并更换替代药物。

其他毒性：过敏反应；精神症状，包括焦虑、偏执、抑郁、幻觉和精神病；腹泻、恶心和呕吐；循环障碍，如低血压、心动过速、心动过缓、A-V 阻滞或其他短暂的传导改变、贫血、白细胞减少症和血小板减少症。

药物相互作用 / 食物相互作用

甲氟喹后使用卤泛群和酮康唑会导致致命的 QTc 延长，应避免使用。

应避免同时使用甲氟喹和其他奎宁药物，因为存在心电图异常和抽搐风险增加的风险。

甲氟喹可能会降低抗惊厥药的血清水平，在与甲氟喹合用时应进行监测。

剂量

1. 疟疾预防：每周 1 次 250 毫克用于预防。应在到达流行区前 1 周开始，并在离开流行区后持续 4 周。它应该与一整杯水和食物一起服用。

2. 疟疾治疗：750 毫克口服，12 小时后 500 毫克。

特殊人群

1. 肾功能不全：无需调整。

2. 肝功能障碍：无需调整，但肝功能障碍患者的水平可能会升高。

3. 儿科

（1）治疗：口服 15 毫克 / 千克体重，12 小时后 10 毫克 / 千克体重。

（2）预防（在离开疫区前 1 ~ 2 周开始，并在离开疫区后持续 4 周）。

体重＜ 9 千克：5 毫克 / 千克体重，每周 1 次。

体重 9 ~ 19 千克：1/4 片，每周 1 次。

体重＞ 19 ~ 30 千克：1/2 片，每周 1 次。

体重＞ 31 ~ 45 千克：3/4 片，每周 1 次。

体重＞ 45 千克：1 片，每周 1 次。

抗生素治疗艺术

临床学习精华

（1）患有抑郁症、焦虑症、精神病或精神分裂症的人不应服用甲氟喹。

（2）甲氟喹耐药见于东南亚，因此不应用于预防。

（3）甲氟喹不能消除肝期寄生虫，急性间日疟患者复发的风险很高；为避免复发，在急性感染初始治疗后，患者应随后接受 8- 氨基喹啉衍生物（如伯氨喹）治疗。

（4）甲氟喹可导致 G6PD 缺乏症患者溶血。

（5）由于甲氟喹的半衰期很长，因此停药后不良反应可能持续数周。

LEVAQUIN/左氧氟沙星

📋 基本特性

1. 类别：氟喹诺酮类。

2. 作用机制：抑制细菌拓扑异构酶 IV 和 DNA 促旋酶。

3. 耐药机制：DNA 促旋酶和 / 或拓扑异构酶 IV 的突变，或通过改变的外排。

4. 代谢途径：左氧氟沙星主要通过尿液排泄。

FDA FDA 批准的适应证

左氧氟沙星适用于治疗下列疾病中由易感微生物菌株引起的严重感染：肺炎（医院获得性和社区获得性）、急性细菌性鼻窦炎、慢性支气管炎急性细菌性加重、皮肤和皮肤结构感染（复杂的和无并发症的）、慢性细菌性前列腺炎、尿路感染（复杂的和无并发症的）、急性肾盂肾炎、吸入性炭疽（暴露后）。

也用于与其他药物联合治疗结核分枝杆菌和非结核分枝杆菌，以及沙眼衣原体感染。

✳ 不良反应 / 毒性

警告

1. 严重的不良反应包括肌腱炎、肌腱断裂、周围神经病变、中枢神经系统影响和重症肌无力恶化。氟喹诺酮类药物，包括左氧氟沙星，与同时发生的致残和可能不可逆的严重不良反应有关，包括肌腱炎和肌腱断裂，以及周围神经病变和中枢神经系统影响。

2. 对于出现任何这些严重不良反应的患者，应立即停用左氧氟沙星并避免使用氟喹诺酮类药物。氟喹诺酮类药物，包括左氧氟沙星，可能会加剧重症肌无力患者的肌肉无力。已知有重症肌无力病史的患者应避免使用左氧氟沙星。

3. 由于氟喹诺酮类药物（包括左氧氟沙星）与严重的不良反应有关，因此保留左氧氟沙星用于以下适应证没有替代治疗选择的患者：无并发症的尿路感染、慢性支气管炎的急性细菌性恶化和急性细菌性鼻窦炎。

有与使用左氧氟沙星或任何喹诺酮类药物相关的过敏史的人禁用左氧氟沙星。

最常见的反应是恶心、头痛、腹泻、失眠、便秘和头晕。还报告了过敏反应和过敏性皮肤反应，偶尔致命，可能在第一次给药后发生，光敏性、肌腱炎和肌腱断裂，以及肾毒性、肝毒性，有时是致命的，中枢神经系统影响包括抽搐、焦虑、精神错乱、抑郁、和失眠（有癫痫发作风险的患者慎用），周围神经病变、艰难梭菌相关性结肠炎、QT 间期延长和尖端扭转型室速（避免在已知 QT 延长、低钾血症和其他药物延长的患者中使用）、粒细胞缺乏症和血小板减少症。

🔺 药物相互作用 / 食物相互作用

左氧氟沙星片剂可以不考虑食物而给药。左氧氟沙星口服液应在饭前 1 小时或饭后 2 小时服用。

服用左氧氟沙星前两小时内或后两小时内不应服用含钙、镁或铝的抗酸剂；硫糖铝；二价或三价阳离子，如铁；含锌的复合维生素。

左氧氟沙星可增强华法林的作用。然而，同时服用丙磺舒、西咪替丁、地高辛或环孢素时无需调整剂量。

非甾体抗炎药与喹诺酮类药物合用可能会增加中枢神经系统刺激和惊厥发作的风险。

与抗糖尿病药物同时治疗的患者可能会出现血糖紊乱，包括高血糖和低血糖。

左氧氟沙星可能会产生阿片类药物的假阳性尿液筛查结果。

剂量

左氧氟沙星以 250 毫克、500 毫克和 750 毫克片剂和含有 25 毫克 / 毫升的口服溶液提供。左氧氟沙星也可用于静脉内给药。

感染类型	每 24 小时剂量 / 毫克（静脉注射或口服）	持续时间 / 日
医院获得性肺炎	750	7 ~ 14
社区获得性肺炎	500	7 ~ 14
	750	5
急性细菌性鼻窦炎	750	5
	500	7 ~ 14
慢性支气管炎急性加重	500	7
复杂的皮肤和皮肤结构感染	750	7 ~ 14
无并发症的皮肤和皮肤结构感染	500	7 ~ 10
慢性细菌性前列腺炎	500	28
复杂尿路感染或急性肾盂肾炎	750	5
	250	10
无并发症的尿路感染	250	3
吸入性炭疽（暴露后）		
成人和儿童患者（＞ 50 千克≥ 6 月龄以上）	500	60
＜ 50 千克且≥ 6 个月的儿科患者	8 毫克 / 千克，每日 2 次	60
结核分枝杆菌感染	500 ~ 1000	因使用的抗结核方案而异

特殊人群

1. 肾功能不全：推荐剂量如下表。

肾功能正常	肌酐清除率 20～49毫升/分钟	肌酐清除率 10～19毫升/分钟	血液透析 CAPD 或 CRRT
每日750毫克	每48小时750毫克	750毫克,然后每48小时500毫克	750毫克,然后每48小时500毫克
每日500毫克	500毫克,然后每24小时250毫克	500毫克,然后每48小时250毫克	500毫克,然后每48小时250毫克
每日250毫克	无需调整剂量	每48小时250毫克	无信息

CAPD: 连续性可动式腹膜透析; CRRT: 连续性肾脏替代治疗。

2. 肝功能障碍:不应超过每日400毫克左氧氟沙星的最大剂量。

3. 儿科:左氧氟沙星适用于儿科患者预防吸入性炭疽,尚未对儿童进行长期治疗研究。

抗生素治疗艺术

临床学习精华

（1）左氧氟沙星应在服用阳离子前或后2小时给药。

（2）所有氟喹诺酮类药物都会导致肌腱断裂,尤其是65岁以上的患者。

（3）所有氟喹诺酮类药物均可延长 QT 间期,与影响 QT 间期的药物合用时应谨慎使用。

（4）所有氟喹诺酮类药物都会引起光毒性。

（5）所有氟喹诺酮类药物均可降低癫痫发作阈值。

（6）由于担心软骨发育问题,儿童、孕妇和哺乳期妇女应尽可能避免使用左氧氟沙星。

（7）左氧氟沙星对分枝杆菌有活性;因此,如果可能发生分枝杆菌感染,应避免左氧氟沙星单药治疗。

（8）氟喹诺酮类药物治疗淋病应慎用,因为耐药性上升。

（9）2016年，FDA建议，对于有其他治疗选择的鼻窦炎、支气管炎和无并发症尿路感染患者，与氟喹诺酮类药物相关的严重不良反应通常超过其疗效。

LEXIVA/福沙那韦

基本特性

1. 类别：蛋白酶抑制剂。

2. 作用机制：活性药物安普那韦可逆地结合蛋白酶的活性位点。蛋白酶的抑制阻止了 gag 和 gag-pol 多蛋白的裂解，从而导致产生未成熟的非传染性病毒。

3. 耐药机制：蛋白酶发生突变会导致构象变化，从而阻止安普那韦与活性位点结合，从而使蛋白酶活性得以继续。最常见的耐药突变包括 I50V、I54L/M 和 I84V。

4. 代谢途径：口服给药后，福沙那韦被水解为安普那韦和无机磷酸盐。安普那韦在肝脏中代谢并排泄。

FDA 批准的适应证

与其他抗逆转录病毒药物联合治疗 HIV-1。

不良反应 / 毒性

A 型和 B 型血友病患者新发糖尿病、原有糖尿病恶化、高血糖，出血增加（包括自发性皮肤血肿和关节积血），身体脂肪重新分布 / 积累（包括向心性肥胖、背颈脂肪增大（水牛驼峰）、外周萎缩、面部萎缩、乳房增大、"库欣样外观"），免疫重建综合征、口腔溃疡、腹泻、恶心、呕吐、厌食、消化不良、上腹痛、肝炎、胰腺炎、头痛、QTc 延长和尖端扭转型室速，（溶血性）贫血、白细胞减少症、血小板减少症、淀粉酶、肌酸磷酸激酶升高，高脂血症、高尿酸血症、高血糖症、低血糖症和脱水。

药物相互作用 / 食物相互作用

福沙那韦片剂可以与食物一起服用，也可以不与食物一起服用。口服混悬液必须不与食物一起服用。

不应与福沙那韦合用的药物包括阿夫唑嗪、氟卡尼、普罗帕酮、鲁拉西酮、利福平、麦角衍生物、圣约翰草、辛伐他汀或洛伐他汀、匹莫齐特、西沙必利、咪达唑仑、三唑仑、口服避孕药、沙美特罗、氟替卡松、洛匹那韦/利托那韦、替拉那韦、奈非拉平、地拉韦定、依曲韦林、西美普韦、帕立拉韦。

福沙那韦是CYP3A酶的抑制剂，与主要由CYP3A代谢的药物共同给药可能导致其他药物的血浆浓度增加，从而增加或延长其治疗和不良反应。

福沙那韦由CYP3A代谢，与诱导CYP3A的药物合用可能会降低福沙那韦的血浆浓度并降低其治疗效果，与抑制CYP3A的药物合用可能会增加福沙那韦的血浆浓度。由于这些代谢作用，下面列出了可能需要改变剂量或临床/实验室监测的潜在药物相互作用：推荐剂量见下表。

药物	调整或监测
伊曲康唑	服用 > 400 毫克 / 日的患者调整剂量
酮康唑	每日不要超过 200 毫克
伏立康唑	监测毒性
利福布汀	将利福布汀减至 150/ 隔日 1 次或每周 3 次
阿托伐他汀或瑞舒伐他汀	使用尽可能低的剂量并密切监测
苯巴比妥、苯妥英或卡马西平	监测抗惊厥药水平，考虑替代药物
美沙酮	监测，可能需要更高的美沙酮剂量
西地那非	每 48 小时 25 毫克
他达拉非	5 毫克，72 小时内不超过 10 毫克
伐地那非	24 小时内不超过 2.5 毫克
马拉韦罗	马拉韦罗剂量为 150 毫克，每日 2 次
依法韦仑	额外剂量的利托那韦 100 毫克，每日 2 次
度鲁特韦	将度鲁特韦增加至 50mg，每日 2 次
秋水仙碱	不要对肾或肝功能受损患者共同给药
喹硫平	给予喹硫平剂量的 1/6
波生坦	波生坦剂量为 62.5 毫克 / 日

剂量

福沙那韦以 700 毫克片剂和含量 50 毫克 / 毫升的白色至灰白色葡萄 - 泡泡糖 - 薄荷味混悬液形式提供。

对于未接受过治疗的患者，福沙那韦可以每日 2 次服用 1400 毫克（不含利托那韦），每日 1 次 1400 毫克加每日 1 次利托那韦 200 毫克，或每日 1 次 1400 毫克加每日 1 次利托那韦 100 毫克。

对于有蛋白酶抑制剂治疗经历的患者，剂量为每日 2 次 700 毫克加每日 2 次利托那韦 100 毫克。

特殊人群

1. 肾功能不全：无需调整。

2. 肝功能障碍：对于 Child Pugh A 级 * 患者，应谨慎使用福沙那韦。一些人建议降低福沙那韦剂量为 700 毫克每日 2 次，不加利托那韦（未经治疗），或 700 毫克每日 2 次加利托那韦 100 毫克每日 1 次（未经治疗或有蛋白酶抑制剂治疗经历）。

对于 Child Pugh B* 级患者，应谨慎使用福沙那韦，减少剂量为 700 毫克每日 2 次，不加利托那韦（未经治疗），或 450 毫克每日 2 次加利托那韦 100 毫克每日 1 次（未经治疗或有蛋白酶抑制剂治疗经历）

对于 Child Pugh C* 级的患者，应谨慎使用福沙那韦，减少剂量为 350 毫克每日 2 次，不加利托那韦（未治疗），或 300 毫克每日 1 次加利托那韦 100 毫克每日 1 次。

** 关于 Child Pugh 分级，请参阅的配方、公式和有用定义。

3. 儿科：4 周及以上患者福沙那韦的推荐剂量如下表。不要超过 700 毫克 /100 毫克的剂量。

体重 / 千克	福沙那韦剂量 /（毫克 / 千克）每日两次	加利托那韦剂量 /（毫克 / 千克）
< 11	45	7
11 ~ 15	30	3
15 ~ 20	23	3
> 20	18	3

2 岁以上初治者：口服混悬液 30 毫克 / 千克体重，每日 2 次，不超过成人剂量 1400 毫克，每日 2 次（不加利托那韦）。

🔥 抗生素治疗艺术

临床学习精华

（1）福沙那韦应与其他抗逆转录病毒药物联合使用。

（2）福沙那韦含有磺胺成分，对磺胺过敏的患者慎用。

（3）即使福沙那韦可以与食物一起服用或不与食物一起服用，但与食物一起服用增强型福沙那韦可能会减少胃肠道不良反应。

（4）对有治疗经历的患者开始增强型福沙那韦时，必须每日给药 2 次。

（5）在评估对福沙那韦的耐药性时，表型分析可能会有所帮助。

（6）无论何时开始使用福沙那韦，请务必检查患者正在接受的所有药物，以尽量减少药物相互作用。

MALARONE/阿托伐醌/氯胍

📋 基本特性

1. 类别：抗代谢药。

2. 作用机制：①阿托伐喹酮是寄生虫线粒体电子传递的选择性抑制剂。氯胍主要通过代谢物环氯胍（一种二氢叶酸还原酶抑制剂）发挥作用。抑制疟疾寄生虫中的二氢叶酸还原酶会干扰脱氧胸苷酸的合成。②阿托伐醌和环氯胍（氯胍的一种活性代谢物）对疟原虫的红细胞和红细胞外阶段具有活性。

3. 代谢途径：阿托伐醌在粪便中原形排泄。氯胍经肝脏代谢并经肾脏排泄。

FDA FDA 批准的适应证

适用于预防恶性疟原虫疟疾和治疗急性、无并发症的恶性疟原虫疟疾。

✳ 不良反应 / 毒性

阿托伐醌 / 氯胍禁用于：已知对阿托伐醌或氯胍盐酸盐或任何制剂成分过敏的个体。据报道，阿托伐醌 / 氯胍治疗后发生过敏反应的病例很少。

也禁用于严重肾功能不全（肌酐清除率＜ 30 毫升 / 分钟）患者恶性疟原虫的预防。

毒性包括发热、过敏、皮疹、血管性水肿、瘙痒、血管炎、头痛、头晕、失眠、抑郁、精神病性事件、癫痫发作、咳嗽、角膜病、口腔炎、肝毒性、厌食性恶心、呕吐腹泻、腹痛、胰腺炎、肌痛、肾功能衰竭、虚弱、高铁血红蛋白血症和全血细胞减少症。

⚠ 药物相互作用 / 食物相互作用

与食物一起服用阿托伐醌 / 氯胍可增强其吸收。

可以降低阿托伐醌水平的药物：四环素、甲氧氯普胺、利福平或利福布汀。

由于茚地那韦的谷浓度降低，在使用阿托伐醌联合茚地那韦处方时应谨慎。

💊 剂量

应在进入疟疾流行区前 1 或 2 日开始使用阿托伐醌 / 氯胍进行预防性治疗，并在逗留期间和返回后每日继续使用 7 日。剂量为每日 1 片阿托伐醌 / 氯胍片剂（成人剂量 =250 毫克阿托伐醌 /100 毫克氯胍盐酸盐）。

急性疟疾的治疗：4 片（1 克阿托伐醌 /400 毫克氯胍盐酸盐），每日单次给药，连续 3 日。

🌐 特殊人群

1. 肾功能不全：不应用于严重肾功能不全（肌酐清除率 < 30 毫升 / 分钟）患者的疟疾预防，但如果 3 日治疗方案的益处超过与增加药物暴露相关的潜在风险，在这种情况下，如果肌酐清除率 > 30 毫升 / 分钟，则无需调整剂量。

2. 肝功能障碍：未在严重肝功能障碍患者中进行研究。

3. 儿科：尚未对体重低于 5 千克的儿科患者进行疟疾治疗研究，也未对体重低于 11 千克的儿科患者进行疟疾预防研究。

（1）预防疟疾基于体重的剂量。

体重 / 千克	日剂量
11 ~ 20	每日 1 片儿科片剂 (62.5 毫克 /25 毫克)
21 ~ 30	每日 2 片儿科片剂
31 ~ 40	每日 3 片儿科片剂
> 40	每人 1 片成人片剂 (250 毫克 /100 毫克)

（2）治疗急性疟疾基于体重的剂量。

体重 / 千克	治疗方案
5 ~ 8	每日 2 片儿科片剂（62.5 毫克 /25 毫克），持续 3 日
9 ~ 10	每日 3 片儿科片剂，持续 3 日
11 ~ 20	每日 1 片成人片剂（250 毫克 /100 毫克），持续 3 日
21 ~ 30	每日 2 片成人片剂，持续 3 日
31 ~ 40	每日 3 片成人片剂，持续 3 日
> 40	每日 4 片成人片剂，持续 3 日

抗生素治疗艺术

临床学习精华

（1）阿托伐醌 / 氯胍不推荐用于治疗严重的疟疾。

（2）阿托伐醌 / 氯胍不应用于肾功能衰竭患者。

（3）阿托伐醌应与食物一起服用以增加其吸收。

（4）腹泻或呕吐患者可能会降低阿托伐醌的吸收。

（5）对于吞咽药片有困难的儿童，可在服用前将阿托伐醌 / 氯胍粉碎并与炼乳混合。

MANDOL/头孢孟多

基本特性

1. 类别：第二代头孢菌素。

2. 作用机制：结合青霉素结合蛋白，破坏细胞壁合成。

3. 耐药机制：①青霉素结合蛋白可能被改变，亲和力降低。② β-内酰胺酶的产生，导致 β-内酰胺环水解。③当细菌减少孔蛋白的产生时，抗生素到达青霉素结合蛋白的能力降低，导致细胞内药物浓度降低。

4. 代谢途径：头孢孟多以原形从尿液中排出。

FDA 批准的适应证

下呼吸道感染、尿路感染、腹膜炎、败血症、皮肤和皮肤结构感染、骨骼和关节感染。

头孢孟多在术前、术中和术后可降低某些术后感染的发生率。

不良反应 / 毒性

已知对头孢菌素过敏的患者禁用头孢孟多。

如果对青霉素存在过敏反应，应谨慎使用头孢孟多。

毒性包括静脉炎、发热、过敏反应、皮疹包括史 - 约综合征、多形性红斑和中毒性表皮坏死松解症、血管性水肿、潮红、血清病样反应、脑病、癫痫发作、腹泻、艰难梭菌相关性腹泻和伪膜性肠炎、口腔念珠菌病、厌食、味觉异常、恶心、呕吐、胃痉挛、胀气、肝炎、肾功能损害、生殖器念珠菌病、阴道炎、出血、凝血酶原时间延长、全血细胞减少症、溶血性贫血、抗球蛋白试验阳性；使用硫酸铜溶液（本尼迪克特溶液、Clintest®）时，头孢菌素可能会导致尿糖检测假阳性。使用葡萄糖氧化酶（Tes-Tape®、Clinistix®）的测试不受头孢菌素的影响。

⚠ 药物相互作用 / 食物相互作用

丙磺舒与头孢孟多合用会增加血清浓度。

头孢孟多抑制实验动物的乙醛脱氢酶。当同时服用酒精时，这会导致乙醛的积聚。

💊 剂量

头孢曼多可以静脉内或肌肉内给药：推荐剂量如下表。

感染类型	剂量
皮肤组织感染和无并发症的肺炎	每 6 小时 500 毫克
无并发症的尿路感染	每 8 小时 500 毫克
复杂性尿路感染	每 8 小时 1 克
严重感染	每 4 ~ 6 小时 1 克
危及生命的较不易感的生物体感染	每 4 小时 2 克

围手术期使用：手术切口前 1/2 ~ 1 小时静脉或肌肉注射 1 或 2 克，然后每 6 小时 1 或 2 克，持续 24 ~ 48 小时。

🌐 特殊人群

1. 肾功能不全：推荐剂量如下表。

肾功能	危及生命的感染	不太严重的感染
肌酐清除率 50 ~ 80 毫升 / 分钟	每 4 小时 1.5 克或每 6 小时 6 克	每 6 小时 0.75 ~ 1.5 克
肌酐清除率 25 ~ 50 毫升 / 分钟	每 6 小时 1.5 克或每 8 小时 2 克	每 8 小时 0.75 ~ 1.5 克
肌酐清除率 10 ~ 25 毫升 / 分钟	每 6 小时 1 克或每 8 小时 1.25 克	每 8 小时 0.5 ~ 1.0 克
肌酐清除率 2 ~ 10 毫升 / 分钟	每 8 小时 0.67 克或每 12 小时 1 克	每 12 小时 0.5 ~ 0.75 克
肌酐清除率 < 2 毫升 / 分钟	每 8 小时 0.5 克或每 12 小时 0.75 克	每 12 小时 0.25 ~ 0.5 克
血液透析	透析后 1 克	
连续性可动式腹膜透析	每日 1 克	
连续性肾脏替代治疗	每 6 小时 1 克	

2. 肝功能障碍：无需调整剂量。

3. 儿科：50 ~ 100 毫克 /（千克体重·日），每 4 ~ 8 小时等分剂量，对于严重感染，可增加至每日总剂量 150 毫克 / 千克体重（不超过成人最大剂量）。

🔲 抗生素治疗艺术

临床学习精华

（1）头孢孟多必须针对肾功能不全进行剂量调整。

（2）与青霉素交叉过敏 < 10%。

MAXIPIME/头孢吡肟

基本特性

1. 类别：第四代头孢菌素。

2. 作用机制：结合青霉素结合蛋白，破坏细胞壁合成。

3. 耐药机制：①青霉素结合蛋白可能被改变，亲和力降低。②β-内酰胺酶的产生，导致β-内酰胺环水解。③当细菌减少孔蛋白的产生时，抗生素到达青霉素结合蛋白的能力降低，导致细胞内药物浓度降低。

4. 代谢途径：在尿液中以原形排出体外。

FDA 批准的适应证

治疗由易感生物引起的下列感染：肺炎、经验性治疗发热性中性粒细胞减少症患者、无并发症的和复杂的尿路感染、无并发症的皮肤和皮肤结构感染、复杂的腹腔内感染（与甲硝唑联合使用）。

不良反应 / 毒性

对头孢吡肟或头孢菌素、青霉素或其他β-内酰胺类抗生素表现出即刻过敏反应的患者禁用头孢吡肟。如果存在其他形式的青霉素过敏，应慎用头孢吡肟。

毒性包括静脉炎、发热、过敏反应、皮疹包括史-约综合征、多形性红斑和中毒性表皮坏死松解症、血管性水肿、潮红、血清病样反应、脑病、癫痫发作、腹泻、艰难梭菌相关性腹泻和伪膜性肠炎、口腔念珠菌病、厌食、味觉异常、恶心、呕吐、胃痉挛、胀气、肝炎、肾功能损害、生殖器念珠菌病、阴道炎、出血、凝血酶原时间延长、全血细胞减少症、溶血性贫血、抗球蛋白试验阳性；使用硫酸铜溶液（本尼迪克特溶液，Clintest®）时，头孢菌素可能会导致尿糖检测假阳性。使用葡萄糖氧化酶（Tes-Tape®、Clinistix®）的测试不受头孢菌素的影响。

🄰 药物相互作用 / 食物相互作用

如果高剂量氨基糖苷类或利尿剂与头孢吡肟一起给药，应仔细监测肾功能，因为氨基糖苷类抗生素的肾毒性和耳毒性的可能性增加。

已知对玉米或玉米制品过敏的患者禁用含有右旋糖的溶液。

💊 剂量

感染类型	剂量	持续时间 / 日
中度至重度肺炎	每 12 小时 1～2 克	10
发热性中性粒细胞减少症	每 8 小时 2 克	同中性粒细胞减少症治疗方案
尿路感染	每 12 小时 500 毫克～1 克	7～10
严重尿路感染	每 12 小时 2 克	10
皮肤和皮肤结构感染	每 12 小时 2 克	10
腹内感染	每 12 小时 2 克	7～10

🌐 特殊人群

1. 肾功能不全：推荐剂量见下表。

肾功能	剂量			
肌酐清除率 > 60 毫升 / 分钟	每 12 小时 500 毫克	每 12 小时 1 克	每 12 小时 1 克	每 8 小时 2 克
肌酐清除率 30 ~ 60 毫升 / 分钟	每日 500 毫克	每日 1 克	每日 2 克	每 12 小时 2 克
肌酐清除率 11 ~ 29 毫升 / 分钟	每日 500 毫克	每日 500 毫克	每日 1 克	每日 2 克
肌酐清除率 < 11 毫升 / 分钟	每日 250 毫克	每日 250 毫克	每日 500 毫克	每日 1 克
血液透析	第一日 1 克, 然后每 24 小时 500 毫克			每日 1 克
连续性可动式腹膜透析	每 48 小时 500 毫克	每 48 小时 1 克	每 48 小时 2 克	每 48 小时 2 克
连续性肾脏替代治疗	不推荐使用			

2. 肝功能障碍：无需调整剂量。

3. 儿科：尚未确定对 2 个月以下儿科患者的安全性和有效性。

剂量为 50 毫克，每 12 小时给药 1 次（发热性中性粒细胞减少症患者 50 毫克 / 千克体重，每 8 小时 1 次）。

抗生素治疗艺术

临床学习精华

（1）头孢吡肟需要针对肾功能不全而调整剂量。

（2）与青霉素交叉过敏 < 10%。

（3）肌酐清除率 ≤ 60 毫升 / 分钟的患者必须调整剂量，避免出现脑病、肌阵挛、癫痫等不良反应。

（4）合用氨基糖苷类会增加肾毒性和耳毒性的可能性。

（5）据报道，其他头孢菌素类药物与强效利尿剂（如呋塞米）合用时会出现肾毒性。

MEFOXIN/头孢西丁

基本特性

1. 类别：第二代头孢菌素。

2. 作用机制：结合青霉素结合蛋白，破坏细胞壁合成。

3. 耐药机制：①青霉素结合蛋白可能被改变，亲和力降低。② β-内酰胺酶的产生，导致 β-内酰胺环水解。③当细菌减少孔蛋白的产生时，抗生素到达青霉素结合蛋白的能力降低，导致细胞内药物浓度降低。

4. 代谢途径：头孢西丁主要以原形从尿液中排出。

FDA 批准的适应证

治疗下列疾病中由易感微生物菌株引起的严重感染：

下呼吸道感染、尿路感染、腹腔感染、妇科感染、败血症、骨骼和关节感染、皮肤和皮肤结构感染。

预防未受污染的胃肠道手术、阴式子宫切除术、腹式子宫切除术或剖宫产术患者的感染。

不良反应 / 毒性

头孢西丁禁用于对头孢西丁和头孢菌素类抗生素表现出过敏反应的患者。如果对青霉素过敏，应慎用头孢西丁。

毒性包括静脉炎、发热、过敏反应、皮疹包括史-约综合征、多形性红斑和中毒性表皮坏死松解症、血管性水肿、潮红、血清病样反应、脑病、癫痫发作、腹泻、艰难梭菌相关性腹泻和伪膜性肠炎、口腔念珠菌病、厌食、味觉异常、恶心、呕吐、胃痉挛、胀气、肝炎、肾功能损害、生殖器念珠菌病、阴道炎、出血、凝血酶原时间延长、全血细胞减少症、溶血性贫血、抗球蛋白试验阳性。

🧪 药物相互作用 / 食物相互作用

据报道，头孢菌素类和氨基糖苷类抗生素合用后肾毒性增加。使用硫酸铜溶液（本尼迪克特溶液，Clintest®）时，头孢菌素可能会导致尿糖检测假阳性。使用葡萄糖氧化酶（Tes-Tape®、Clinistix®）的测试不受头孢菌素的影响

对玉米制品过敏的患者禁用含有右旋糖的溶液。

💊 剂量

无并发症的感染	每 6 ~ 8 小时 1 克，静脉注射
中度至重度感染	每 4 小时 1 克或每 6 ~ 8 小时 2 克，静脉注射
预防切开前 30 ~ 60 分钟静脉注射	2 克，第 1 次给药后每 6 小时 1 次 2 克静脉注射，不超过 24 小时

🌐 特殊人群

1. 肾功能不全：推荐剂量见下表。

肾功能	剂量
肌酐清除率 30 ~ 50 毫升 / 分钟	每 8 ~ 12 小时 1 ~ 2 克
肌酐清除率 10 ~ 29 毫升 / 分钟	每 12 ~ 24 小时 1 ~ 2 克
肌酐清除率 5 ~ 10 毫升 / 分钟	每 12 ~ 24 小时 500 毫克~ 1 克
肌酐清除率 < 5 毫升 / 分钟	每 24 ~ 48 小时 500 毫克~ 1 克
血液透析	透析后 1 克
连续性可动式腹膜透析	每日 1 克
连续性肾脏替代治疗	每 8 ~ 12 小时 1 ~ 2 克

2. 肝功能障碍：无需调整剂量。

3. 儿科：尚未确定对 3 个月以下儿科患者的安全性和有效性。对三个月及以上的患者，剂量为每日 80 ~ 160 毫克 / 千克体重，分为 4 ~ 6 次相等的剂量。对于严重的感染，应使用更高的剂量。每日总剂量不应超过 12 克。

4. 手术预防：可在上述指定时间给予 30 ~ 40 毫克 / 千

克体重的剂量。

抗生素治疗艺术

临床学习精华

（1）头孢西丁需要根据肾功能障碍调整剂量。

（2）与青霉素交叉过敏＜10%。

（3）头孢西丁可能导致重症肌无力加重。

MEL - B(Melarsoprol B)/美拉胂醇B

📋 基本特性

1. 类别：芳香族砷化物。

2. 作用机制：①糖酵解激酶抑制剂。②一种强效的锥虫胱甘肽还原酶抑制剂。③与硫辛酸的相互作用。

3. 代谢途径：在肝脏被氧化，随尿液和粪便排出体外。

4. 用于：晚期非洲锥虫病的治疗（中枢神经系统受累）。

✳ 不良反应 / 毒性

多达 20% 的接受美拉索洛尔的患者可能会发生危及生命的脑病。罗得西亚昏睡病比冈比亚昏睡病更常见，可能是免疫介导的反应。如果发生这种情况，静脉注射地塞米松和抗惊厥药可能有益，治疗应改用依氟鸟氨酸。

其他毒性作用包括发烧、皮疹、多发性神经病（可能通过硫胺素改善）、震颤、静脉炎、蜂窝织炎和腹痛。

⚗ 药物相互作用 / 食物相互作用

未知。

💊 剂量

治疗冈比亚锥虫病和罗得西亚锥虫病：在 2 或 3 剂苏拉明钠作预处理后（以减少脑病的可能性），2.2 毫克 /（千克体重·日），静脉注射 10 日。

🌐 特殊人群

1. 肾功能不全：没有针对肾功能不全的剂量调整。

2. 肝功能障碍：没有针对肝功能障碍的剂量调整。

3. 儿科：同成人。

🔬 抗生素治疗艺术

临床学习精华

（1）依氟鸟氨酸对晚期罗得西亚锥虫病无效。因此，美拉肿醇是唯一的选择。

（2）皮质类固醇可预防治疗相关性脑病。

（3）用苏拉明或戊烷脒预处理可能会降低美肿醇的毒性，但其有益效果从未被记录过。

（4）硫胺素可能对多发性神经病有帮助。

MEPRON/阿托伐醌

基本特性

1. 类别：抗代谢药。

2. 作用机制：①阿托伐醌是泛醌的类似物。对耶氏肺孢子虫的作用机制尚未完全阐明。②在疟原虫物种中，作用部位似乎是细胞色素 bc1 复合物（复合物 III）。阿托伐醌对电子传输的抑制导致对这些酶的间接抑制。这种阻断的最终代谢作用包括抑制核酸和 ATP 合成。

3. 代谢途径：在粪便中以原形排出体外。

FDA 批准的适应证

预防对甲氧苄啶 - 磺胺甲噁唑（TMP-SMX）不耐受的 13 岁及以上患者的肺孢子虫肺炎。

治疗对 TMP-SMX 不耐受的 13 岁及以上患者的轻度至中度卡氏肺囊虫肺炎。

也用于：弓形虫病的替代疗法（与乙胺嘧啶结合）、巴贝斯虫病、疟疾治疗和疟疾预防。

不良反应 / 毒性

阿托伐喹酮禁用于对该制剂的任何成分产生或有潜在危及生命的过敏反应史的患者。毒性作用包括发热、过敏、皮疹、失眠、头痛、抑郁、角膜病、咳嗽、腹泻、恶心、胰腺炎、肝毒性、肌痛、肾功能衰竭白细胞减少症、血小板减少症和高铁血红蛋白血症。

药物相互作用 / 食物相互作用

与食物一起服用阿托伐醌可增强其吸收。

利福平降低阿托伐醌水平。

💊 剂量

1. 预防卡氏肺囊虫肺炎：每日 1 次 1500 毫克（10 毫升）。

2. 治疗轻度至中度卡氏肺囊虫肺炎：750 毫克（5 毫升）随餐服用，每日 2 次，共 21 日。

🌐 特殊人群

1. 肾功能不全：未知

2. 肝功能障碍：未知

3. 儿科：未在儿童中进行研究。

抗生素治疗艺术

临床学习精华

（1）由于吸收不可靠，不推荐阿托伐醌用于治疗中重度卡氏肺囊虫肺炎。

（2）阿托伐醌应与食物一起服用以增加其吸收。

MERREM/美罗培南

基本特性

1. 类别：碳青霉烯类。

2. 作用机制：结合青霉素结合蛋白，破坏细胞壁合成。

3. 耐药机制：①青霉素结合蛋白可能被改变，亲和力降低。② β - 内酰胺酶（碳青霉烯酶、金属 -β - 内酰胺酶）的产生，导致 β - 内酰胺环水解。③当细菌减少孔蛋白的产生时，抗生素到达青霉素结合蛋白的能力降低，导致细胞内药物浓度降低。④外排泵组件表达的增加。

4. 代谢途径：美罗培南通过尿液排出体外。

FDA 批准的适应证

治疗由易感微生物菌株引起的严重感染：

复杂的皮肤和皮肤结构感染（仅限成人患者和 3 个月及以上的儿童患者）、腹腔感染包括复杂性阑尾炎和腹膜炎（成人和儿童患者）、细菌性脑膜炎（仅限 3 个月及以上的儿科患者）。

不良反应 / 毒性

美罗培南禁用于已知对本品任何成分或同类其他药物过敏的患者，或已证明对 β - 内酰胺类有过敏反应的患者。在开始使用美罗培南治疗之前，应仔细询问以前对青霉素、头孢菌素、其他 β - 内酰胺类和其他过敏原的过敏反应，因为过敏反应的可能性增加。

其他毒性：静脉炎、发热、过敏反应、皮疹（包括史 - 约综合征）、多形性红斑和中毒性表皮坏死松解症、血管性水肿、低血压、癫痫、脑病、听力损失、腹泻、艰难梭菌相关的腹泻和伪膜性肠炎、口腔念珠菌病、舌炎、厌食、恶心、呕吐、胃痉挛、肝炎、肾功能损害、脓尿、血尿、生殖器瘙痒、呼吸困难、多关节痛、凝血酶原时间延长、全血细胞减少、抗球蛋白试验阳性、谷丙转氨酶（SGPT）、谷草转氨酶（SGOT）、碱性磷酸酶、胆红素和乳酸脱氢酶升高，血清钠降低，钾和氯升高。

药物相互作用 / 食物相互作用

美罗培南可降低血清丙戊酸浓度，应监测水平。

不建议丙磺舒与美罗培南同时服用。

剂量

对于皮肤和皮肤结构感染，美罗培南的推荐剂量为每 8 小时静脉注射 500 毫克，腹腔内感染每 8 小时注射 1 克。

特殊人群

1. 肾功能不全：推荐剂量见下表。

肾功能	皮肤	腹腔
肌酐清除率 26 ~ 50 毫升 / 分钟	每 12 小时 500 毫克	每 12 小时 1 克
肌酐清除率 10 ~ 25 毫升 / 分钟	每 12 小时 250 毫克	每 12 小时 500 毫克
肌酐清除率 < 10 毫升 / 分钟	每日小时 250 毫克	每日小时 500 毫克
血液透析或腹膜透析后	500 毫克	
连续性肾脏替代治疗	每 12 小时 1 克	

2. 肝功能障碍：无需调整剂量。

3. 儿科：推荐剂量见下表。

感染类型	剂量
复杂的皮肤和皮肤结构	每 8 小时 10 毫克 / 千克体重（最多 500 毫克）
腹腔	每 8 小时 20 毫克 / 千克体重（最多 1 克）
脑膜炎	每 8 小时 40 毫克 / 千克体重（最多 2 克）

抗生素治疗艺术

临床学习精华

（1）美罗培南必须因肾功能不全而调整剂量。

（2）与青霉素交叉过敏＜ 10%。

（3）有中枢神经系统疾病或肾功能不全的患者癫痫发作的风险最大。

（4）美罗培南对产生超广谱 β - 内酰胺酶的生物有活性。

MINTEZOL/噻苯达唑

基本特性

1. 类别：广谱抗蠕虫药。

2. 作用机制：抑制蠕虫特异性酶延胡索酸还原酶。噻苯达唑还可抑制卵和 / 或幼虫的产生。

3. 代谢途径：在肝脏代谢，随尿液排出。

FDA 批准的适应证

治疗类圆线虫病（线虫）、皮肤幼虫移行症（爬行性皮疹）和内脏幼虫移行症。

也用于（当不能使用首选方案时）：钩虫（美洲钩虫和十二指肠钩虫）、鞭虫（鞭虫病）蛔虫（蛔虫病）和旋毛虫病。

不良反应 / 毒性

多形性红斑和史 - 约综合征、头晕、疲倦、嗜睡、头晕、头痛、麻木、易怒、抽搐、虚脱、精神错乱、抑郁、漂浮感、虚弱、缺乏协调、黄疸、胆汁淤积、实质肝损伤、厌食、恶心、呕吐、腹泻、上腹部不适、腹痛、耳鸣、眼睛感觉异常、黄眼、视力模糊、黏膜干燥、干燥综合征、低血压、高血糖、白细胞减少、血尿、遗尿、尿恶臭和结晶尿。

药物相互作用 / 食物相互作用

如果可能，噻苯达唑应在饭后服用。

当预计同时使用噻苯达唑和黄嘌呤衍生物（茶碱）时，可能需要监测血药浓度和 / 或减少此类化合物的剂量。

剂量

以 500 毫克咀嚼片或混悬剂的形式服用，混悬剂每 5 毫升含 500 毫克噻苯达唑。推荐的最大日剂量为 3 克。吞咽前应咀嚼片剂。

要确定剂量，请参见下表。

体重 / 磅	片剂	混悬剂 / 毫升
30	250 毫克 (0.5 片)	2.5
50	500 毫克 (1 片)	5
75	750 毫克 (1.5 片)	7.5
100	1000 毫克 (2 片)	10
125	1250 毫克 (2.5 片)	12.5
150 及以上	1500 毫克 (3 片)	15

注: 1 磅 =0.45 千克。

频次和持续时间见下表。

适应证	治疗方案
类圆线虫病	每日 2 次, 连续 2 日
皮肤幼虫移行症	每日 2 次, 持续 2 日
内脏幼虫移行症	每日 2 次, 持续 7 日
旋毛虫病	每日 2 次, 持续 2 ～ 4 日
肠蛔虫	每日 2 次, 连续 2 日

⊕ 特殊人群

1. 肾功能不全：没有针对肾功能不全的剂量调整。

2. 肝功能障碍：如果长期治疗，建议在治疗期间监测肝功能。

3. 儿科：噻苯达唑在体重低于 30 磅的儿科患者中的安全性和有效性受到限制。

🔥 抗生素治疗艺术

临床学习精华

（1）噻苯达唑应仅用于已诊断为易感蠕虫感染的患者，不应预防性使用。

（2）由于中枢神经系统不良反应可能经常发生，应避免需要精神警觉的活动。

MONUROL/磷霉素

基本特性

1. 类别：磷酸类抗生素。

2. 作用机制：使烯醇丙酮酸转移酶失活，从而不可逆地阻止尿苷二磷酸 -N- 乙酰氨基葡萄糖与对烯醇式丙酮酸的缩合，这是细菌细胞壁合成的第一步。它还减少细菌对尿路上皮细胞的粘附。

3. 耐药机制：信息有限。

4. 代谢途径：随尿液和粪便排出。

FDA 批准的适应证

仅用于治疗由敏感的大肠埃希菌和粪肠球菌引起的女性单纯性尿路感染（急性膀胱炎），不适用于治疗肾盂肾炎或肾周脓肿。

不良反应 / 毒性

对磷霉素表现出严重过敏反应的患者禁用。毒性包括腹泻、头痛、阴道炎、恶心、鼻炎、背痛、痛经、咽炎、头晕、腹痛、消化不良、虚弱、皮疹、大便异常、艰难梭菌相关性腹泻、厌食、便秘、口干、排尿困难、耳部疾病、发烧、胀气、流感综合征、血尿、感染、失眠、淋巴结病、月经紊乱、偏头痛、肌痛、神经紧张、感觉异常、瘙痒、血清谷丙转氨酶升高、皮肤病、嗜睡、呕吐、视神经炎、血管水肿、再生障碍性贫血、哮喘（加重）、胆汁淤积性黄疸、肝坏死和中毒性巨结肠。

药物相互作用 / 食物相互作用

甲氧氯普胺降低磷霉素的血清浓度和尿排泄，其他增加胃肠蠕动的药物可能会产生类似的效果。

可以在有或没有食物的情况下服用。

剂量

对于 18 岁及以上女性的无并发症尿路感染（急性膀胱炎）的推荐剂量是 1 小袋磷霉素。

特殊人群

1. 肾功能不全：显著降低磷霉素的排泄。

2. 肝功能障碍：信息有限。

3. 儿科：对 12 岁以下儿童的安全性和有效性尚未确定。

抗生素治疗艺术

临床学习精华

（1）不要使用 1 剂以上的剂量来治疗急性膀胱炎的单次发作。每日重复给药不会提高临床成功率或微生物根除率，但可能会增加不良事件的发生率。

（2）磷霉素与 β - 内酰胺类、氨基糖苷类等其他抗菌药物一般不存在交叉耐药性。

（3）磷霉素有杀菌作用。

（4）磷霉素对产生超广谱 β 内酰胺酶的肠杆菌有活性。

（5）磷霉素不应用于治疗肾盂肾炎或复杂性尿路感染。

MYAMBUTOL/盐酸乙胺丁醇

基本特性

1. 作用机制：抑制参与分枝杆菌细胞壁生物合成的阿拉伯糖基转移酶。

2. 耐药机制：阿拉伯糖基转移酶中的点突变。

3. 代谢途径：大约 50% 的乙胺丁醇从尿液中排出，25% 在肝脏中代谢，25% 以原形从粪便中排出。

FDA FDA 批准的适应证

与其他抗分枝杆菌药物联合治疗结核分枝杆菌。

也用于：治疗非结核分枝杆菌感染，包括鸟分枝杆菌胞内复合体、堪萨斯分枝杆菌、牛分枝杆菌和卡介苗引起的感染。

不良反应 / 毒性

视神经炎、周围神经病变、皮疹、血小板减少症、过敏反应、皮炎、关节痛、发热和血清尿酸升高，伴有急性痛风的沉淀反应。

药物相互作用 / 食物相互作用

抗酸剂可能会减少吸收，应与乙胺丁醇分开 2 小时给药。

剂量

15 ~ 25 毫克 /（千克体重·日），每日 1 剂。如果开始剂量较大，60 日后减至 15 毫克 / 千克体重。

每周 2 次：40 ~ 55 千克患者，每次服用 2000 毫克；56 ~ 75 千克患者，每次服用 2800 毫克；76 ~ 90 千克患者，每次服用 4000 毫克（最大）。

每周 3 次：40 ~ 55 千克患者，每次服用 1200 毫克；

56 ～ 75 千克患者，每次服用 2000 毫克；76 ～ 90 千克患者，每次服用 2400 毫克（最大）。

🌐 特殊人群

1. 肾功能不全：肾功能衰竭（肌酐清除率＜ 30）或血液透析：每周 3 次，每次 15 ～ 25 毫克 / 千克体重；监测肾功能衰竭患者的检测（通常水平为 2 ～ 5 微克 / 毫升）。

2. 肝功能障碍：无需调整剂量。

3. 儿科：15 ～ 20 毫克 /（千克体重·日），每日 1 次；最多 1 克。每周 2 次：50 毫克 / 千克体重；最大 4 克。

🔖 抗生素治疗艺术

临床学习精华

（1）乙胺丁醇应始终与其他抗分枝杆菌药物联合使用。

（2）所有接受乙胺丁醇治疗的患者应在治疗开始时和治疗期间至少每月评估视力和色觉。

（3）由于视觉毒性与剂量有关，肾功能不全患者应检测血清水平。

（4）视觉毒性在间歇性治疗中较少见，例如每周 2 次或 3 次给药。

（5）在 15 毫克 /（千克体重·日）的较低剂量下，视觉毒性并不常见。

MYCAMINE/米卡芬净

基本特性

1. 类别：棘白菌素。

2. 作用机制：抑制真菌细胞壁的重要成分 1,3-β-D-葡聚糖的合成。

3. 耐药机制：数据不完整。

4. 代谢途径：缓慢化学降解为多种产物，其中大部分随粪便排出。它不会被细胞色素 P450 酶代谢。

FDA FDA 批准的适应证

HIV 感染者的念珠菌血症、急性播散性念珠菌病、念珠菌腹膜炎和脓肿以及食道念珠菌病。预防接受造血移植患者的念珠菌感染。

不良反应 / 毒性

可能的组胺相关综合征，其特征是皮疹、荨麻疹、潮红、瘙痒、通过外周静脉给药时的注射部位反应、发热、皮疹、多形性红斑、恶心、呕吐腹泻、肝功能衰竭、肾功能衰竭、心律失常、关节痛、癫痫发作、脑病、低钠血症、低钾血症和全血细胞减少症。

药物相互作用

接受西罗莫司、硝苯地平或伊曲康唑与米卡芬净联合治疗的患者应监测西罗莫司、硝苯地平或伊曲康唑引起的毒性，可能需要减少剂量。

剂量

1. 念珠菌血症、急性播散性念珠菌病、腹膜炎或脓肿：

每日静脉注射 100 毫克。

2. 食道念珠菌病：每日静脉注射 150 毫克。

3. 造血移植受者的预防：每日静脉注射 50 毫克。

🌐 特殊人群

1. 肾功能不全：无需调整剂量。

2. 肝功能障碍：无需调整剂量。

3. 儿科：适用于 4 个月及以上的儿童。

单位：毫克／千克体重

适应证	＜ 30 千克人群剂量	＞ 30 千克人群剂量
念珠菌血症、念珠菌病、腹膜炎、脓肿	2	2（最大 100 毫克）
食道念珠菌病	3	2.5（最大 150 毫克）
预防	1	1（最大 50 毫克）

🗝 抗生素治疗艺术

临床学习精华

（1）棘白菌素仅对念珠菌属、次氏肺孢子菌和曲霉属有活性，它们不应用于其他真菌感染。

（2）米卡芬净对所有致病性念珠菌属有活性，包括对氟康唑耐药的念珠菌属。

（3）光滑念珠菌和近平滑念珠菌对棘白菌素的耐药性上升。

MYCOBUTIN/利福布汀

📋 基本特性

1. 类别：利福霉素。

2. 作用机制：利福布汀抑制易感细胞中 DNA 依赖性 RNA 聚合酶活性。

3. 耐药机制：耐药以 DNA 依赖性 RNA 聚合酶的单步突变形式发生。

4. 代谢途径：在肝脏中代谢成 5 种产物，随粪便和尿液排出体外。

FDA FDA 批准的适应证

预防晚期 HIV 感染患者的播散性鸟分枝杆菌复合体（MAC）病。

也用于：在 HIV 感染和未感染患者中与其他药物联合治疗鸟分枝杆菌复合体病。

利福布汀通常在治疗结核病时替代利福平，因为它与其他药物的相互作用少于利福平（约占利福平活性的 40%）。

✳ 不良反应 / 毒性

对任何利福霉素有过敏史的患者禁用利福布汀。

不良反应：前葡萄膜炎、肝功能障碍、肝细胞损伤和黄疸、卟啉症、尿液呈红色、汗、痰、眼泪、间歇用药时的"流感综合征"（发烧、寒战和不适）、变态反应、皮疹、潮红、上腹部不适、厌食、恶心、呕吐、肠胃气胀、艰难梭菌相关性腹泻、弥散性血管内凝血、视力障碍、肾上腺功能不全、肾功能不全、意识模糊、血清尿酸升高、血小板减少症、白细胞减少症和溶血性贫血。

▲ 药物相互作用 / 食物相互作用

当药物与食物一起摄入时，利福布汀的吸收减少，但吸收通常是足够的，与食物一起摄入可减少胃肠道不耐受。

已知利福布汀可诱导某些细胞色素 P450 酶。利福布汀与通过这些代谢途径进行生物转化的药物一起给药可能会加速消除并降低这些共同给药的药物的治疗效果，其中许多需要在与利福布汀共同给药期间和之后进行监测和调整。受影响的药物清单包括以下药物 / 类别：抗惊厥药、抗心律失常药、口服抗凝药、抗真菌药、巴比妥类药物、β - 受体阻滞剂、钙通道阻滞剂、氯霉素、克拉霉素、皮质类固醇、环孢素、强心苷制剂、氯贝特、激素利福布汀治疗期间应建议使用非激素避孕方法、氨苯砜、地西泮、多西环素、依那普利、氟喹诺酮类、氟哌啶醇、口服降糖药、左旋甲状腺素、美沙酮、麻醉性镇痛药、去甲替林、黄体酮、嘧啶、奎宁、三环类抗抑郁药、蛋白酶抑制剂、非核苷类逆转录酶抑制剂、CCR5 抑制剂和齐多夫定。

当与阿托伐醌、丙磺舒和复方新诺明合用时，利福布汀的水平可能会升高，而与酮康唑和抗酸剂（在摄入抗酸剂前至少 1 小时给予利福布汀）时可能会降低。

当利福布汀与氟烷或异烟肼同时使用时，肝毒性的可能性增加，应避免同时使用利福布汀和氟烷。

▲ 药物 / 实验室相互作用

据报道，在接受利福平治疗的患者中出现了阿片类药物的交叉反应性和假阳性尿液筛查试验。

已显示利福布汀的治疗水平会抑制血清叶酸和维生素 B12 的标准微生物测定。

抗逆转录病毒药物经常需要调整剂量，目前的建议如下表。

450～600/日或600每周3次	依法韦仑（常用剂量）
300/日或300每周3次	奈韦拉平（标准剂量）
150/日或300每周3次	福沙那韦（常用剂量） 阿扎那韦（常用剂量） 利托那韦增强的蛋白酶抑制剂 Evotaz
150隔日1次	考比司他
避免使用	Stribild、Genvoya、Descovy、埃替拉韦
常用剂量	马拉韦罗（常用剂量）
常用剂量	雷特格韦、度鲁特韦（常用剂量）
常用剂量	依曲韦林（常用剂量）
常用剂量	Triumeq

🔖 剂量

利福布汀以 150 毫克片剂形式提供。标准剂量为每日 300 毫克。对于间歇给药，可以每周 2 次或 3 次给予相同剂量。

🌐 特殊人群

1. 肾功能不全：如果肌酐清除率< 30 毫升 / 分钟，则将剂量减少 50%。

2. 肝功能障碍：肝功能受损的患者应仅在必要时给予利福布汀，然后谨慎并监测肝功能。

3. 儿科：未研究；不过，可以使用 5～10 毫克 /（千克体重·日）。

🔧 抗生素治疗艺术

临床学习精华

（1）在活动性结核病的情况下，不应使用利福布汀预防鸟分枝杆菌复合体病，因为可能会产生耐药性。

（2）所有接受利福布汀治疗的患者均应监测肝功能检查

和胃肠道不耐受症状。

（3）利福布汀是 P450 细胞色素系统的强效诱导剂，联合用药可能需要停药或监测可能的剂量调整。然而，相互作用比用利福平观察到的要少。

（4）利福布汀可增强肾上腺激素、甲状腺激素、维生素D 等内源性基质的代谢。

（5）软性隐形眼镜可能会被永久染色。

NAFCILLIN/萘夫西林

📋 基本特性

1. 类别：半合成青霉素。

2. 作用机制：结合青霉素结合蛋白，破坏细胞壁合成。

3. 耐药机制：①青霉素结合蛋白可能被改变，亲和力降低。② β - 内酰胺酶的产生，导致 β - 内酰胺环水解。③当细菌减少孔蛋白的产生时，抗生素到达青霉素结合蛋白的能力降低，导致细胞内药物浓度降低。

4. 代谢途径：大部分萘夫西林被肝脏灭活并在胆汁中排泄，剩余的 30% 以原形从尿液中排出。

FDA 批准的适应证

萘夫西林适用于治疗由易感的产青霉素酶葡萄球菌引起的感染。

✳ 不良反应 / 毒性

对任何青霉素有过敏反应者禁用。

不良反应包括艰难梭菌相关性腹泻（CDAD）、间质性肾炎（包括皮疹、发热、嗜酸性粒细胞增多、血尿、蛋白尿和肾功能不全）、血栓性静脉炎、过敏反应（包括皮疹、多形性红斑和史 - 约综合征）、肝炎、恶心、呕吐、腹泻、口腔炎、黑色或多毛的舌头、多动症和癫痫发作、贫血、血小板减少症、中性粒细胞减少症和嗜酸性粒细胞增多症。

⚗ 药物相互作用 / 食物相互作用

氯霉素、大环内酯类、磺胺类和四环素类可能会干扰青霉素的杀菌作用。

当萘夫西林和华法林同时使用时，应密切监测凝血酶原时间。

当器官移植患者同时使用环孢素和萘夫西林时，应监测环孢素水平。使用 Clintest® 检测尿液中葡萄糖的存在时，高浓度的萘夫西林可能会导致假阳性反应。建议使用基于酶促葡萄糖氧化酶反应（例如 Clinistix®）的葡萄糖测试。萘夫西林可能导致蛋白质的假阳性尿反应。

剂量

成人的常用静脉注射或肌肉注射剂量为每 4 小时 500 毫克。对于严重感染，建议每 4 小时 1 克，肌肉注射或静脉注射。

特殊人群

1. 肾功能不全：无需调整剂量。

2. 肝功能障碍：无需调整剂量。

合并肾和肝功能不全：应测量萘夫西林血清水平并相应调整剂量。

3. 儿科：①婴儿和体重 < 40 千克的儿童，25 毫克 / 千克体重肌肉注射，每日 2 次。②新生儿，10 毫克 / 千克体重肌肉注射，每日 2 次。

抗生素治疗艺术

临床学习精华

（1）萘夫西林不需要因肾功能不全调整剂量。

（2）据报道，注射部位偶尔会出现皮肤脱落。

（3）肝肾功能不全者慎用萘夫西林。

NEBUPENT,PENTAM(Pentamidine)/戊烷脒

基本特性

1. 类别：芳香族二脒。
2. 作用机制：竞争性抑制腐胺和亚精胺的摄取。
3. 代谢途径：戊烷脒被肝脏羟基化并随后排出体外。

FDA 批准的适应证

戊烷脒静脉注射剂适用于治疗吉氏肺孢子菌引起的肺炎。

戊烷脒吸入剂适用于预防有吉罗氏疟原虫肺炎病史且 CD4 计数 < 200 的艾滋病患者。

也用于：由棘阿米巴虫和狒狒巴拉姆希阿米巴虫引起的肉芽肿性阿米巴脑炎（静脉注射）。

皮肤利什曼病（静脉注射）。

吸入戊烷脒也用于治疗由耶氏肺孢子虫引起的轻度感染。

早期冈比亚锥虫（静脉注射）。

不良反应 / 毒性

静脉注射喷他定可引起低血压，尤其是在不到一小时内给药、肾功能衰竭、低钙血症、低镁血症、高钾血症和低钠血症、低血糖、致命性胰腺炎、糖尿病、中性粒细胞减少、贫血和血小板减少、恶心、呕吐、肝功能检查异常、室性心律失常，以及 QT 间期延长和 ST 段和 T 波的变化。

肌肉注射戊烷脒也可能导致无菌脓肿。

雾化戊烷脒可引起咳嗽和支气管痉挛。

药物相互作用 / 食物相互作用

数据不完整。

剂量

由于肌肉注射引起的疼痛和脓肿形成，如果可能，应给予静脉注射。

疾病	剂量和持续时间
AIDS 患者的耶氏肺孢子虫肺炎	4 毫克 / 千克体重，持续 21 日
非 HIV 感染者的耶氏肺孢子虫肺炎	4 毫克 / 千克体重，持续 21 日
预防耶氏肺孢子虫肺炎	每月吸入 300 毫克气雾剂
布氏冈比亚锥虫病	4 毫克 /（千克体重·日），肌肉注射或静脉注射，持续 7 日
皮肤利什曼病	2～3 毫克 / 千克体重，每日 1 次肌肉注射或静脉注射，或隔日 1 次 4～7 剂
阿米巴脑炎	4 毫克 / 千克体重，每日 1 次

特殊人群

1. 肾功能不全：无需对肾功能不全进行剂量调整，但是，如果肌酐清除率上升 1 毫克 / 分升或更多，则每日剂量应降至 2～3 毫克 / 千克体重。

2. 肝功能障碍：无需调整剂量。

3. 儿科：与成人剂量相同。

抗生素治疗艺术

临床学习精华

（1）虽然喷他吸入剂可脒用于轻度卡氏肺囊虫肺炎，但最好使用其他药物（增效磺胺甲基异噁唑、克林霉素＋伯氨喹）。

（2）虽然推荐戊烷脒吸入剂预防卡氏肺囊虫肺炎，但其他药物更有效（增效磺胺甲基异噁唑、氨苯砜、阿托伐醌）。

（3）接受戊烷脒的患者可能出现严重的并发症，包括低血压、低血糖、胰腺炎和肾功能衰竭，密切监测是必要的。

NEO-FRADIN,NEOMYCIN/新霉素

📋 基本特性

1. 类别：口服吸收不良的氨基糖苷类药物。
2. 作用机制：抑制易感细菌细胞中蛋白质的合成。
3. 代谢途径：新霉素吸收不良，随粪便排出。

FDA FDA 批准的适应证

肝昏迷。

也用于：在术前肠道准备中抑制肠道细菌。

✳ 不良反应 / 毒性

警告

1. 新霉素口服后会发生全身吸收，可能会发生毒性反应。据报道，口服硫酸新霉素后出现神经毒性（包括耳毒性）和肾毒性。应进行系列、前庭和听力测试以及肾功能测试（尤其是在高危患者中）。

2. 肾功能受损患者发生肾毒性和耳毒性的风险更大。耳毒性通常会延迟发作，出现耳蜗损伤的患者在治疗期间不会出现症状，以警告他们出现第八神经破坏，并且在新霉素停药后很长时间内可能会发生完全或部分耳聋。

3. 据报道，口服新霉素后会出现神经肌肉阻塞和呼吸麻痹。如果给予新霉素，应考虑发生神经肌肉阻滞和呼吸麻痹的可能性，尤其是接受麻醉剂、神经肌肉阻滞剂如筒箭毒碱、琥珀胆碱或十甲铵的患者，或接受大量柠檬酸盐抗凝血输注的患者。如果发生阻塞，钙盐可能会逆转这些现象，但可能需要机械呼吸辅助。

4. 应避免同时和 / 或连续全身、口服或局部使用其他氨基糖苷类药物，包括巴龙霉素和其他潜在肾毒性和 / 或神经毒性药物，如杆菌肽、顺铂、万古霉素、两性霉素 B、多黏菌素 B、黏菌素和紫霉素，因为其毒性可能是累加的。

5. 其他增加毒性风险的因素是高龄和脱水。

6. 应避免同时使用新霉素与强效利尿剂，如依地尼酸或呋塞米，因为某些利尿剂本身可能会引起耳毒性。此外，当静脉给药时，利尿剂可能通过改变血清和组织中抗生素的浓度来增强新霉素的毒性。

禁忌：存在肠梗阻、对药物有过敏反应史的个体、对其他氨基糖苷类有过敏史的患者、炎症或溃疡性胃肠道疾病患者。

不良反应包括：麻木、皮肤刺痛、肌肉抽搐、抽搐、恶心、呕吐、腹泻、肾毒性、耳毒性、神经肌肉阻滞和吸收不良。

🅰 药物相互作用 / 食物相互作用

同时或连续使用其他神经毒性和 / 或肾毒性药物（包括氨基糖苷类和多黏菌素）时应谨慎。

口服新霉素抑制苯氧甲基青霉素、口服维生素 B12、甲氨蝶呤、5- 氟尿嘧啶和地高辛的胃肠道吸收。

口服硫酸新霉素可通过降低维生素 K 的可用性来增强香豆素抗凝剂的作用。

💊 剂量

硫酸新霉素以 500 毫克片剂或含有 125 毫克 / 毫升的口服溶液（Neo-Fradin）形式提供。

肝昏迷：推荐剂量为每日 4 ~ 12 克，分次服用。

择期结直肠手术的术前预防：术前每日 3 次口服硫酸新霉素 1 克和红霉素碱 1 克。

🌐 特殊人群

1. 肾功能不全：无需调整剂量。

2. 肝功能障碍：无需调整剂量。

3. 儿科：18 岁以下患者口服硫酸新霉素的安全性和有效性尚未确定。如果需要对 18 岁以下的患者进行治疗，应慎用新霉素，因经胃肠道吸收，治疗时间不应超过 2 周。

抗生素治疗艺术

临床学习精华

（1）少量口服新霉素能够通过完整的肠黏膜吸收。

（2）新霉素冲洗吸收表面，如胸膜，会导致全身吸收和神经毒性。

NORVIR/利托那韦

📋 基本特性

1. 类别：蛋白酶抑制剂。

2. 作用机制：利托那韦可逆地结合蛋白酶的活性位点。蛋白酶的抑制作用阻止了 gag 和 gag-pol 多蛋白的裂解，导致产生未成熟的非传染性病毒。

3. 耐药机制：蛋白酶突变的发展导致构象变化，阻止利托那韦与活性位点结合，使蛋白酶活性继续。最常见的耐药突变包括 46I、71V、82A 和 84V。

4. 代谢途径：利托那韦经肝脏代谢。

FDA FDA 批准的适应证

与其他抗逆转录病毒药物联合治疗 HIV-1。

✳ 不良反应 / 毒性

> **警告**
>
> 利托那韦与包括镇静催眠药、抗心律失常药或麦角生物碱制剂在内的几类药物合用可能会导致潜在的严重和 / 或危及生命的不良事件，因为利托那韦可能对某些药物的肝脏代谢产生影响。在开具利托那韦处方之前或在给已经服用利托那韦的患者开其他药物时，检查患者服用的药物。

A 型和 B 型血友病患者新发糖尿病、原有糖尿病恶化、高血糖、出血增加（包括自发性皮肤血肿和关节积血），身体脂肪重新分布 / 积累（包括向心性肥胖、背颈脂肪增大（水牛驼峰）、外周消瘦、面部消瘦、乳房增大、"库欣样外观"），免疫重建综合征、腹泻、QTc 延长、尖端扭转型室速、腹痛、头痛、厌食症、消化不良、上腹痛、肝炎、口腔溃疡、呕吐、贫血、白细胞减少症、血小板减少症，碱性磷酸酶、淀粉酶、肌酸磷酸激酶、乳酸脱氢酶、谷草转氨酶、谷丙转氨酶、γ-谷氨酰转肽酶升高，高脂血症、高尿酸血症、高血糖症、低血糖症和脱水。

▲ 药物相互作用 / 食物相互作用

利托那韦片应随餐服用；利托那韦胶囊可随餐服用或不随餐服用。

不应与利托那韦合用的药物包括胺碘酮、奎尼丁、氟卡尼、普罗帕酮、阿夫唑嗪、伏立康唑、阿司咪唑、特非尼定、麦角衍生物、圣约翰草、辛伐他汀、洛伐他汀、鲁拉西酮、匹莫齐特、西沙必利、氟哌啶醇、

利托那韦是 CYP3A 酶的抑制剂，与主要由 CYP3A 代谢的药物合用可能导致其他药物的血浆浓度升高，从而增加或延长其治疗和不良反应。利托那韦由 CYP3A 和 CYP2C19 代谢，与诱导 CYP3A 或 CYP2C19 的药物合用可降低利托那韦的血浆浓度并降低其治疗效果。联合服用利托那韦和抑制 CYP3A 或 CYP2C19 的药物可能会增加利托那韦的血浆浓度。由于这些代谢影响，可能需要改变剂量或进行临床 / 实验室监测的潜在药物相互作用如下。

药物	调整或监测
伊曲康唑	毒性监测
酮康唑	慎用
伏立康唑	监测毒性
利福布汀	将利福布汀减至 150 隔日 1 次或每周 3 次
避孕药	使用替代或附加方法
阿托伐他汀、瑞舒伐他汀	使用尽可能低的剂量并密切监测
苯巴比妥、苯妥英或卡马西平	监测抗惊厥药水平, 考虑替代方案
美沙酮	监测, 可能需要更高的美沙酮剂量
西地那非	每 48 小时 25 毫克
他达拉非	5 毫克, 72 小时内不超过 10 毫克
伐地那非	每 24 小时 2.5 毫克
秋水仙碱	不要在肾或肝功能受损时共同给药
喹硫平	给予喹硫平剂量的 1/6
波生坦	剂量为每日 62.5 毫克

剂量

利托那韦以 100 毫克片剂和含有 600 毫克 /7.5 毫升的液体形式提供。尽管利托那韦的推荐剂量是 600 毫克, 每日 2 次口服, 但很少以这种方式使用。它主要作为其他蛋白酶抑制剂的加强剂给药, 如下所示。

药物	剂量
阿扎那韦	阿扎那韦每日 300 毫克 + 利托那韦每日 100 毫克
地瑞那韦	地瑞那韦 600 毫克每日 2 次 + 利托那韦 100 毫克每日 2 次或达芦那韦 800 毫克每日 + 利托那韦 100 毫克每日 (初治)
福沙那韦	福沙那韦 700 毫克每日 2 次 + 利托那韦 100 毫克每日 2 次
	福沙那韦 1400 每日 1 次 + 利托那韦 200 或 100 每日 1 次 (初治)
茚地那韦	茚地那韦 800 每日 2 次 + 利托那韦 100 每日 2 次
奈非那韦	不推荐使用
沙奎那韦	沙奎那韦 1000 每日 2 次 + 利托那韦 100 每日 2 次
替拉那韦	替拉那韦 500 每日 2 次 + 利托那韦 200 每日 2 次

⊕ 特殊人群

1. 肾功能不全：无需调整。

2. 肝功能障碍：严重肝功能障碍患者不要服用。

3. 儿科：对于 1 个月以上的儿童，推荐剂量为 400 毫克 / 平方米体表面积，但应从 250 毫克 / 平方米体表面积开始，每 3 日以 50 毫克 / 平方米体表面积滴定直至达到推荐剂量。

⚑ 抗生素治疗艺术

临床学习精华

（1）利托那韦应始终与其他抗逆转录病毒药物联合使用。

（2）利托那韦应与食物同服以减少不良反应。

（3）利托那韦主要用作除奈非那韦以外的其他蛋白酶抑制剂的增效剂。

（4）蛋白酶抑制剂沙奎那韦、达芦那韦和替拉那韦必须与利托那韦一起给药。

（5）无论何时开始使用利托那韦，请务必检查患者正在使用的所有药物，以尽量减少药物相互作用。

NOXAFIL/泊沙康唑

基本特性

1. 类别：三唑类。

2. 作用机制：抑制羊毛甾醇 14-α-脱甲基酶，该酶参与麦角甾醇的合成，麦角甾醇是真菌细胞膜的重要成分。

3. 耐药机制：①编码靶酶的基因（ERG11）的点突变导致靶标发生改变，对唑类的亲和力降低。② ERG11 的过度表达导致产生高浓度的目标酶，从而需要更高的细胞内药物浓度来抑制细胞中的所有酶分子。③伊曲康唑通过激活两种类型的多药外排转运蛋白主动外排出细胞。

4. 代谢途径：泊沙康唑主要在粪便中原形排出。

FDA 批准的适应证

预防因严重免疫功能低下而有发生这些感染的高风险的患者的侵袭性曲霉和念珠菌感染，例如患有移植物抗宿主病（GVHD）的造血干细胞移植（HSCT）受者或血液系统恶性肿瘤的患者化疗引起的长期中性粒细胞减少症。

治疗口咽念珠菌病，包括伊曲康唑和 / 或氟康唑难治的口咽念珠菌病。

也用于：泊沙康唑对接合菌属有活性。

不良反应 / 毒性

为对其他唑类药物过敏的患者开具泊沙康唑处方时应谨慎。

泊沙康唑应谨慎用于可能致心律失常的患者，不应与已知会延长 QTc 间期并通过 CYP3A4 代谢的药物一起给药。

其他不良反应包括发热、中性粒细胞减少、血小板减少、腹痛、肝毒性、恶心、呕吐、腹泻、皮疹、肾上腺功能不全、血小板减少和低钾血症。

⚠ 药物相互作用 / 食物相互作用

与食物一起服用泊沙康唑片剂或溶液。对于不能进食的人，口服溶液可以与酸性饮料一起服用。由于泊沙康唑是CYP3A4的强抑制剂，可能会增加主要由 CYP3A4 代谢的药物的血浆浓度。

以下药物禁忌与泊沙康唑合用：阿司咪唑、西沙必利、西罗莫司、特非那定、卤泛群、匹莫齐特、奎尼丁、辛伐他汀、洛伐他汀、麦角生物碱和依法韦仑。

可能会出现以下药物相互作用，并可能需要在适当时调整剂量：

（1）苯二氮䓬类：可能会发现苯二氮䓬类药物的含量增加。

（2）钙通道阻滞剂：可能会增加钙通道阻滞剂的水平。

（3）环孢菌素：将环孢菌素剂量减至原剂量的四分之三左右，并监测环孢菌素水平。

（4）地高辛：可能会增加地高辛的水平。

（5）H_2 拮抗剂和质子泵抑制剂：会降低口服溶液的浓度，但对延迟释放片剂或静脉注射制剂没有影响。

（6）甲氧氯普胺：可能会降低口服溶液的浓度，对延迟释放片剂或静脉制剂没有影响。

（7）苯妥英：可能会降低泊沙康唑的水平；苯妥英的水平可能会增加。避免使用，除非收益大于风险。

（8）蛋白酶抑制剂：可能会增加蛋白酶抑制剂的水平。

（9）利福布汀：可能会降低泊沙康唑的水平；此外，利福布汀的水平可能会增加。避免使用，除非收益大于风险。

（10）利福平：可能会降低泊沙康唑的水平。

（11）他克莫司：将他克莫司剂量减至原剂量的约 1/3 并监测他克莫司水平。

（12）长春新碱：可能会增加长春新碱的含量。

💊 剂量

泊沙康唑有 40 毫克 / 毫升溶液、100 毫克缓释片剂和注射溶液。

1. 静脉注射和缓释片剂配方的剂量

预防念珠菌或曲霉菌：负荷剂量为每日 2 次 300 毫克，连续 1 日，然后每日 300 毫克。

2. 口服液剂量

（1）预防念珠菌或曲霉菌：每日 3 次，每次 200 毫克。

（2）治疗口咽念珠菌病：每日 2 次 100 毫克负荷剂量，1 日后每日 100 毫克。

（3）治疗氟康唑难治性口咽念珠菌病：400 毫克每日 2 次。

🌐 特殊人群

1. 肾功能不全：在肌酐清除率 < 50 毫升 / 分钟患者中，预计会发生静脉内载体 Betadex 磺丁基醚钠（SBECD）的积聚。应密切监测这些患者的血清肌酐水平，如果出现升高，应考虑改用口服泊沙康唑治疗。口服制剂无需调整剂量。

2. 肝功能障碍：无需调整剂量。

3. 儿科：泊沙康唑在 13 岁以下儿科患者中的安全性和有效性尚未确定。对于 13 岁以上的儿科患者，应使用成人剂量的缓释片剂或口服溶液。

静脉注射制剂不应用于 18 岁以下的患者。

⤴ 抗生素治疗艺术

临床学习精华

（1）缓释片剂和口服溶液的剂量不能互换。

（2）请勿咀嚼、压碎或分割缓释片剂。

（3）泊沙康唑缓释片剂和口服溶液应与食物同服。

（4）在所有研究中，缓释片剂导致比口服溶液高得多的水平。

（5）泊沙康唑对接合菌有活性，已用于两性霉素难治的病例。

（6）泊沙康唑是细胞色素 P450 的抑制剂，可以增强许多常用药物的活性。

（7）应在泊沙康唑治疗开始时和治疗过程中评估肝功能检查。

ODEFSEY/（替诺福韦艾拉酚胺+恩曲他滨+利匹韦林）

📋 基本特性

1. 类别：核苷酸逆转录酶抑制剂、核苷逆转录酶抑制剂和非核苷逆转录酶抑制剂。

2. 作用机制：①替诺福韦和恩曲他滨被细胞酶转化为它们的活性药物替诺福韦双磷酸盐（三磷酸腺苷的类似物）和恩曲他滨三磷酸（三磷酸胞嘧啶的类似物）。这些药物与天然存在的核苷酸竞争，以并入新形成的 HIV DNA。由于它们没有末端羟基，它们会停止病毒的转录和复制。②利匹韦林通过与酶结合来抑制逆转录酶活性。

3. 耐药机制：① HIV 逆转录酶结构的变化导致三磷酸腺苷的优先结合和替诺福韦二磷酸的结合减少，这使得 DNA 的转录继续进行。耐药突变包括 K65R、M184V 和 "TAMS"：41L、67N、70R、210W、215F 和 219E。②逆转录酶结构的变化阻止利匹韦林与酶结合并允许转录继续。最常见的耐药突变是 E138K。

4. 代谢途径：①替诺福韦和恩曲他滨以原形从尿液中排出。②利匹韦林主要经历由细胞色素 P450 CYP 3A 介导的氧化代谢。

FDA FDA 批准的适应证

Odefsey 被认为是治疗 12 岁及 12 岁以上患者 HIV-1 感染的完整方案，作为没有抗逆转录病毒治疗史且 HIV-1 RNA 小于或等于 10 万 / 毫升的患者的初始治疗，或替换稳定的抗逆转录病毒治疗方案，这些患者处于病毒学抑制（HIV-1RNA 低于 50/ 毫升）至少 6 个月且没有治疗失败史，且没有与对 Odefsey 的单个成分的耐药性相关的已知替代品。

❋ 不良反应 / 毒性

警告

1. 据报道，将核苷类似物与其他抗逆转录病毒药物联合使用会导致乳酸酸中毒和严重肝肿大伴脂肪变性，包括致命病例。

2. Odefsey 未被批准用于治疗慢性乙型肝炎病毒 (HBV) 感染，并且尚未确定 Odefsey 在同时感染人类免疫缺陷病毒 −1 (HIV−1) 和 HBV 的患者中的安全性和有效性。据报道，在同时感染 HIV−1 和 HBV 并停用含有恩曲他滨 (FTC) 和 / 或富马酸替诺福韦酯 (TDF) 的产品的患者中，乙型肝炎的严重急性加重可能会在停用 Odefsey 时发生。

3. 对于同时感染 HIV−1 和乙型肝炎病毒并停用 Odefsey 的患者，应通过临床和实验室随访密切监测肝功能至少几个月。如果合适，可能需要开始抗乙型肝炎治疗。

其他不良反应：免疫重建炎症综合征、脂肪再分布包括向心性肥胖和背颈脂肪增大、外周消瘦、面部消瘦、乳房增大、皮疹、肾功能损害，包括急性肾功能衰竭和范可尼综合征、骨矿物质密度降低和抑郁症。

▲ 药物相互作用 / 食物相互作用

Odefsey 应与至少 533 卡路里的膳食一起服用。

利匹韦林主要由细胞色素 P450（CYP）3A 代谢，诱导或抑制 CYP3A 的药物可能影响利匹韦林的清除。

不要将 Odefsey 与卡马西平、奥卡西平、苯巴比妥、苯妥英、利福平、利福布汀、利福喷丁、右兰索拉唑、埃索美拉唑、兰索拉唑、奥美拉唑、泮托拉唑、雷贝拉唑、地塞米松或圣约翰草一起给药。

Odefsey 不应与任何含有拉米夫定的药物一起给药，因为拉米夫定和恩曲他滨都是胞嘧啶类似物，并且可能具有拮抗作用。

Odefsey 不应与任何含有替诺福韦、恩曲他滨或利匹韦林的药物一起给药：Viread、Emtriva、Atripla、Descovy、Stribild、Genvoya、Edurant 或 Complera。

如果与抗酸剂一起给药，Odefsey 应在前 4 小时或后 2 小时服用。

如果与 H_2 受体拮抗剂联合给药，则应间隔 12 小时。

🧮 剂量

替诺福韦艾拉酚胺 25 毫克 + 恩曲他滨 200 毫克 + 利匹韦林 25 毫克的固定剂量组合，每日给药 1 次。

🌐 特殊人群

1. 肾功能不全：估计肌酐清除率低于每分钟 30 毫升时，请勿服用。

2. 肝功能障碍：未在 Child Pugh C 级肝功能障碍患者中进行研究。

3. 儿科：治疗：推荐给 12 岁以上的患者。

⚗ 抗生素治疗艺术

临床学习精华

（1）Odefsey 不应与其他含有替诺福韦、恩曲他滨或利匹韦林的药物一起使用。

（2）Odefsey 不应与其他非核苷逆转录酶抑制剂如依法韦仑、奈韦拉平、依曲韦林或地拉韦定一起使用。

（3）Odefsey 必须与至少 533 卡路里的膳食一起服用。

（4）禁服蛋白质补充饮料以确保足够的利匹韦林水平。

（5）不要对病毒载量 > 10 万的患者启动 Odefsey 治疗。

（6）Odefsey 与质子泵抑制剂不能一起给药。

OLYSIO/西咪匹韦

📋 基本特性

1. 类别：西咪匹韦是一种 HCVNS3/4A 蛋白酶抑制剂。

2. 作用机制：西咪匹韦与蛋白酶结合，终止病毒的复制。

3. 耐药机制：对西咪匹韦的耐药以 NS3 蛋白酶位置 F43、Q80、R155、A156 和 / 或 D168 处的一个或多个氨基酸置换为特征。这些突变使蛋白酶在西咪匹韦存在的情况下继续工作。

4. 代谢途径：西咪匹韦在肝脏中通过肝脏 CYP3A 系统进行氧化代谢而代谢。

FDA FDA 批准的适应证

与索非布韦联合治疗成人慢性丙型肝炎病毒（HCV）感染无肝硬化或代偿期肝硬化的 HCV 基因 1 型患者。

联合聚乙二醇干扰素 α（Peg-IFN-α）和利巴韦林（RBV）治疗成人慢性丙型肝炎病毒（HCV）感染无肝硬化或代偿期肝硬化的 HCV 基因 1 型或 4 型患者。

☀ 不良反应 / 毒性

与索非布韦和胺碘酮合用时出现严重的症状性心动过缓。

在接受西咪匹韦与聚乙二醇干扰素 α 和利巴韦林联合治疗或与索非布韦联合治疗的患者中，已有肝功能失代偿和肝功能衰竭的报告，包括致命病例。

其他不良反应包括光敏反应、皮疹、头痛、疲劳、恶心、腹泻、头晕、呼吸困难以及淀粉酶和脂肪酶升高。

🧪 药物相互作用 / 食物相互作用

其他药物的禁忌证也适用于联合方案。有关禁忌证列表，请参阅相应的处方信息。

西咪匹韦不应与胺碘酮、卡马西平、奥卡西平、苯巴比妥、苯妥英、红霉素、克拉霉素、伊曲康唑、酮康唑、泊沙康唑、氟康唑、伏立康唑、利福平、利福布汀、利福喷丁、地塞米松、西沙必利、奶蓟草、圣约翰草、考比司他、依法韦仑、奈韦拉平、依曲韦林、地拉韦定、达芦那韦、奈非那韦、沙奎那韦、福沙那韦、阿扎那韦、克力芝（Kaletra）、茚地那韦、替拉那韦、利托那韦或环孢素。

药物	调整或监测
地高辛	监测水平
抗心律失常药	监测水平
钙通道阻滞剂	临床监测
HMG CoA 还原酶抑制剂	给予尽可能低的剂量并监测
西罗莫司	监测水平
咪达唑仑、三唑仑	密切监测

💊 剂量

西咪匹韦的推荐剂量是 1 粒 150 毫克胶囊，每日 1 次，与食物一起口服。

患者人群	药物	持续时间 / 周
基因型 1 无肝硬化	西咪匹韦 + 索非布韦	12
基因型 1 代偿性肝硬化	西咪匹韦 + 索非布韦	24
基因型 1 或 4 无肝硬化或有代偿性肝硬化	西咪匹韦 + 聚乙二醇干扰素 α+ 利巴韦林	12
	聚乙二醇干扰素 α+ 利巴韦林	12
基因型 1 或 4 先前无反应者无肝硬化或有代偿性肝硬化	西咪匹韦 + 聚乙二醇干扰素 α+ 利巴韦林	12
	聚乙二醇干扰素 α+ 利巴韦林	36

特殊人群

1. 肾功能不全：无需调整剂量。

2. 肝功能障碍：不推荐用于中度或重度肝功能不全的患者。

3. 儿科：请勿在 18 岁以下的患者中使用。

抗生素治疗艺术

临床学习精华

（1）西咪匹韦仅对丙型肝炎病毒（HCV）基因型 1 和基因型 4 有活性。

（2）在开始使用西咪匹韦之前，所有患者都应进行丙型肝炎病毒耐药性测试。对于具有 Q80K 突变的患者，应考虑替代疗法。

（3）在西咪匹韦治疗前和治疗期间监测肝脏化学检查。

（4）西咪匹韦可与索非布韦联合用于治疗基因 1 型丙型肝炎病毒。

（5）西咪匹韦能够与聚乙二醇干扰素 α 和利巴韦林联合治疗基因 1 或基因型 4 型丙型肝炎病毒。

（6）如果西咪匹韦与索非布韦和胺碘酮共同给药，曾报告出现心动过缓。

（7）西咪匹韦可用于 HIV 合并感染患者。

OMNICEF/头孢地尼

基本特性

1. 类别：第三代头孢菌素。

2. 作用机制：结合青霉素结合蛋白，破坏细胞壁合成。

3. 耐药机制：①青霉素结合蛋白可能被改变，降低亲和力。② β - 内酰胺酶的产生，导致 β - 内酰胺环水解。③当细菌减少孔蛋白的产生时，抗生素到达青霉素结合蛋白的能力降低，导致细胞内药物浓度降低。

4. 代谢途径：头孢地尼在尿液中以原形排出体外。

FDA 批准的适应证

治疗由易感生物引起的下列感染：成人、社区获得性肺炎、慢性支气管炎急性加重、急性上颌窦炎、咽炎 / 扁桃体炎、无并发症的皮肤和皮肤结构感染、儿科、急性细菌性中耳炎、咽炎 / 扁桃体炎、无并发症的皮肤和皮肤结构感染。

不良反应 / 毒性

对头孢菌素过敏的患者禁用头孢地尼。如果对青霉素过敏，应慎用头孢地尼。

毒性包括发热、过敏反应、皮疹（包括史 - 约综合征）、多形性红斑和中毒性表皮坏死松解症、血管性水肿、潮红、血清病样反应、脑病、癫痫、腹泻、艰难梭菌相关性腹泻和伪膜性肠炎、口腔念珠菌病、厌食症、恶心、呕吐、胃痉挛、胀气、肝炎、肾功能损害、生殖器念珠菌病、阴道炎、出血、凝血酶原时间延长、全血细胞减少症、溶血性贫血和抗球蛋白试验阳性。

药物相互作用 / 食物相互作用

头孢地尼可以与食物一起服用，也可以单独服用。

头孢地尼应在服用抗酸剂或铁补充剂之前或之后至少 2 小时给药。

丙磺舒会抑制头孢地尼的肾排泄。

据报道，接受头孢地尼治疗患者的大便呈红色。

使用硫酸铜溶液（本尼迪克特溶液，Clintest®）时，头孢菌素可能会导致尿糖测定假阳性。使用葡萄糖氧化酶（Tes-Tape®、Clinistix®）的测试不受头孢菌素的影响。使用硝基氢氰酸盐的试验可能会出现尿液中酮体的假阳性反应，但使用亚硝基铁氰化物的试验则不会。

剂量

头孢地尼以 300 毫克胶囊和含有 125 毫克 /5 毫升或 250 毫克 /5 毫升的奶油色粉末制剂形式提供。13 岁以上患者的用药剂量见下表。

感染类型	剂量	持续时间 / 日
社区获得性肺炎	每 12 小时 300 毫克	10
慢性支气管炎急性加重	每 12 小时 300 毫克或每日 600 毫克	5 ~ 10
急性鼻窦炎	每 12 小时 300 毫克或每日 600 毫克	10
咽炎	每 12 小时 300 毫克或每日 600 毫克	5 ~ 10
无并发症的皮肤和皮肤结构感染	每 12 小时 300 毫克	10

特殊人群

1. 肾功能不全：推荐剂量见下表。

肾功能	剂量 / 毫克
肌酐清除率＜ 30 毫升 / 分钟	每日 300
血液透析	透析后 300
连续性可动式腹膜透析	不适用
连续性肾脏替代治疗	不适用

2. 肝功能障碍：无需调整剂量。

3. 儿科：新生儿和 6 个月以下婴儿的安全性和有效性尚未确定。

感染类型	剂量	持续时间 / 日
中耳炎	每 12 小时 7 毫克 / 千克体重 或 14 毫克 /（千克体重·日）	5 ~ 10
急性上颌窦炎	每 12 小时 7 毫克 / 千克体重 或 14 毫克 /（千克体重·日）	10
咽炎 / 扁桃体炎	每 12 小时 7 毫克 / 千克体重 或 14 毫克 /（千克体重·日）	5 ~ 10
皮肤和皮肤结构感染	每 12 小时 7 毫克 / 千克体重	10
无并发症的皮肤和皮肤结构感染	每 12 小时 300 毫克	10

对于肌酐清除率＜ 30 毫升 / 分钟 /1.73 平方米的儿科患者，头孢地尼的剂量应为 7 毫克 / 千克体重（最多 300 毫克），每日 1 次。

抗生素治疗艺术

临床学习精华

（1）头孢地尼必须针对肾功能不全进行剂量调整。

（2）与青霉素交叉过敏低于 10%。

ORBACTIVE/奥利万星

基本特性

1. 类别：脂糖肽。

2. 作用机制：①通过与肽聚糖前体的干肽结合，抑制细胞壁生物合成的转糖基化（聚合）步骤。②通过与细胞壁的肽桥段结合来抑制细胞壁生物合成的转肽（交联）步骤。③破坏细菌膜的完整性。

3. 耐药机制：数据有限。在临床研究中未观察到耐药性。

4. 代谢途径：不代谢，在粪便和尿液中缓慢排出。

FDA 批准的适应证

由易感的葡萄球菌（包括耐甲氧西林金黄色葡萄球菌）和链球菌分离株引起的急性细菌性皮肤和皮肤结构感染（ABSSSI）。

不良反应 / 毒性

头痛、恶心、呕吐、四肢和皮下脓肿、腹泻。

过敏反应、蜂窝织炎、骨髓炎、贫血、嗜酸性粒细胞增多、输注部位红斑、外渗、瘙痒、皮疹、水肿、胆红素升高、高尿酸血症、腱鞘炎、肌痛、支气管痉挛、喘息、荨麻疹、血管性水肿、多形性红斑、脓疱性皮疹、皮疹（可能与其他糖肽有交叉敏感性）和艰难梭菌相关的腹泻。

药物相互作用 / 食物相互作用

几种 CYP450 酶的弱诱导剂或抑制剂。

奥利万星和华法林合用可能导致华法林暴露量增加，从而增加出血风险。

💊 剂量

1200毫克单剂量通过静脉输注在3小时内给药。

🌐 特殊人群

1.肾功能不全：轻度或中度肾功能不全不需要调整剂量。尚未评估严重肾功能损害的药代动力学。不能通过血液透析从血液中去除。

2.肝功能障碍：轻度或中度肝功能不全的患者无需调整剂量。尚未研究严重肝功能不全患者的药代动力学。

3.儿科：尚未研究对18岁以下儿科患者的安全性和有效性。

🗡 抗生素治疗艺术

临床学习精华

（1）奥利万星给药后120小时（5日）内禁止使用静脉内普通肝素钠，因为活化部分凝血活酶时间（aPTT）测试结果可能在奥利万星给药后长达120小时(5日)内保持假性升高。

（2）奥利万星已被证明可人为地延长凝血酶原时间（PT）和国际标准化比值（INR）长达12小时，使得在奥利万星给药后长达12小时内对华法林抗凝作用的监测不可靠。

ORNIDYL/依氟鸟氨酸

基本特性

1. 类别：鸟氨酸的氟化类似物。

2. 作用机制：鸟氨酸脱羧酶抑制剂，导致亚精胺和锥虫胱甘肽减少。

3. 代谢途径：在尿液中以原形排出体外。

4. 用于：对布氏冈比亚锥虫有活性。用于中枢神经系统受累的晚期疾病。

不良反应 / 毒性

贫血、白细胞减少和血小板减少、癫痫、腹泻、听力损失、脱发。

药物相互作用 / 食物相互作用

数据不完整。

剂量

晚期冈比亚锥虫病的新病例：100 毫克 / 千克体重，每 6 小时 1 次静脉注射，持续 14 日。

复发：相同剂量持续 7 日。

特殊人群

1. 肾功能不全：肾功能不全时应减少剂量。

2. 肝功能障碍：无需调整剂量。

3. 儿科：12 岁以下的儿童应接受 125 毫克 / 千克体重，每 6 小时 1 次静脉注射，持续 14 日。大龄儿童应接受 100 毫克 / 千克体重，每 6 小时 1 次，持续 14 日。

🔬 抗生素治疗艺术

临床学习精华

（1）依氟鸟氨酸治疗的患者应随访2年，每6个月腰椎穿刺1次。

（2）依氟鸟氨酸单药不应用于治疗罗得西亚锥虫病，因为它不太有效。

（3）依氟鸟氨酸和美拉肿醇可协同治疗旧大陆锥虫病。

OXACILLIN/苯唑西林

基本特性

1. 类别：半合成青霉素
2. 作用机制：结合青霉素结合蛋白，破坏细胞壁合成。
3. 耐药机制：①青霉素结合蛋白可能被改变，降低亲和力。② β - 内酰胺酶的产生，导致 β - 内酰胺环水解。③当细菌减少孔蛋白的产生时，抗生素到达青霉素结合蛋白的能力降低，导致细胞内药物浓度降低。
4. 代谢途径：苯唑西林在尿液中以原形排出体外。

FDA 批准的适应证

苯唑西林适用于治疗由易感的产青霉素酶葡萄球菌引起的感染。

不良反应 / 毒性

对任何青霉素有过敏反应史者禁用。

不良反应包括艰难梭菌相关性腹泻（CDAD）、血栓性静脉炎、过敏反应，包括皮疹、多形性红斑和史 - 约综合征、间质性肾炎、肝炎、恶心、呕吐、腹泻、口腔炎、黑色或毛茸茸的舌头、多动症和癫痫发作、贫血、血小板减少症、中性粒细胞减少症、嗜酸性粒细胞增多症。

药物相互作用 / 食物相互作用

氯霉素、大环内酯类、磺胺类和四环素类可能会干扰青霉素的杀菌作用。

当苯唑西林和华法林同时使用时，应密切监测凝血酶原时间。使用 Clintest® 检测尿液中葡萄糖的存在时，苯唑西林的高尿浓度可能导致假阳性反应。建议使用基于酶促葡萄糖氧化酶反应（例如 Clinistix®）的葡萄糖测试。

💊 剂量

成人通常的静脉注射或肌肉注射的剂量为每 4 ~ 6 小时 250 ~ 500 毫克。

对于严重感染，建议每 4 ~ 6 小时给药 1 克。

🌐 特殊人群

1. 肾功能不全：无需调整剂量。

2. 肝功能障碍：无需调整剂量。

3. 合并肾和肝功能不全：应测量苯唑西林血清水平并相应调整剂量。

4. 儿科

（1）婴儿和体重 < 40 公斤的婴儿和儿童，对于轻度至中度感染，50 毫克 /（千克体重·日），等分剂量肌肉或静脉注射，每 6 小时 1 次；对于严重感染，100 毫克 /（千克体重·日），等分剂量肌肉或静脉注射，每 4 ~ 6 小时 1 次。

（2）早产儿和新生儿，25 毫克 /（千克体重·日），肌肉注射或静脉注射。

🔥 抗生素治疗艺术

临床学习精华

（1）苯唑西林不需要因肾功能不全而调整剂量。

（2）合并肝肾功能不全的患者应慎用苯唑西林。

PASER/对氨基水杨酸钠

📋 基本特性

1. 类别：水杨酸。
2. 作用机制：抑制分枝杆菌中对氨基苯甲酸的代谢。
3. 耐药机制：不完全了解。
4. 代谢途径：在肝脏中乙酰化并在尿液中排泄。

FDA FDA 批准的适应证

与其他抗分枝杆菌药物联合治疗活动性结核病。

❋ 不良反应 / 毒性

恶心、呕吐、腹泻、肝毒性、凝血病、甲状腺功能减退、过敏、皮疹、白细胞减少、血小板减少、视神经炎和结晶尿。

药物应撒在苹果酱或酸奶或混合酸性果汁，如西红柿，苹果或橘子。这种颗粒不宜咀嚼。

降低地高辛、华法林和口服 B12 水平。

💊 剂量

PASER 采用颗粒包装，每包 4 克。通常的剂量是 8 ～ 12 克 / 日，分 2 ～ 3 次 / 日。

⊕ 特殊人群

1. 肾功能不全：无需调整剂量，但要谨慎使用。建议在严重肾功能衰竭时避免使用 PASER，但一些权威建议在获益大于风险情况下谨慎使用 PASER。
2. 肝功能障碍：无需调整剂量，但需谨慎使用。
3. 儿科：200 ～ 300 毫克 /（千克体重·日），每日分 2 ～ 4 次。

抗生素治疗艺术

临床学习精华

（1）绝不能单独使用 PASER 治疗活动性结核病。

（2）PASER 应冷藏。

（3）PASER 应与酸性食物一起服用，以减少胃肠道不适。

（4）粪便中可见 PASER 颗粒的外壳。

（5）患者应多喝水以限制结晶尿。

（6）在患者使用 PAS 时监测 TSH 和 LFTs。

（7）如果逐渐增加剂量，患者对 PAS 的耐受性最好，例如，开始时 2 克，每日 2 次，服用几日，然后上午 2 克和睡前 4 克，服用几日，然后 4 克，每日 2 次。

（8）当 PAS 与乙硫酰胺合用时，甲状腺功能减退更常见。

PEGASYS/聚乙二醇干扰素 α-2a

基本特性

1. 类别：聚乙二醇干扰素。

2. 作用机制：与细胞表面受体结合后，产生几种干扰素刺激的基因产物，产生抗病毒、抗增殖和免疫调节作用，调节细胞表面主要组织相容性抗原（HLA I 类和 II 类）表达，以及细胞因子表达的调节。

3. 耐药机制：未知

4. 代谢途径：聚乙二醇干扰素 α-2a 被代谢成氨基酸。

FDA 批准的适应证

聚乙二醇干扰素 α-2a 作为与其他丙型肝炎病毒抗病毒药物联合方案的一部分，适用于治疗患有代偿性肝病的慢性丙型肝炎成人。聚乙二醇干扰素 α-2a 单药治疗仅适用于对其他抗丙型肝炎病毒药物有禁忌证或严重不耐受的代偿性肝病慢性丙型肝炎患者的治疗。

聚乙二醇干扰素 α-2a 适用于治疗 HBeAg 阳性和 HBeAg 阴性慢性乙型肝炎的成年患者，这些患者有代偿性肝病和病毒复制和肝脏炎症的证据。

不良反应 / 毒性

警告

α 干扰素，包括聚乙二醇干扰素 α-2a，可能会导致或加重致命或危及生命的神经精神、自身免疫、缺血和感染性疾病。应通过定期临床和实验室评估密切监测患者。对于这些病症的持续严重或恶化的体征或症状的患者，应停止治疗。在许多（但不是全部）病例中，这些疾病在停止聚乙二醇干扰素 α-2a 治疗后会消退。

聚乙二醇干扰素 α-2a 禁用于已知对 α 干扰素或该产品的任何成分过敏、失代偿性肝病（Child Pugh* > 6 的肝硬化）、自身免疫性肝炎、新生儿和婴儿的患者。

* 关于肝功能分级评级，请参阅的有用公式、方程式和定义。

不良反应

（1）一般：发热、过敏。

（2）神经精神障碍：抑郁、自杀、精神病、攻击性行为、紧张、焦虑、情绪不稳定、思维异常、激动、冷漠、毒瘾复发。

（3）感染。

（4）骨髓抑制。

（5）心血管疾病：包括高血压、心动过速、心悸、快速性心律失常、室上性心律失常、胸痛和心肌梗塞。

（6）过敏。

（7）内分泌失调：甲状腺功能亢进、甲状腺功能减退、高血糖、糖尿病和血清甘油三酯升高。

（8）自身免疫性疾病：自身免疫性血小板减少症、特发性血小板减少性紫癜、银屑病、系统性红斑狼疮、甲状腺炎和类风湿性关节炎。

（9）肺部：肺炎和间质性肺炎。

（10）胃肠道疾病：出血性/缺血性、溃疡性结肠炎、胰腺炎和肝功能失代偿。

（11）眼科疾病：视力下降或丧失、黄斑水肿、视网膜动脉或静脉血栓形成、视网膜出血、棉絮斑、视神经炎和视乳头水肿。

（12）脑血管疾病：缺血性和出血性脑血管事件。

▲ 药物相互作用 / 食物相互作用

应监测茶碱血清水平。

应监测患者是否有美沙酮中毒的体征和症状。

💊 剂量

慢性丙型肝炎：每周 1 次，在腹部或大腿皮下注射 180 微克（1 毫升小瓶或 0.5 毫升预装注射器）。适应证如下表。

患者人群	药物	持续时间 / 周
与西咪匹韦和利巴韦林联合使用		
无肝硬化或有代偿期肝硬化的基因型 1 或 4	西咪匹韦 + 聚乙二醇干扰素 α-2a 和利巴韦林，聚乙二醇干扰素 α-2a 和利巴韦林	12
基因型 1 或 4 先前无反应者无肝硬化或代偿期肝硬化	西咪匹韦 + 聚乙二醇干扰素 α-2a 和利巴韦林	12
	聚乙二醇干扰素 α-2a 和利巴韦林	36
与索非布韦和利巴韦林联合使用		
基因型 1 或 4	索非布韦 + 利巴韦林 + 聚乙二醇干扰素 α-2a	12
仅与利巴韦林联合使用		
基因型 1 或 4	聚乙二醇干扰素 α-2a + 利巴韦林	48
基因型 2 或 3	聚乙二醇干扰素 α-2a + 利巴韦林	24
任何基因型, HIV 共感染	聚乙二醇干扰素 α-2a + 利巴韦林	48

慢性乙型肝炎：180 微克（1 毫升小瓶或 0.5 毫升预装注射器）每周 1 次，持续 48 周，在腹部或大腿皮下给药。

🌐 特殊人群

1. 肾功能不全：需要血液透析的终末期肾病：每周 1 次 135 微克。

2. 肝功能障碍：聚乙二醇干扰素 α-2a 不应用于代偿性肝病患者（参见肝功能分级 > 6 的肝硬化），应密切监测肝功能测试。

对于谷丙转氨酶高于基线值的慢性丙型肝炎患者，将聚

乙二醇干扰素 α-2a 剂量降低至 135 微克，谷丙转氨酶升高消退后可以恢复治疗。

对于谷丙转氨酶升高（＞5 倍正常值上限）的慢性乙型肝炎患者，将聚乙二醇干扰素 α-2a 的剂量减少至 135 微克或暂时停止治疗。谷丙转氨酶升高消退后可以恢复治疗。如果突发严重且持续（谷丙转氨酶高于正常值上限＞10 倍），请考虑停止治疗。

3. 儿科：对于 5 岁以上的儿童，聚乙二醇干扰素 α-2a 每周 1 次皮下注射 180 微克 /1.73 平方米 × 体表面积，最大剂量为 180 微克，并应与利巴韦林联合给药。丙型肝炎病毒基因型 2 或 3 儿科患者的推荐治疗持续时间为 24 周，其他基因型患者的推荐治疗持续时间为 48 周。

抗生素治疗艺术

临床学习精华

（1）在开始使用聚乙二醇干扰素 α-2a 之前，评估包括抑郁症在内的精神问题。

（2）在治疗期间监测全血细胞计数。中性粒细胞（＜ 0.5×10^9/升）或血小板计数（＜ 50×10^9/升）出现严重下降的患者停止使用。

（3）应密切监测肝功能，如出现黄疸、腹水、凝血功能障碍或血清白蛋白降低等肝功能失代偿症状，应立即停止干扰素治疗。

（4）所有患者均应在基线时接受眼科检查。先前存在眼科疾病（例如糖尿病或高血压性视网膜病变）的患者应在干扰素 α 治疗期间定期接受眼科检查。任何出现眼部症状的患者都应接受及时和完整的眼科检查。

（5）不推荐移植受者使用聚乙二醇干扰素 α-2a。

（6）存在许多耐受性更好的治疗慢性乙型肝炎和丙型肝炎的选择。请查看最新指南以获取当前建议。

PEGINTRON/聚乙二醇干扰素 α-2b

📋 基本特性

1. 类别：α 干扰素。

2. 作用机制：与细胞表面受体结合后，产生几种干扰素刺激的基因产物，产生抗病毒、抗增殖和免疫调节作用，调节细胞表面主要组织相容性抗原（HLA I 类和 II 类）表达，以及细胞因子表达的调节。

3. 耐药机制：未知

4. 代谢途径：聚乙二醇干扰素 α-2b 被代谢成氨基酸。

FDA FDA 批准的适应证

聚乙二醇干扰素 α-2b 作为联合方案的一部分，适用于治疗代偿性肝病患者的慢性丙型肝炎。

聚乙二醇干扰素 α-2b 单药治疗仅应用于对利巴韦林有禁忌证或明显不耐受的代偿性肝病患者的慢性丙型肝炎治疗，并且仅适用于既往未治疗的成年患者。

✳ 不良反应 / 毒性

> **警告**
>
> α 干扰素，包括聚乙二醇干扰素 α-2b，可能会导致或加重致命或危及生命的神经精神、自身免疫、缺血和感染性疾病。应通过定期临床和实验室评估密切监测患者。这些病症的体征或症状持续严重或恶化的患者应停止治疗。在许多但并非所有情况下，这些疾病在停止聚乙二醇干扰素 α-2b 治疗后会消退。

与利巴韦林一起使用：利巴韦林可能导致胎儿出生缺陷和死亡，必须特别注意避免女性患者和男性患者的女性伴侣怀孕。利巴韦林引起溶血性贫血，与利巴韦林治疗相关的贫血可能导致心脏病的恶化。聚乙二醇干扰素 α-2b 禁用于已知对 α 干扰素或该产品的任何成分过敏、失代偿性肝病（Child Pugh* ＞6 的肝硬化）、自身免疫性肝炎、新生儿和婴儿的患者。

* 关于肝功能分级评级，请参阅有用的公式、方程式和定义。

不良反应

（1）一般：发热、过敏。

（2）神经精神障碍：抑郁、自杀、精神病、攻击性行为、紧张、焦虑、情绪不稳定、思维异常、激动、冷漠、毒瘾复发。

（3）感染。

（4）骨髓抑制。

（5）心血管疾病：包括高血压、心动过速、心悸、快速性心律失常、室上性心律失常、胸痛和心肌梗塞。

（6）过敏。

（7）内分泌失调：甲状腺功能亢进、甲状腺功能减退、高血糖、糖尿病和血清甘油三酯升高。

（8）自身免疫性疾病：自身免疫性血小板减少症、特发性血小板减少性紫癜、银屑病、系统性红斑狼疮、甲状腺炎和类风湿性关节炎。

（9）肺部：肺炎和间质性肺炎。

（10）胃肠道疾病：出血性/缺血性、溃疡性结肠炎、胰腺炎和肝功能失代偿。

（11）眼科疾病：视力下降或丧失、黄斑水肿、视网膜动脉或静脉血栓形成、视网膜出血、棉絮斑、视神经炎和视乳头水肿。

（12）脑血管疾病：缺血性和出血性脑血管事件。

⚠ 药物相互作用 / 食物相互作用

服用美沙酮的患者应监测是否有美沙酮中毒的体征和症状。应监测茶碱血清水平。

💊 剂量

根据患者体重，1.5 微克 /（千克体重·周），皮下注射联合口服 800 ~ 1400 毫克利巴韦林。基因型 1 患者的治疗持续时间为 48 周；基因型 2 和 3 的患者应接受治疗 24 周。如果使用聚乙二醇干扰素 α-2b 单药治疗，剂量为 1 微克 /（千克体重·周），持续 48 周。

🌐 特殊人群

1. 肾功能不全：肌酐清除率 30 ~ 50 毫升 / 分钟，剂量减少 25%；肌酐清除率 10 ~ 29 毫升 / 分钟，或血液透析，剂量减少 50%。

2. 肝功能障碍：聚乙二醇干扰素 α-2b 不应用于代偿性肝病患者（参见肝功能分级＞6 的肝硬化）。应密切监测肝功能测试。

3. 儿科：对于 3 岁以上的儿童，推荐剂量为 60 微克 / 平方米 / 周，皮下注射。

🔥 抗生素治疗艺术

临床学习精华

（1）在开始使用聚乙二醇干扰素 α-2b 之前，评估包括抑郁症在内的精神问题。

（2）在治疗期间监测全血细胞计数，中性粒细胞（＜ 0.5×10^9/ 升）或血小板计数（＜ 50×10^9/ 升）出现严重下降的患者停止使用。

（3）应密切监测肝功能，如出现黄疸、腹水、凝血功能障碍或血清白蛋白降低等肝功能失代偿症状，应立即停止干扰素治疗。

（4）所有患者均应在基线时接受眼科检查。先前存在眼科疾病（例如糖尿病或高血压性视网膜病变）的患者应在干

扰素 α 治疗期间定期接受眼科检查。任何出现眼部症状的患者都应接受及时和完整的眼科检查。

（5）存在许多具有更好耐受性的治疗丙型肝炎的选择，请查看最新指南以获取当前建议。

PENTOSTAM/葡糖酸锑

📋 基本特性

1. 类别：有机金属五价锑。

2. 作用机制：抑制 DNA 拓扑异构酶、糖酵解酶和脂肪酸氧化。

3. 代谢途径：迅速排出，主要通过尿液。

4. 用于：对所有利什曼原虫属有效。用于内脏、皮肤和黏膜利什曼病。

✳️ 不良反应 / 毒性

肝炎、关节痛、肌痛、血栓性静脉炎、头痛、厌食、腹痛、恶心、呕吐、胰腺炎、金属味、瘙痒、心律失常和 QT 间期延长、血清淀粉酶升高、血小板减少和白细胞减少。

⚠️ 药物相互作用 / 食物相互作用

目前尚不清楚有相互作用，但应谨慎使用可能损害肾功能或延长 QT 间期的药物。

💊 剂量

推荐的日剂量为 20 毫克 /（千克体重·日）；然而，已使用 10 毫克 / 千克体重每日 2 次或每日 3 次的剂量。请缓慢静脉输注；肌肉注射给药疼痛，口服吸收不足。

皮肤利什曼病治疗需要 20 日。

内脏利什曼病治疗需要 28 ~ 30 日。

皮肤黏膜利什曼病治疗需要 28 日。

🌐 特殊人群

1. 肾功能不全：肾功能衰竭患者应使用两性霉素 B 脂质

体等替代药物。

2.肝功能障碍：无需剂量调节。

3.儿科：20毫克/千克体重的剂量，每日剂量限制为850毫克/日。

🔥 抗生素治疗艺术

临床学习精华

（1）含锑药剂对HIV感染患者的毒性更大。

（2）孩子比成年人更耐受锑。

（3）治疗过程中应避免饮酒。

（4）应监测心电图，对显著QTc延长应中断治疗。

PIPRACIL/哌拉西林

基本特性

1. 类别：青霉素类。

2. 作用机制：结合青霉素结合蛋白，破坏细胞壁合成。

3. 耐药机制：①青霉素结合蛋白可能被改变，降低亲和力。② β - 内酰胺酶的产生，导致 β - 内酰胺环水解。③当细菌减少孔蛋白的产生时，抗生素到达青霉素结合蛋白的能力降低，导致细胞内药物浓度降低。

4. 代谢途径：哌拉西林通过胆道和肾途径排泄。

FDA 批准的适应证

哌拉西林适用于治疗下列病症中由易感（仅 β - 内酰胺酶阴性）微生物菌株引起的感染：腹腔感染、尿路感染、妇科感染、败血症、下呼吸道感染、皮肤和皮肤结构感染、骨骼和关节感染、无并发症的淋菌性尿道炎、预防手术感染。

不良反应 / 毒性

对任何青霉素、头孢菌素或 β - 内酰胺酶抑制剂有过敏反应史的患者禁用。

不良反应包括艰难梭菌相关性腹泻（CDAD）、过敏反应、皮疹（包括多形红斑和史 - 约综合征）、黏膜皮肤念珠菌病、恶心、呕吐、腹泻、便秘、黑毛舌、头痛、心律失常、多动和癫痫发作、意识混乱、肝炎、肾功能不全、结晶尿、贫血、血小板减少、嗜酸性粒细胞增多、白细胞减少和凝血异常。

药物相互作用 / 食物相互作用

同时使用哌拉西林和丙磺舒可能导致哌拉西林血药浓度升高和延长。在哌拉西林的存在下，任何非去极化肌肉松弛剂产生的神经肌肉阻滞都可能延长。甲氨蝶呤的清除率可能降低。

氯霉素、大环内酯类、磺胺类和四环素类可能会干扰青霉素的杀菌作用。

使用 Clintest® 检测尿液中葡萄糖的存在时，高尿浓度的哌拉西林可能会导致假阳性反应。建议使用基于酶促葡萄糖氧化酶反应（例如 Clinistix®）的葡萄糖测试。

剂量

哌拉西林可以肌肉注射或静脉注射给药。

感染类型	剂量
脓毒症	每日 12～18 克静脉注射，等分每 4～6 小时 1 次
医院获得性肺炎	每日 12～18 克静脉注射，等分每 4～6 小时 1 次
腹腔感染	每日 12～18 克静脉注射，等分每 4～6 小时 1 次
妇科感染	每日 12～18 克静脉注射，等分每 4～6 小时 1 次
皮肤和皮肤结构感染	每日 12～18 克静脉注射，等分每 4～6 小时 1 次
复杂的尿路感染	每日 8～16 克静脉注射，等分每 6～8 小时 1 次
无并发症的尿路感染	每日 6～8 克静脉注射或肌肉注射，等分每 6～12 小时 1 次
无并发症的淋球菌感染	2 克肌肉注射，30 分钟前 1 克丙磺舒
手术预防	麻醉前 20～30 分钟 2 克

注：严重感染的最大剂量：24 克/日。

特殊人群

1. 肾功能不全：推荐剂量见下表。

肾功能	无并发症的尿路感染	复杂的尿路感染	严重感染
肌酐清除率 20～40 毫升/分钟	6～8 克肌肉注射或静脉注射，等分每 6～12 小时 1 次	每 8 小时 3 克	每 8 小时 4 克
肌酐清除率 < 20 毫升/分钟	每 12 小时 3 克	每 12 小时 3 克	每 12 小时 4 克
血液透析	最大日剂量为每 8 小时 2 克和透析后 1 克		
连续性可动式腹膜透析	最大日剂量为每 8 小时 2 克和透析后 1 克		
连续性肾脏替代治疗	每 8 小时 3 克		

2. 肝功能障碍：无需调整剂量。

3. 肾和肝功能衰竭：应测量水平。

4. 儿科：12 岁以下儿科患者的剂量尚未在充分且对照良好的临床试验中进行研究。

抗生素治疗艺术

临床学习精华

（1）哌拉西林需要因肾功能不全而调整剂量。

（2）哌拉西林是一种单钠盐，每克含有 1.85 毫克当量的 Na^+（每克 42.5 毫克 Na^+）。在治疗需要限制盐摄入量的患者时应考虑这一点。

（3）在哌拉西林的存在下，任何非去极化肌松药产生的神经肌肉阻滞作用都可能延长。

（4）与其他半合成青霉素一样，哌拉西林治疗与囊性纤维化患者发热和皮疹发生率增加有关。

（5）治疗假单胞菌感染时，哌拉西林的剂量应为 24 克/日，分 4 次给药。

POLYMYXIN/注射用硫酸多黏菌素B（硫酸多黏菌素 B）

基本特性

1. 类别：多肽。
2. 作用机制：增加细菌细胞膜的通透性，导致细胞死亡。
3. 代谢途径：主要由肾脏排泄。

FDA 批准的适应证

铜绿假单胞菌易感菌株引起的急性（泌尿道、脑膜和血流）感染。

可用于下列严重感染，如易感，且不能使用毒性较小的药物时：流感嗜血杆菌脑膜炎、大肠埃希菌尿路感染、产气杆菌菌血症和肺炎克雷伯菌菌血症。

不良反应 / 毒性

肾毒性、神经毒性。

警告

IM 和 / 或鞘内给药应仅适用于住院患者，以便由医生持续监督。仔细测定肾功能；减少肾损害和氮潴留患者的剂量。多黏菌素 B 引起的肾毒性患者通常表现为蛋白尿、细胞铸型和氮质血症；尿量减少和尿素氮升高是停止治疗的指征。神经毒性反应可表现为易怒、虚弱、嗜睡、共济失调、口周感觉异常、四肢麻木和视力模糊。这些通常与肾损害和 / 或肾毒性患者的高血清水平有关。避免同时或连续使用其他神经毒性和 / 或肾毒性药物，尤其是杆菌肽、链霉素、新霉素、卡那霉素、庆大霉素、妥布霉素、阿米卡星、头孢类、帕罗霉素、紫霉素和黏菌素。多黏菌素 B 的神经毒性可因神经肌肉阻滞而导致呼吸麻痹，尤其是在麻醉和 / 或肌肉松弛剂后不久给予该药物时。人类怀孕的安全性尚未确定。

⚗ 药物相互作用 / 食物相互作用

避免同时使用箭毒类肌肉松弛剂和其他神经毒性药物（乙醚、筒箭毒碱、琥珀胆碱、加拉明、十烃季铵和柠檬酸钠），这可能会导致呼吸抑制。

💊 剂量（1 毫克 =10 000 单位）

1. 静脉注射：15 000 ~ 25 000 单位 /（千克体重·日），可等分每 12 小时 1 次。

2. 肌肉注射：25 000 ~ 30 000 单位 /（千克体重·人），可以以 4 或 6 小时的间隔等分给药。

3. 鞘内注射：每日 50 000 单位，持续 3 ~ 4 日，然后隔日 50 000 单位，持续至少 2 周，在脑脊液培养阴性且糖含量恢复正常后。

🌐 特殊人群

1. 肾功能不全

（1）临命终时：成人和儿童：从 15 000 单位 / 千克体重下调。

（2）肌肉注射：成人和儿童：减少剂量。

（3）血液透析、腹膜透析：成人：肌肉注射：每 24 小时 250 000 单位，不需要补充剂量。

2. 肝功能障碍：不需要调整剂量。

3. 儿科

（1）静脉注射

婴儿最大剂量 40 000 单位 /（千克体重·日）。

儿童通常：15 000 ~ 25 000 单位 /（千克体重·日），等分每 12 小时 1 次。最大剂量 25 000 单位 /（千克体重·日）。

（2）肌肉注射

婴儿最大剂量 4000 单位 /（千克体重·日）。在治疗早产儿和新生儿因铜绿假单胞菌引起的败血症的有限临床研究中，剂量高达 45 000 单位 /（千克体重·日）。

儿童通常 25 000 ~ 30 000 单位 /（千克体重·日），可以以 4 或 6 小时的间隔等分给药。

（3）鞘内注射

小于 2 岁时，通常每日 1 次 20 000 单位，持续 3 ~ 4 日，或隔日 1 次 25 000 单位。在脑脊液培养阴性且糖含量恢复正常后，继续隔日 1 次给药 25 000 单位，持续至少 2 周。

大于 2 岁时，通常每日 1 次 50 000 单位，持续 3 ~ 4 日。在脑脊液培养阴性且糖含量恢复正常后，继续隔日 1 次给药 50 000 单位，持续至少 2 周。

🔥 抗生素治疗艺术

临床学习精华

（1）许多革兰氏阴性杆菌具有耐药性，包括变形杆菌、沙雷氏菌、普罗维登斯菌、伯克霍尔德菌、莫拉氏菌、弧菌、摩根氏菌、幽门螺杆菌和爱德华氏菌。

（2）监测肾毒性、神经毒性、艰难梭菌相关性腹泻、反复感染、呼吸麻痹和其他不良反应。

（3）监测尿量和尿素氮。在肠外治疗期间经常监测肾功能和药物血药浓度。

（4）脑膜感染仅通过鞘内途径给药。

PREZCOBIX/（达芦那韦+考比司他）

📋 基本特性

1. 类别：蛋白酶抑制剂 +CYP3A 抑制剂。

2. 作用机制：①达芦那韦可逆地结合蛋白酶的活性位点。蛋白酶的抑制作用阻止了 gag 和 gag-pol 多蛋白的裂解，导致产生未成熟的非传染性病毒。②考比司他是一种基于机制的 CYP3A 抑制剂。

3. 耐药机制：蛋白酶突变的发展导致构象变化，阻止达芦那韦结合活性位点，使蛋白酶活性继续。达芦那韦有许多蛋白酶突变，其中 5 种是抑制其活性所必需的。

4. 代谢途径：达芦那韦和考比司他都在肝脏中代谢并从粪便中排出。

FDA FDA 批准的适应证

与其他抗逆转录病毒药物联合治疗人类免疫缺陷病毒（HIV-1）感染，治疗未接受过治疗和接受过治疗且无达芦那韦耐药相关替代药物的成人。

❋ 不良反应 / 毒性

达芦那韦引起的不良反应与下列情况相关：A 型和 B 型血友病患者新发糖尿病、原有糖尿病恶化、高血糖、出血增加（包括自发性皮肤血肿和关节积血），包括向心性肥胖、背颈脂肪增大（水牛背）、外周萎缩、面部萎缩、乳房增大、"库欣样外观"等身体脂肪的重新分布 / 积累，免疫重建综合征、皮疹、肾结石、PR 间期延长、QTc 延长、尖端扭转型室速、腹痛、头痛、厌食、消化不良、上腹痛、肝炎、口腔溃疡、胰腺炎、呕吐、贫血、白细胞减少症、血小板减少症，碱性磷酸酶、淀粉酶、肌酸磷酸激酶、乳酸脱氢酶、谷草转氨酶、谷丙转氨酶、间接胆红素和 γ-谷氨酰转肽酶升高，高脂血症、高尿酸血症、低血糖症、低血糖症。

考比司他由于抑制肌酐的肾小管分泌而降低估计的肌酐清除率，而不影响实际肾小球功能。肾功能损害，包括与富马酸替诺福韦酯一起使用时出现急性肾功能衰竭和范可尼综合征的病例。报告的其他不良反应包括黄疸、皮疹、巩膜黄疸、恶心、腹泻和头痛。

小于 2%：腹痛、呕吐、疲劳、横纹肌溶解、抑郁、做梦异常、失眠、肾病、肾结石。

🔺 药物相互作用 / 食物相互作用

达芦那韦 / 考比司他应随餐服用。

不应与达芦那韦 / 考比司他合用的药物包括胺碘酮、奎尼丁、利福平、麦角衍生物、圣约翰草、H-CoA 还原酶抑制剂、辛伐他汀或洛伐他汀、匹莫齐特、苯二氮䓬类、伏立康唑、苯巴比妥、苯妥英、卡马西平、Prezista、利托那韦、洛匹那韦、沙奎那韦、奈韦拉平、依法韦仑、福沙那韦、替拉那韦、依曲韦林、茚地那韦、阿夫唑嗪、决奈达隆、利伐沙班、伊立替康、西沙必利、阿伐那非或西地那非。

达芦那韦和考比司他是 CYP3A 酶的抑制剂，达芦那韦与主要由 CYP3A 代谢的药物共同给药可能导致其他药物的血浆浓度增加，从而增加或延长其治疗和不良反应。

达芦那韦由 CYP3A 代谢，与诱导 CYP3A 的药物合用可能会降低达芦那韦的血浆浓度并降低其治疗效果。达芦那韦与抑制 CYP3A 的药物合用可能会增加达芦那韦的血浆浓度。由于这些代谢作用，下面列出了可能需要改变剂量或临床 / 实验室监测的潜在药物相互作用。

药物	调整或监测
伊曲康唑	不要超过 200 毫克伊曲康唑
酮康唑	不要超过 200 毫克酮康唑
克拉霉素	肾功能不全时减少克拉霉素剂量
利福布汀	将利福布汀降低至 150, 隔日 1 次
避孕药	使用替代或附加避孕方法
阿托伐他汀	使用尽可能低的剂量并密切监测
普伐他汀	使用尽可能低的剂量并密切监测
美沙酮	监测, 可能需要更高的美沙酮剂量
西地那非	每 48 小时 25 毫克
他达拉非	5 毫克, 72 小时内不超过 10 毫克
伐地那非	24 小时内 2.5 毫克
帕罗西汀、舍曲林	监测抗抑郁反应
替诺福韦	监测替诺福韦毒性
马拉韦罗马拉韦罗	剂量应为 150 毫克, 每日 2 次
环孢菌素、他克莫司、西罗莫司	监测免疫抑制剂的水平
秋水仙碱	不推荐用于肾或肝功能障碍者
波生坦	波生坦剂量 62.5 毫克 / 日或隔日 1 次

剂量

达芦那韦 / 考比司他以达芦那韦 800 毫克 + 考比司他 150 毫克的固定剂量组合形式提供, 推荐剂量为每日 1 粒。

特殊人群

1. 肾功能不全: 无需调整。

2. 肝功能障碍: 轻度或中度肝功能损伤患者无需调整剂量。不推荐将达芦那韦 / 考比司他用于严重肝功能损伤的患者。

3. 儿科: 18 岁以下不建议使用。

🔔 抗生素治疗艺术

临床学习精华

（1）达芦那韦/考比司他应始终与其他抗逆转录病毒药物联用。

（2）达芦那韦/考比司他应与食物同服以增加吸收。

（3）达芦那韦有磺胺成分，磺胺过敏患者慎用。

（4）在评估对达芦那韦的耐药性时，表型分析可能会有所帮助。

（5）无论何时开始使用达芦那韦，确保检查患者正在接受的所有药物，以尽量减少药物相互作用。

（6）不要与含有相同成分的药物一起给药。

（7）不要与利托那韦一起给药。

（8）当与利福布汀一起使用时，监测与利福布汀相关的不良反应，包括中性粒细胞减少症和葡萄膜炎。

PREZISTA/达芦那韦

也可以与考比司他一起作为 Prezcobix 提供。

基本特性

1. 类别：蛋白酶抑制剂。

2. 作用机制：达芦那韦可逆地结合蛋白酶的活性位点。蛋白酶的抑制作用阻止了 gag 和 gag-pol 多蛋白的裂解，导致产生未成熟的非传染性病毒。

3. 耐药机制：蛋白酶突变的发展导致构象变化，阻止达芦那韦结合活性位点，使蛋白酶活性继续。达芦那韦有许多蛋白酶突变，其中 5 种是抑制其活性所必需的。

4. 代谢途径：达芦那韦在肝脏中代谢并随粪便排出体外。

FDA 批准的适应证

与其他抗逆转录病毒药物联合治疗 HIV-1。

不良反应 / 毒性

A 型和 B 型血友病患者新发糖尿病、原有糖尿病恶化、高血糖、出血增加（包括自发性皮肤血肿和关节积血），包括向心性肥胖、背颈脂肪增大（水牛背）、外周萎缩、面部萎缩、乳房增大、"库欣样外观"等身体脂肪的重新分布 / 积累、免疫重建综合征、皮疹、肾结石、PR 间期延长、QTc 延长、尖端扭转型室速、腹痛、头痛、厌食、消化不良、上腹痛、肝炎、口腔溃疡、胰腺炎、呕吐、贫血、白细胞减少症、血小板减少症、碱性磷酸酶、淀粉酶、肌酸磷酸激酶、乳酸脱氢酶、谷草转氨酶、谷丙转氨酶、间接胆红素和 γ- 谷氨酰转肽酶升高，高脂血症、高尿酸血症、低血糖症、低血糖症。

⚠ 药物相互作用 / 食物相互作用

达芦那韦应随餐服用。

不应与达芦那韦合用的药物包括秋水仙碱、阿夫唑嗪、屈那德隆、雷诺嗪、鲁拉西酮、西沙必利、利福平、利福喷丁、麦角衍生物、圣约翰草、辛伐他汀、洛伐他汀、匹莫齐特、咪达唑仑、三唑仑、哌唑仑、阿哌立康、沙美特罗、布地奈德、氟替卡松、洛匹那韦、沙奎那韦或 Prezcobix。

达芦那韦是 CYP3A 酶的抑制剂，与主要由 CYP3A 代谢的药物共同给药可能导致其他药物的血浆浓度增加，从而增加或延长其治疗和不良反应。

达芦那韦由 CYP3A 代谢，与诱导 CYP3A 的药物合用可能会降低达芦那韦的血浆浓度并降低其治疗效果。达芦那韦与抑制 CYP3A 的药物合用可能会增加达芦那韦的血浆浓度。由于这些代谢影响，下面列出了可能需要改变剂量或临床 / 实验室监测的潜在药物相互作用。

药物	调整或监测
伊曲康唑	不要超过 200 毫克伊曲康唑
酮康唑	不要超过 200 毫克酮康唑
克拉霉素	肾功能不全时减少克拉霉素剂量
利福布汀	将利福布汀降低至 150，隔日 1 次
避孕药	使用替代或附加避孕方法
阿托伐他汀	使用尽可能低的剂量并密切监测
普伐他汀	使用尽可能低的剂量并密切监测
美沙酮	监测，可能需要更高的美沙酮剂量
西地那非	每 48 小时 25 毫克
他达拉非	5 毫克，72 小时内不超过 10 毫克
伐地那非	24 小时内 2.5 毫克
帕罗西汀、舍曲林	监测抗抑郁反应
替诺福韦	监测替诺福韦毒性
马拉韦罗马拉韦罗	剂量应为 150 毫克，每日 2 次
环孢菌素、他克莫司、西罗莫司	监测免疫抑制剂的水平
秋水仙碱	不推荐用于肾或肝功能障碍者
波生坦	波生坦剂量 62.5 毫克 / 日或隔日 1 次

💊 剂量

达芦那韦有 75 毫克、150 毫克、600 毫克和 800 毫克片剂。它还配制在含量为 100 毫克 / 毫升的液体中。达芦那韦必须与利托那韦一起服用才能达到足够的水平。在没有达芦那韦耐药性的成人中，达芦那韦的推荐剂量为每日 800 毫克加 100 毫克利托那韦，随餐服用。食物的类型不影响达芦那韦的暴露。

对于已证明对地瑞纳韦有耐药性的人，推荐剂量为 600 毫克加利托那韦 100 毫克，每日 2 次和食物一起服用。

🌐 特殊人群

1. 肾功能不全：无需调整。

2. 肝功能障碍：轻度或中度肝功能损伤患者无需调整剂量，不推荐将达芦那韦用于严重肝功能损伤的患者。

3. 儿科：达芦那韦被批准用于 3 岁及以上体重至少 10 千克的儿科患者。

对于那些对达芦那韦没有耐药的患者服药剂量见下表。

体重 / 千克	剂量
10 ～ 11	达芦那韦 350 毫克 + 利托那韦 64 毫克, 每日 1 次
11 ～ 12	达芦那韦 385 毫克 + 利托那韦 64 毫克, 每日 1 次
12 ～ 13	达芦那韦 420 毫克 + 利托那韦 80 毫克, 每日 1 次
13 ～ 14	达芦那韦 455 毫克 + 利托那韦 80 毫克, 每日 1 次
14 ～ 15	达芦那韦 490 毫克 + 利托那韦 96 毫克, 每日 1 次
15 ～ 30	达芦那韦 600 毫克 + 利托那韦 100 毫克, 每日 1 次
30 ～ 40	达芦那韦 675 毫克 + 利托那韦 100 毫克, 每日 1 次
> 40	达芦那韦 800 毫克 + 利托那韦 100 毫克, 每日 1 次

对于那些对达芦那韦有耐药性的患者服药剂量见下表。

体重 / 千克	剂量
10 ～ 11	达芦那韦 200 毫克 + 利托那韦 32 毫克, 每日 2 次
11 ～ 12	达芦那韦 220 毫克 + 利托那韦 32 毫克, 每日 2 次
12 ～ 13	达芦那韦 240 毫克 + 利托那韦 40 毫克, 每日 2 次
13 ～ 14	达芦那韦 260 毫克 + 利托那韦 40 毫克, 每日 2 次
14 ～ 15	达芦那韦 280 毫克 + 利托那韦 48 毫克, 每日 2 次
15 ～ 30	达芦那韦 375 毫克 + 利托那韦 48 毫克, 每日 2 次
30 ～ 40	达芦那韦 450 毫克 + 利托那韦 100 毫克, 每日 2 次
> 40	达芦那韦 600 毫克 + 利托那韦 100 毫克, 每日 2 次

抗生素治疗艺术

临床学习精华

（1）达芦那韦应始终与其他抗逆转录病毒药物联合使用。

（2）达芦那韦必须与利托那韦或考比司他一起服用，以达到每日 1 次的足够水平。

（3）在 600 每日 2 次的剂量，不要与考比司他一起使用，仅与利托那韦一起使用。

（4）达芦那韦不应与 Prezcobix 一起使用。

（5）达芦那韦应与食物同服以增加吸收。

（6）达芦那韦有磺胺成分，磺胺过敏患者慎用。

（7）在评估对达芦那韦的耐药性时，表型分析可能会有所帮助。

（8）无论何时开始使用达芦那韦，请务必检查患者正在使用的所有药物，以尽量减少药物相互作用。

PRIFTIN/利福喷丁

📋 基本特性

1. 类别：利福霉素。

2. 作用机制：利福喷丁抑制易感细胞中 DNA 依赖性 RNA 聚合酶的活性。

3. 耐药机制：耐药以 DNA 依赖性 RNA 聚合酶的单步突变形式发生。

4. 代谢途径：利福喷丁在胆汁中迅速消除，并逐渐脱乙酰化并被消除。然而，有高达 30% 的剂量通过尿液排出，其中一半以药物原形排出。

FDA FDA 批准的适应证

利福喷丁与异烟肼联合用于治疗肺结核和潜伏性结核感染。

❋ 不良反应 / 毒性

对任何利福霉素有过敏史的患者禁用利福喷丁。

假定利福喷丁的毒性与利福平相似。

不良事件：过敏反应、肝功能障碍、尿液、汗液、痰液和眼泪呈红色、"流感综合征"（发烧、寒战和不适）、皮疹、潮红、上腹部不适、厌食、恶心、呕吐、肠胃气胀、梭状芽孢杆菌艰难梭菌相关性腹泻、弥散性血管内凝血、视力障碍、意识模糊、肾功能不全、血清尿酸升高、血小板减少症、白细胞减少症、溶血性贫血、内源性底物（包括肾上腺激素、甲状腺激素和维生素 D）的代谢加强。

△ 药物相互作用 / 食物相互作用

当药物与食物一起摄入时，利福喷丁的吸收减少，但吸收通常是足够的，与食物一起摄入可减少胃肠道不耐受。

假定利福喷丁的药物相互作用类似于利福平的药物相互作用。

已知利福平可诱导某些细胞色素 P450 酶，而利福喷丁显示 85% 的利福平酶诱导作用。利福喷丁与通过这些代谢途径进行生物转化的药物一起给药可能会加速消除并降低这些共同给药药物的治疗效果，其中许多需要在与利福平共同给药期间和之后进行监测和可能的调整。

受影响的药物清单包括以下药物 / 类别：抗惊厥药、抗心律失常药、口服抗凝药、抗真菌药、巴比妥类药物、β - 受体阻滞剂、钙通道阻滞剂、氯霉素、克拉霉素、皮质类固醇、环孢菌素、强心苷制剂、氯贝特、激素避孕药（应建议患者在利福平治疗期间使用非激素避孕方法）、氨苯砜、地西泮、多西环素、依那普利、氟喹诺酮类、氟哌啶醇、口服降糖药、左旋甲状腺素、美沙酮、麻醉性镇痛药、去甲替林、孕激素、奎宁、他克莫司、磺胺吡啶、茶碱、三环类抗抑郁药、蛋白酶抑制剂、非核苷逆转录酶抑制剂、CCR5 抑制剂和齐多夫定。

当与阿托伐醌、丙磺舒和复方新诺明合用时，利福平的水平可能会升高，而与酮康唑和抗酸剂（在摄入抗酸剂前至少 1 小时给予利福平）时可能会降低。

当利福平与氟烷或异烟肼同时使用时，肝毒性的可能性增加，应避免同时使用利福平和氟烷。

⚗ 药物 / 实验室相互作用

据报道，在接受利福平治疗的患者中出现了阿片类药物尿液筛查试验的交叉反应性和假阳性。已显示利福平的治疗水平会抑制血清叶酸和维生素 B12 的标准微生物检测。

💊 剂量

利福喷丁以 150 毫克片剂形式提供。剂量为 10 毫克 / 千克体重，最大剂量为 600 毫克。

⊕ 特殊人群

1. 肾功能不全：未在肾功能不全患者中进行研究。

2. 肝功能障碍：肝功能受损的患者应仅在必要时给予利福喷汀，并监测肝功能。

3. 儿科：未对 12 岁以下儿童进行研究。12 岁以上儿童：体重＞45 千克者为 600 毫克，＜45 千克者为 450 毫克。

⚡ 抗生素治疗艺术

临床学习精华

（1）利福喷丁用于结核病的延续治疗阶段（前两个月后），仅用于特定患者的治疗：HIV 阴性、非空洞性肺结核、两个月后痰涂片阴性。

（2）利福喷丁每周 1 次，通过直接观察治疗与异烟肼一起给药。

（3）如果两个月培养阳性，每周异烟肼和利福喷丁的持续期应延长至 7 个月，而不是 4 个月。当用于治疗潜伏性结核病时，利福喷丁每周与异烟肼合用 12 周。

（4）所有接受利福喷丁治疗的患者均应监测肝功能检查和胃肠道不耐受症状。

（5）利福喷丁是 P450 细胞色素系统的强效诱导剂，联合用药可能需要停药或监测可能的剂量调整。

（6）利福喷丁不应单独使用，无论是治疗活动性结核感染还是潜伏感染。

PRIMAQUINE/磷酸伯氨喹

📋 基本特性

1. 类别：抗疟药。

2. 作用机制：磷酸伯氨喹是一种 8- 氨基 - 喹啉化合物，可消除组织（红细胞外）感染。因此，它可以防止导致间日疟复发的血液（红细胞）形式寄生虫的发展。

磷酸伯氨喹对恶性疟原虫配子体也有活性。

FDA FDA 批准的适应证

磷酸伯氨喹适用于间日疟的根治（预防复发）。

也用于：卵形疟原虫的根治和抗氯喹恶性疟原虫的预防。

✳ 不良反应 / 毒性

溶血反应：白细胞减少症、溶血性贫血、高铁血红蛋白血症；可能发生在葡萄糖 -6- 磷酸脱氢酶（G-6-PD）或烟酰胺腺嘌呤二核苷酸（NADH）缺乏或有蚕豆病史的个体中。其他毒性包括恶心、呕吐、上腹部不适和腹部绞痛。

⚠ 药物相互作用 / 食物相互作用

数据不足，无法提出建议。与食物一起服用可以最大限度地减少胃肠道毒性。

💊 剂量

磷酸伯氨喹以 26.3 毫克（=15 毫克碱）的片剂形式提供。剂量为 30 毫克碱 / 日，口服 14 日。

🌐 特殊人群

1. 肾功能不全：无需调整。

2. 肝功能障碍：无需调整。

3. 儿科：0.5 毫克 /（千克体重·日），口服 14 日。

🔬 抗生素治疗艺术

临床学习精华

（1）伯氨喹与氯喹联合使用可消除间日疟原虫和卵形疟原虫的肝期（非淋巴细胞期）。

（2）给予伯氨喹前应筛查患者是否存在 G6PD 缺乏症。

（3）治疗期间应监测全血细胞计数。

PRIMAXIN/（亚胺培南-西司他丁钠）

📋 基本特性

1. 类别：碳青霉烯类。

2. 作用机制：结合青霉素结合蛋白，破坏细胞壁合成。

3. 耐药机制：① PBP 可能被改变，亲和力降低。② β-内酰胺酶的产生，导致 β-内酰胺环水解。③当细菌减少孔蛋白的产生时，抗生素到达 PBP 的能力降低，导致细胞内药物浓度降低。④外排泵组件表达增加。

4. 代谢途径：亚胺培南在肾脏中被脱氢肽酶 I 代谢，导致浓度相对较低。西司他丁钠是这种酶的抑制剂，可防止肾脏代谢；大约 70% 的亚胺培南和西司他丁在尿液中回收。

FDA FDA 批准的适应证

治疗由易感微生物菌株引起的严重感染：下呼吸道感染、尿路感染（复杂的和无并发症的）、腹腔感染、妇科感染、细菌性败血症、骨骼和关节感染、皮肤和皮肤结构感染、心内膜炎、多微生物感染。

✳ 不良反应 / 毒性

亚胺培南禁用于已知对本品任何成分或同类其他药物过敏的患者，或已证明对 β-内酰胺类有过敏反应的患者。在开始使用亚胺培南治疗之前，应仔细询问以前对青霉素、头孢菌素、其他 β-内酰胺类和其他过敏原的过敏，因为过敏的可能性略有增加。

癫痫、静脉炎、发热、过敏反应、皮疹包括史-约综合征、多形性红斑和中毒性表皮坏死松解症、血管性水肿、低血压、脑病、听力损失、腹泻、艰难梭菌相关性腹泻和伪膜性肠炎、口腔念珠菌病、舌炎、厌食症、呕吐、胃痉挛、肝炎、肾功能损害、生殖器瘙痒、呼吸困难、多关节痛、脓尿、血尿、凝血酶原时间延长、全血细胞减少症、抗球蛋白试验阳性、血清钠降低以及钾和氯升高。

△ 药物相互作用/食物相互作用

除非潜在益处大于风险，否则更昔洛韦不应与亚胺培南一起使用。

亚胺培南可降低血清丙戊酸浓度，应监测水平。

不建议丙磺舒与亚胺培南同时服用。

剂量

肾功能正常且体重≥70千克的成人静脉给药方案见下表。

感染类型	易感	中度易感
轻度	每 6 小时 250 毫克	每 6 小时 500 毫克
中度	每 6 或 8 小时 500 毫克	每 6 小时 500 毫克或每 8 小时 1 克
重度	每 6 小时 500 毫克	每 8 小时 1 克
无并发症的尿路感染	每 6 小时 250 毫克	每 6 小时 250 毫克
复杂的尿路感染	每 6 小时 500 毫克	每 6 小时 500 毫克

⊕ 特殊人群

1. 肾功能不全：推荐剂量见下表。

肾功能	剂量
肌酐清除率 50 ~ 80 毫升/分钟	每 6 小时 500 毫克
肌酐清除率 10 ~ 50 毫升/分钟	每 8 小时 500 毫克
肌酐清除率< 10 毫升/分钟	每 12 小时 250 毫克
肌酐清除率< 5 毫升/分钟	避免使用
血液透析或腹膜透析后	250 毫克
连续性肾脏替代治疗	每 8 小时 500 毫克

2. 肝功能障碍：无需调整剂量。

3. 儿科

< 1 周	每 12 小时 25 毫克 / 千克体重
1 ~ 4 周	每 8 小时 25 毫克 / 千克体重
4 周 ~ 3 个月	每 6 小时 25 毫克 / 千克体重
3 个月 ~ 3 岁以内	每 6 小时 25 毫克 / 千克体重 / 剂
3 ~ 12 岁	每 6 小时 15 毫克 / 千克体重 / 剂

不建议将亚胺培南用于体重 < 30 千克且肾功能受损的儿科患者。

抗生素治疗艺术

临床学习精华

（1）亚胺培南必须因肾功能不全调整剂量。

（2）与青霉素的交叉过敏 < 10%。

（3）亚胺培南不适用于脑膜炎患者，因为安全性和有效性尚未确定，并且在存在中枢神经系统炎症时癫痫发作的可能性增加。

（4）亚胺培南对许多携带超广谱 β - 内酰胺酶的生物有活性。

PROLOPRIM/甲氧苄啶

基本特性

1. 类别：抗代谢药。

2. 作用机制：甲氧苄啶通过结合并可逆地抑制所需的二氢叶酸还原酶，阻止二氢叶酸产生四氢叶酸。

3. 耐药机制：质粒介导的二氢叶酸还原酶的改变和细胞通透性的变化。

4. 代谢途径：10% ~ 20% 的甲氧苄啶在肝脏中代谢，其余以原形随尿液排出。

FDA 批准的适应证

治疗由易感微生物引起的无并发症尿路感染的初始发作。

也用于：甲氧苄啶可与氨苯砜联合用于治疗卡氏肺囊肿虫肺炎。

不良反应 / 毒性

对甲氧苄啶过敏的人和因叶酸缺乏导致巨幼红细胞性贫血的人禁用。

不良反应包括严重的过敏（伴有过敏症）、剥脱性皮炎、多形红斑、史 - 约综合征、中毒性表皮坏死松解症（Lyell 综合征）、瘙痒、光毒性、上腹部疼痛、恶心、呕吐、舌炎、无菌性脑膜炎、血小板减少、白细胞减少、中性粒细胞减少、巨幼细胞性贫血、高铁血红蛋白血症、高钾血症、低钠血症、尿素氮、血清肌酐、血清转氨酶和胆红素升高。

药物相互作用 / 食物相互作用

甲氧苄啶可以在有或没有食物的情况下给药。

甲氧苄啶增加苯妥英半衰期。

甲氧苄啶会干扰血清甲氨蝶呤测定和肌酐的雅费氏（Jaffé）碱性苦味酸盐反应测定，导致在正常值范围内高估约 10%。

剂量

甲氧苄啶以 100 毫克和 200 毫克片剂形式给药。

通常的剂量是每 12 小时 100 毫克或每 24 小时 200 毫克，持续 10 日。

特殊人群

1. 肾功能不全：推荐剂量见下表。

肾功能	剂量
肌酐清除率 10 ~ 50 毫升 / 分钟	每 18 小时常用剂量
肌酐清除率 < 10 毫升 / 分钟	每 24 小时常用剂量
血液透析	透析后常用剂量
连续性可动式腹膜透析	每 24 小时常用剂量
连续性肾脏替代治疗	无数据

2. 肝功能障碍：慎用。

3. 儿科：尚未确定对 2 个月以下儿科患者的安全性和有效性。

甲氧苄啶作为单一药物在 12 岁以下儿科患者中的有效性尚未确定。

抗生素治疗艺术

临床学习精华

（1）如果接受甲氧苄啶的患者出现上述任何迹象，则应进行全血细胞计数，如果发现任何有形成血元素的计数显著减少，则应停药。

（2）由于叶酸缺乏导致巨幼红细胞性贫血的患者不应服用甲氧苄啶。

（3）测量伴随给药的苯妥英的水平可能是有益的。

PYRAZINAMIDE/吡嗪酰胺

📋 基本特性

1. 类别：烟酰胺的吡嗪类似物。
2. 作用机制：未知。
3. 抗性机制：吡嗪酰胺酶基因中的点突变。
4. 代谢途径：在肝脏水解，随尿液排出。

FDA FDA 批准的适应证

与其他抗分枝杆菌药物联合治疗活动性结核病。

❄ 不良反应 / 毒性

吡嗪酰胺抑制尿酸盐的肾脏排泄，导致高尿酸血症或痛风；更常见的是，它会产生非痛风性多关节痛。还可见：发热、过敏、厌食、恶心、呕吐、腹泻、肝炎、皮肤潮红、卟啉症、排尿困难、血小板减少症和铁粒细胞性贫血。

🧴 药物相互作用 / 食物相互作用

干扰尿中酮体检查剂（Ketostix）和丙酮检出试剂（Acetest），产生棕色。

食物对吸收有轻微的损害，但这在临床上的意义微乎其微，可以提高胃肠道的耐受性。

💊 剂量

1. 每日 1 次：口服 15 ~ 30 毫克 / 千克体重，每日最多 2 克。
2. 每周 2 次：40 ~ 55 千克，2000 毫克；56 ~ 75 千克，3000 毫克；76 ~ 90 千克，4000 毫克（最大）。
3. 每周 3 次：40 ~ 55 千克，1500 毫克；56 ~ 75 千克，2500 毫克；76 ~ 90 千克，3000 毫克（最大）。

⊕ 特殊人群

1. 肾功能不全：25 ~ 35 毫克 / 千克体重，每周 3 次（不是每日）。

2. 肝功能障碍：无需调整剂量，但需谨慎使用。

3. 儿科：每日 1 次，口服 15 ~ 30 毫克 / 千克体重，每日最多 2 克。每周 2 次剂量，50 毫克 / 千克体重，最大 4 克。

⌇ 抗生素治疗艺术

临床学习精华

（1）吡嗪酰胺不能单独用于治疗活动性肺结核。

（2）由于肝毒性，吡嗪酰胺加利福平治疗潜伏性结核病的方案不再适用。

（3）急性痛风患者不宜服用吡嗪酰胺。

（4）肝病患者慎用吡嗪酰胺，严重肝损害患者尽量避免使用。

（5）应至少每月监测服药患者的肝脏和血液功能。

（6）吡嗪酰胺的用量不应分开，应以单次日剂量给药。

QUINIDINE/奎尼丁

基本特性

1. 类别：抗疟药和 Ia 类抗心律失常药。

2. 作用机制：奎尼丁主要作为红细胞内裂殖体杀虫剂，对子孢子或红细胞前寄生虫几乎没有影响。奎尼丁对疟原虫和疟原虫有杀配子作用，但对恶性疟原虫没有作用。

3. 代谢途径：大多数奎尼丁由肝脏的细胞色素 P450 系统代谢。

FDA 批准的适应证

批准用于治疗各种心律失常。

也用于：严重疟疾（所有疟原虫种类）和危及生命的恶性疟原虫疟疾的肠胃外治疗。

不良反应 / 毒性

警告

服用奎尼丁治疗或预防心律失常的患者死亡率增加。

奎尼丁禁用于已知对其过敏或在先前用奎尼丁或奎宁治疗期间出现血小板减少性紫癜的患者。

在没有功能性人工起搏器的情况下，任何心律依赖于交界性或心室起搏器的患者也禁用奎尼丁，包括完全性房室传导阻滞的患者。

重症肌无力患者和其他可能受到抗胆碱能药物不良影响的患者禁用奎尼丁。

其他毒性包括：发热、血管水肿皮疹、金鸡纳中毒（一种综合征，也可能包括耳鸣、可逆性高频听力丧失、耳聋、眩晕、视力模糊、复视、畏光、头痛、困惑和谵妄）、QTc间期延长导致尖端扭转性心动过速、其他室性心律失常，病态窦房结综合征患者的心房扑动/颤动、心动过缓、肝毒性、支气管痉挛、肺炎、淋巴结病、葡萄膜炎、视觉障碍、干燥综合征、关节痛、肌痛、血管炎、狼疮样综合征、精神病、癫痫和共济失调患者的心室率反常增加，血清骨骼肌酶水平升高、溶血性贫血、血小板减少性紫癜和粒细胞缺乏症。

🝙 药物相互作用/食物相互作用

碱化尿液的药物（碳酸酐酶抑制剂、碳酸氢钠、噻嗪类利尿剂）、胺碘酮或西咪替丁、酮康唑和地尔硫卓可能会增加奎尼丁水平。

硝苯地平、苯巴比妥、苯妥英、利福平和维拉帕米可降低奎尼丁水平。

奎尼丁可能导致地高辛、华法林、由细胞色素P450IID6代谢的药物（如吩噻嗪类、多环抗抑郁药、可待因、氢可酮）、普鲁卡因胺、维拉帕米氟哌啶醇和钙通道阻滞剂以及去极化神经肌肉阻滞剂的水平升高或加强作用。

💊 剂量

在生理盐水中静脉注射10毫克/千克体重（最大600毫克），持续1~2小时，然后连续数小时输注0.02毫克/千克体重/分钟，直到可以开始口服治疗。

🌐 特殊人群

1.肾功能不全：奎尼丁水平可能会升高，因此建议减少剂量。

2.肝功能障碍：奎尼丁水平可能会升高，因此建议减少剂量。

3. 儿科：治疗与成人剂量相同。

抗生素治疗艺术

临床学习精华

（1）奎尼丁过快输注可能导致外周血管塌陷和严重低血压。

（2）应监测患者的上述不良事件，特别是血压、血糖和心电图（例如 QTc 延长）。

（3）奎尼丁有多种药物相互作用，这会影响共同给药的药物水平以及奎尼丁的水平。

QUININE/奎宁

硫酸奎宁可作为 Qualaquin 用于口服给药，奎宁也可以静脉内或肌肉内给药。

基本特性

1. 类别：抗疟药。

2. 作用机制：奎宁抑制恶性疟原虫的核酸合成、蛋白质合成和糖酵解，并能与寄生红细胞中的血红素结合。

3. 代谢途径：奎宁经肝脏代谢，部分随尿液排出。

FDA 批准的适应证

口服奎宁硫酸盐仅适用于治疗简单的恶性疟原虫疟疾。也用于间日疟原虫和巴贝斯虫病。

不良反应 / 毒性

QT 间期延长、G-6-PD 缺乏症、重症肌无力、视神经炎或已知对奎宁、甲氟喹或奎尼丁过敏的患者禁用奎宁。

不良反应：几乎所有服用奎宁的患者都在一定程度上出现"金鸡纳中毒"。症状包括头痛、血管扩张和出汗、恶心、耳鸣、听力受损、眩晕或头晕、视力模糊和色觉障碍。金鸡纳中毒更严重的症状是呕吐、腹泻、腹痛、耳聋、失明以及心律或传导障碍。金鸡纳中毒的大多数症状是可逆的，并随着奎宁的停药而消失。

其他不良反应

（1）一般：发热、寒战、出汗、潮红、虚弱、狼疮样综合征和过敏。

（2）血液学：粒细胞缺乏症、低凝血酶原血症、血小板减少症、弥散性血管内凝血、溶血性贫血、溶血性尿毒症综合征、血栓性血小板减少性紫癜、凝血病和狼疮抗凝剂。

（3）神经疾病：头痛、复视、意识模糊、癫痫发作、昏迷、震颤、共济失调、急性肌张力障碍反应、失语症和自杀。

（4）皮肤：皮疹、瘙痒、多形性红斑、史-约综合征、中毒性表皮坏死松解症、光敏反应、肢端坏死和皮肤血管炎。

（5）心血管：胸痛、血管扩张、低血压、体位性低血压、心动过速、心动过缓、心悸、综合征、房室传导阻滞、心房颤动、心律失常、单灶室性早搏、节段性逸搏、U波、QT间期延长、室颤、室性心动过速、尖端扭转性心动过速和心脏骤停。

（6）胃肠道：恶心、呕吐、腹泻、腹痛、胃刺激和食管炎。

（7）其他：肝炎、哮喘、呼吸困难、肺水肿、低血糖、肌痛和肌肉无力、血红蛋白尿、肾功能衰竭、急性间质性肾炎、视力障碍、视神经炎、失明、眩晕、耳鸣、听力障碍和耳聋。

▲ 药物相互作用 / 食物相互作用

奎宁应与食物一起服用，以尽量减少胃肠道不适。

应避免与下列药物合用：抗酸剂、利福平、金霉素、红霉素、阿司咪唑、西沙必利、特非那定、卤泛群、匹莫齐特、甲氟喹和奎尼丁。

同时服用以下药物可能会导致奎宁和 / 或联合用药的水平发生变化，建议进行监测。

氨茶碱：氨茶碱水平降低。

卡马西平：奎宁水平降低，卡马西平水平增加。

CYP2D6 基质：例如地昔帕明、氟卡尼、异喹啉、右美沙芬、美托洛尔或帕罗西汀增加的 CYP2D6 基质水平。

地高辛：地高辛水平升高。

组胺 H_2 受体拮抗剂：奎宁水平增加。

H-CoA 还原酶（他汀类药物）：他汀类药物的水平增加。

酮康唑：奎宁水平升高。

神经肌肉阻滞剂、琥珀胆碱和筒箭毒碱：神经肌肉阻滞剂的水平增加。

苯巴比妥：奎宁水平降低，苯巴比妥水平升高。

苯妥英：奎宁水平降低。

四环素：奎宁水平升高。

茶碱：茶碱水平下降。

华法林：华法林水平升高。

当使用济默曼方法时，奎宁可能会导致尿17-生酮类固醇的值升高。

剂量

对于成人无并发症的恶性疟原虫或间日疟原虫疟疾的治疗，口服硫酸奎宁的剂量为648毫克（两粒胶囊），每8小时1次，持续3～7日。

对于严重疾病，静脉注射奎宁（未经FDA批准），如下所示：

在4小时内负荷剂量为20毫克/千克体重，加入5%葡萄糖溶液，然后每8小时在2～4小时内10毫克/千克体重（最多1800毫克/日），直到可以开始口服治疗。

巴贝斯虫病：口服648毫克每日3次或每日4次，持续7～10日。

特殊人群

1. 肾功能不全：对于急性无并发症疟疾和严重慢性肾功能衰竭的患者，推荐以下修改后的给药方案：1次负荷剂量648毫克，12小时后每12小时给予324毫克维持剂量。

尚不清楚轻度和中度肾功能损害对硫酸奎宁的药代动力学和安全性的影响。

2. 肝功能障碍：应密切监测轻度至中度肝功能障碍患者（分别为肝功能分级A和肝功能分级B）的不良反应，不需要减少剂量。

严重肝损伤（肝功能分级 C）对硫酸奎宁的安全性和药代动力学的影响尚不清楚。

3. 儿科

（1）疟疾：30 毫克 /（千克体重·日），分 3 次口服，持续 3 或 7 日。

（2）巴贝斯虫病：24 毫克 /（千克体重·日）（最大 600毫克 / 剂），分 3 次口服，持续 7 ~ 10 日。

（3）静脉注射剂量：与成人相同。

🜂 抗生素治疗艺术

临床学习精华

（1）奎宁未被批准用于重症或复杂恶性疟原虫疟疾患者或疟疾的预防。

（2）不建议使用奎宁治疗腿抽筋。

（3）奎宁特异性抗体的血清学检测可能有助于确定个别病例血小板减少症的具体原因。

（4）建议持续进行心电图、血压和血糖监测。

RAPIVAB/帕拉米韦

基本特性

1. 类别：神经氨酸酶抑制剂。

2. 作用机制：流感病毒神经氨酸酶的抑制剂。

3. 耐药机制：病毒神经氨酸酶或血凝素蛋白中的氨基酸置换。

4. 代谢途径：经肾脏排泄清除，可经血液透析清除。

FDA 批准的适应证

出现症状不超过 2 日的 18 岁及以上患者的急性无并发症流感。

不良反应 / 毒性

腹泻、严重的皮肤反应、幻觉、谵妄、行为异常、肝炎、高血糖、CPK 升高、便秘、失眠、高血压和中性粒细胞减少。

药物相互作用 / 食物相互作用

未知。

剂量

在流感症状出现后 2 日内给药。18 岁或以上急性无并发症流感的成人患者的推荐剂量为单次剂量 600 毫克，通过静脉输注给药 15 ~ 30 分钟。

特殊人群

1. 肾功能不全：推荐剂量如下表。

肌酐清除率 / (毫升 / 分钟)	剂量 / 毫克
> 50	600
30 ~ 49	200
10 ~ 29	100

血液透析：透析后给予调整剂量。如果血液透析，在透析日血液透析后给药。

2. 肝功能障碍：无需调整。

3. 儿科：18 岁以下儿科患者的安全性和有效性尚未确定。

🔋 抗生素治疗艺术

临床学习精华

（1）灭活流感疫苗可以在帕拉米韦使用的任何时间接种。

（2）除非有医学指征，否则在帕拉米韦给药前 2 周内或给药后 48 小时内避免使用流感减毒活疫苗。

（3）帕拉米韦仅适用于无并发症的流感。

RELENZA/扎那米韦

📋 基本特性

1. 类别：神经氨酸酶抑制剂。

2. 作用机制：扎那米韦是影响病毒颗粒释放的流感病毒神经氨酸酶抑制剂。

3. 耐药机制：病毒神经氨酸酶或病毒血凝素（或两者）的突变。

4. 代谢途径：高达 17% 的吸入化合物被全身吸收，它在尿液中以原形排出体外。

FDA FDA 批准的适应证

治疗有症状不超过 2 日的成人和 7 岁及以上儿童患者的无并发症甲型和乙型流感病毒。

预防成人和 5 岁及以上儿童患者的流感。

✳ 不良反应 / 毒性

不建议将扎那米韦用于治疗或预防患有基础气道疾病（如哮喘或慢性阻塞性肺病）的个体的流感。在有或没有潜在呼吸道疾病的患者中，已经报告了严重的支气管痉挛病例，包括死亡病例。任何出现支气管痉挛或呼吸功能下降的患者均应停用扎那米韦。

对奶制品过敏的患者不应使用扎那米韦。

其他不良反应包括过敏样反应，包括口咽水肿、严重皮疹和过敏反应、谵妄、癫痫发作和异常行为、心律失常、晕厥、癫痫发作、皮疹、鼻窦炎、头晕、发热、寒战和关节痛。

◮ 药物相互作用 / 食物相互作用

在扎那米韦给药前 2 周内或给药后 48 小时内不应接种流

感减毒活疫苗（LAIV）。

剂量

使用提供的碟式吸入器（DISKHALER）装置，仅通过口吸入呼吸道给药。用于治疗成人和 7 岁及以上儿童流感患者的扎那米韦推荐剂量为 10 毫克，每日 2 次（大约相隔 12 小时），持续 5 日。

用于家庭环境中成人和 5 岁及以上儿童患者预防流感的扎那米韦推荐剂量为 10 毫克，每日 1 次，持续 10 日。

在社区环境中用于预防成人和青少年流感的扎那米韦的推荐剂量为 10 毫克，每日 1 次，持续 28 日。

特殊人群

1. 肾功能不全：不建议调整剂量。

2. 肝功能障碍：扎那米韦尚未在肝功能障碍患者中研究。

3. 儿科：用于 7 岁及以上儿童的治疗和 5 岁及以上儿童的预防，剂量与成人相同。

抗生素治疗艺术

临床学习精华

（1）扎那米韦对甲型和乙型流感均有活性。

（2）扎那米韦对禽 H5N1 和新型 H1N1 流感有活性。

（3）扎那米韦耐药导致奥司他韦耐药；然而，在存在奥司他韦耐药性的情况下，扎那米韦对新型 H1N1 仍具有活性。

（4）扎那米韦不要与流感活疫苗同时使用。

（5）不建议将扎那米韦用于治疗或预防患有基础呼吸道疾病的流感患者。

（6）尚未证明扎那米韦对养老院居民的预防有效。

RETROVIR/齐多夫定

也可与拉米夫定联合成为 Combivir，与拉米夫定和阿巴卡韦联合成为 Trizivir。

基本特性

1. 类别：具有抗 HIV 活性的核苷逆转录酶抑制剂（NRTI）。

2. 作用机制：由细胞酶转化为其活性药物齐多夫定三磷酸，一种三磷酸胸苷的类似物。三磷酸齐多夫定与天然存在的核苷酸竞争，合并到新形成的 HIV DNA 中。由于齐多夫定三磷酸没有末端羟基，它会停止病毒的转录和复制。

3. 耐药机制：HIV 逆转录酶结构的变化导致核苷类似物的焦磷酸分解，使 DNA 的转录继续进行。耐药突变包括 "TAMS"：41L、67N、70R、210W、215F 和 219E。

4. 代谢途径：齐多夫定主要通过肝脏代谢消除。齐多夫定的主要代谢物是 3'- 叠氮基 -3'- 脱氧 -5'-O-β-D- 吡喃葡萄糖醛酸胸苷。

FDA 批准的适应证

与其他抗逆转录病毒药物联合治疗 HIV 感染。

不良反应 / 毒性

警告

1. 齐多夫定与血液学毒性有关，包括中性粒细胞减少症和严重贫血，特别是在晚期 HIV 患者中。

2. 长期使用齐多夫定与症状性肌病有关。

3. L 单独或联合使用核苷类似物（包括齐多夫定）会导致乳酸酸中毒和严重肝肿大伴脂肪变性，包括致命病例。

其他不良反应：免疫重建炎症综合征、脂肪再分布包括向心性肥胖和背颈脂肪增大、外周消瘦、面部消瘦、乳房增大、发热、咳嗽、头痛、不适、恶心、厌食和呕吐。

药物相互作用 / 食物相互作用

齐多夫定可以在有或没有食物的情况下服用，并且不受pH 值的影响。

齐多夫定不应与司他夫定一起使用，因为它们都是胸苷类似物并且可能具有拮抗作用。

齐多夫定不应与利巴韦林或多柔比星一起给药。

剂量

齐多夫定以 100 和 300 毫克片剂形式、通过静脉注射或在含量 50 毫克 / 毫升的淡草莓味液体中给药。推荐的成人剂量为 300 毫克，每日 2 次。

特殊人群

1. 肾功能不全：对于透析患者，推荐剂量为每 8 小时 100 毫克。

2. 肝功能障碍：无需调整剂量。

3. 儿科：批准的剂量为每 8 小时 160 毫克 / 平方米（480毫克 / 平方米 / 日，最多每 8 小时 200 毫克）。

抗生素治疗艺术

临床学习精华

（1）齐多夫定应与其他抗逆转录病毒药物联合使用。

（2）齐多夫定存在于三种不同的药物中：Retrovir、Trizivir 和 Combivir。

（3）与其他核苷逆转录酶抑制剂不同，药代动力学研究不支持每日给药 1 次。

REYATAZ/阿扎那韦

也与考比司他联合成为 Evotaz。

📋 基本特性

1. 类别：蛋白酶抑制剂。

2. 作用机制：阿扎那韦可逆地结合蛋白酶的活性位点。蛋白酶的抑制作用阻止了 gag 和 gag-pol 多蛋白的裂解，导致产生未成熟的非传染性病毒。

3. 耐药机制：蛋白酶突变的发展导致构象变化，阻止阿扎那韦与活性位点结合，使蛋白酶活性继续。最常见的耐药突变包括 I50 升。

4. 代谢途径：阿扎那韦主要通过粪便排泄。

🅵🅳🅰 FDA 批准的适应证

与其他抗逆转录病毒药物联合治疗 HIV-1。

✳ 不良反应 / 毒性

A 型和 B 型血友病患者新发糖尿病、原有糖尿病恶化、高血糖、出血增加（包括自发性皮肤血肿和关节积血），包括向心性肥胖、背颈脂肪增大（水牛背）、外周萎缩、面部萎缩、乳房增大、"库欣样外观"等身体脂肪的重新分布 / 积累，免疫重建综合征、皮疹、肾结石、PR 间期延长、QTc 延长、尖端扭转型室速、腹痛、头痛、厌食、消化不良、上腹痛、肝炎、口腔溃疡、胰腺炎、呕吐、贫血、白细胞减少症、血小板减少症，碱性磷酸酶、淀粉酶、肌酸磷酸激酶、乳酸脱氢酶、谷草转氨酶、谷丙转氨酶、间接胆红素和 γ - 谷氨酰转肽酶升高，高脂血症、高尿酸血症、低血糖症。

药物相互作用 / 食物相互作用

即使与利托那韦一起服用，阿扎那韦也应随餐服用。

不应与阿扎那韦合用的药物包括阿福唑嗪、利福平、伊立替康、鲁拉西酮、吡莫嗪、咪达唑仑、三唑仑、麦角衍生物、西沙必利、辛伐他汀、洛伐他汀、茚地那韦、奈韦拉平、沙美特罗、氟替卡松、肾或肝损伤患者使用的秋水仙碱，或Evotaz。

阿扎那韦是 CYP3A 酶和 UGT1A1 的抑制剂，与主要由 CYP3A 或 UGT1A1 代谢的药物共同给药可能导致另一种药物的血浆浓度增加，这可能会增加或延长其治疗和不良反应。

阿扎那韦由 CYP3A 代谢，与诱导 CYP3A 的药物合用可能会降低阿扎那韦的血浆浓度并降低其治疗效果。阿扎那韦和抑制 CYP3A 的药物合用可能会增加阿扎那韦的血浆浓度。由于这些代谢影响，下面列出了可能需要改变剂量或临床 / 实验室监测的潜在药物相互作用。

药物	调整或监测
伊曲康唑	监测毒性
酮康唑	监测毒性
利福布汀	将利福布汀降低至 150 毫克，隔日 1 次或每周 3 次
避孕药	使用最低剂量
阿托伐他汀	使用尽可能低的剂量并密切监测
苯巴比妥、苯妥英或卡马西平	监测抗惊厥药水平，考虑替代药物
西地那非	每 48 小时 25 毫克
他达拉非	5 毫克，72 小时内不超过 10 毫克
伐地那非	24 小时内 2.5 毫克
地尔硫卓	推荐心电图监测
H₂ 受体	不推荐与未加强的阿扎那韦一起使用 如果联合使用利托那韦和加强的阿扎那韦，剂量不应超过 40 毫克当量的法莫替丁，每日 2 次
质子泵抑制剂	不推荐与未加强的阿扎那韦一起使用 剂量不应超过 20 毫克当量的奥美拉唑，并应在利托那韦与加强阿扎那韦联合使用前 12 小时给药
抗酸剂	给药间隔 2 小时
地达诺新	与阿扎那韦分开给药
替诺福韦	不推荐与未加强的阿扎那韦一起使用
依法韦仑	不推荐与未加强的阿扎那韦一起使用
马拉韦罗	马拉韦罗剂量应为 150 毫克，每日 2 次
环孢菌素、他克莫司、西罗莫司	监测免疫抑制剂的水平
喹硫平	给予喹硫平剂量的 1/6
波生坦	波生坦剂量 62.5 毫克 / 日或隔日 1 次

💊 剂量

阿扎那韦有 150、200 和 300 毫克胶囊，也有口服粉剂，每包 50 毫克。

对于初治患者，推荐剂量为阿扎那韦 300 毫克和利托那韦 100 毫克，每日 1 次（作为单一剂量与食物一起服用）。

对于不能耐受利托那韦的初治患者，推荐剂量为阿扎那韦 400 毫克（不含利托那韦），每日 1 次，随餐服用。

对于有治疗经历的患者，推荐剂量为阿扎那韦 300 毫克和利托那韦 100 毫克，每日 1 次（均与食物同服）。

🌐 特殊人群

1. 肾功能不全：对于肾功能不全的患者，包括未进行血液透析的重度肾功能不全的患者，无需调整剂量。

接受血液透析治疗的终末期肾病初治患者应接受阿扎那韦 300 毫克和利托那韦 100 毫克。有 HIV 治疗经验的终末期肾病患者通过血液透析治疗时，不应使用阿扎那韦。

2. 肝功能障碍：轻度至中度肝功能障碍的患者应谨慎使用阿扎那韦。对于之前没有经历过病毒学失败的 Child Pugh*B 级患者，应考虑将剂量减至 300 毫克，每日 1 次。阿扎那韦不应用于肝功能分级 C 级的患者。阿扎那韦 / 利托那韦尚未在肝功能障碍的受试者中进行研究，因此不推荐使用。

3. 儿科：对于至少 3 个月大且体重至少 5 千克的患者，阿扎那韦和利托那韦的推荐日剂量。

体重 / 千克	阿扎那韦剂量 / 毫克	利托那韦剂量 / 毫克
5 ~ 15	200（粉末）	80
15 ~ 25	200（粉末）	80
15 ~ 20	150（胶囊）	100
20 ~ 40	200（胶囊）	100
> 40	300（胶囊）	100

对于无法耐受利托那韦的 13 岁以上体重至少 40 千克的初治患者，推荐剂量为阿扎那韦 400 毫克（不含利托那韦），每日 1 次，随餐服用。

抗生素治疗艺术

临床学习精华

（1）阿扎那韦应与其他抗逆转录病毒药物联合使用。

（2）阿扎那韦应与食物同服以增加吸收。

（3）阿扎那韦与替诺福韦合用时，应使用利托那韦或考比司他加强治疗。

（4）当阿扎那韦用利托那韦加强时，两种药物应同时给药。

（5）如果阿扎那韦未加强给药，应避免使用质子泵抑制剂或 H_2 受体拮抗剂。

（6）无论何时开始使用阿扎那韦，请务必检查患者正在接受的所有药物，以尽量减少药物相互作用。

（7）阿扎那韦通过抑制葡萄糖醛酸化导致间接胆红素增加。

（8）阿扎那韦会引起肾结石，应建议患者喝足够的水。

（9）尽管阿扎那韦不含磺胺部分，但皮疹并不罕见。

（10）如果在妊娠中期或晚期与替诺福韦一起服用，阿扎那韦的剂量应增加至 400 毫克，同时服用 100 毫克利托那韦。

RIFADIN/利福平
RIFADINIV(Rifampin)/利福平注射剂（利福平）

也可与异烟肼组合成为 Rifamate，与异烟肼加吡嗪酰胺组合成为 Rifater。

基本特性

1. 类别：利福霉素。

2. 作用机制：利福平抑制易感细胞中 DNA 依赖性 RNA 聚合酶活性。

3. 耐药机制：耐药表现为 DNA 依赖性 RNA 聚合酶的单步突变。

4. 代谢途径：在胆汁中迅速消除并逐渐脱乙酰化并被消除。然而，多达 30% 的剂量通过尿液排出，其中约一半是原形药物。

FDA 批准的适应证

治疗所有形式的结核病。

治疗无症状的脑膜炎奈瑟菌携带者，从鼻咽中清除脑膜炎球菌。

也用于治疗潜伏性结核病（LTBI）、金黄色葡萄球菌感染的联合治疗、凝固酶阴性葡萄球菌引起的人工瓣膜心内膜炎的联合治疗，以及与四环素类和氟喹诺酮类药物联合治疗其他异物感染。

不良反应 / 毒性

对任何利福霉素有过敏史的患者禁用利福平。

不良反应：过敏反应、肝功能障碍、尿液、汗液、痰和眼泪呈红色、"流感综合征"（发烧、发冷和不适）、皮疹、潮红、上腹部疼痛、厌食、恶心、呕吐、肠胃胀气、艰难梭菌相关性腹泻、弥散性血管内凝血、视力障碍、精神错乱、肾功能不全、血清尿酸升高、血小板减少、白细胞减少和溶血性贫血。

▲ 药物相互作用／食物相互作用

当药物与食物一起摄入时，利福平的吸收减少，但吸收通常是足够的，与食物一起摄入可减少胃肠道不耐受。

已知利福平可诱导某些细胞色素 P450 酶。利福平与通过这些代谢途径进行生物转化的药物一起给药可能会加速消除并降低这些共同给药的药物的治疗效果，其中许多需要在与利福平共同给药期间和之后进行监测和可能的调整。

受影响的药物清单包括以下药物／类别：抗惊厥药、抗心律失常药、口服抗凝药、抗真菌药、巴比妥类药物、β - 受体阻滞剂、钙通道阻滞剂、氯霉素、克拉霉素、皮质类固醇、环孢菌素、强心苷制剂、氯贝特、激素避孕药（应建议患者在利福平治疗期间使用非激素避孕方法）、氨苯砜、地西泮、多西环素、依那普利、氟喹诺酮类、氟哌啶醇、口服降糖药、左旋甲状腺素、美沙酮、麻醉镇痛药、去甲替林、孕激素、奎宁、他克莫司、磺胺吡啶、茶碱、三环类抗抑郁药、蛋白酶抑制剂、非核苷逆转录酶抑制剂、CCR5 抑制剂和齐多夫定。

当与阿托伐醌、丙磺舒和复方新诺明合用时，利福平的水平可能会升高，而与酮康唑和抗酸剂（在摄入抗酸剂前至少 1 小时服用利福平）时可能会降低。

当利福平与氟烷或异烟肼同时使用时，肝毒性的可能性增加，应避免同时使用利福平和氟烷。

▲ 药物／实验室相互作用

据报道，在接受利福平治疗的患者中出现了阿片类药物的交叉反应性和假阳性尿液筛查试验。利福平的治疗水平已被证明会抑制血清叶酸和维生素 B12 的标准微生物检测。抗逆转录病毒疗法与利福平显著相互作用。请注意以下事项。

利福平常用剂量	依法韦仑（Sustiva, Atripla）：常用剂量
	奈韦拉平：常用剂量
	马拉韦罗：600 毫克，每日 2 次
	拉替拉韦：800 毫克，每日 2 次
	度鲁特韦（Triumeq）：如无 INSTI 突变，50 毫克，每日 2 次
禁忌	Complera、Descovy、Genvoya、Stribild、Prezcobix、Descovy

💊 剂量

利福平有 150 毫克和 300 毫克片剂，也可以静脉内给药。

1. 结核病：10 毫克 / 千克体重，单次每日给药，最高 600 毫克 / 日，口服或静脉注射。每周可给予相同剂量 2 次或 3 次。

2. 脑膜炎球菌携带者：每日 2 次服用 600 毫克利福平，持续 2 日。

🌐 特殊人群

1. 肾功能不全：无需调整剂量。

2. 肝功能障碍：肝功能受损的患者应仅在必要时给予利福平，然后谨慎并监测肝功能。

3. 儿科

（1）治疗结核病：10 ~ 20 毫克 / 千克体重，不超过 600 毫克 / 日，口服或静脉注射。

（2）1 个月或以上的脑膜炎球菌携带者：每 12 小时 10 毫克 / 千克体重（每剂不超过 600 毫克），持续 2 日。1 个月以下的儿童剂量为每 12 小时 5 毫克 / 千克体重，连续 2 日。

抗生素治疗艺术

临床学习精华

（1）不应单独使用利福平治疗活动性结核病，因为可能会产生耐药性。

（2）接受利福平治疗的所有患者应至少每月监测肝功能检查、胃肠道不耐受症状和全血细胞计数。

（3）利福平是 P450 细胞色素系统的强效诱导剂，联合用药可能需要停药或监测可能的剂量调整。

（4）利福平能很好地渗透异物，可与四环素类和氟喹诺酮类药物协同用于异物感染（适应证外使用）。

（5）使用利福平观察到的一些与过敏相关的毒性，例如流感样疾病和血小板减少症，在间歇给药时可能更频繁。

RIFAMATE/（利福平+异烟肼）

基本特性

1. 类别：利福平 - 利福霉素，异烟肼 - 异烟酸酰肼。

2. 作用机制：利福平抑制易感细胞中 DNA 依赖性 RNA 聚合酶活性。异烟肼抑制霉菌酸的合成，霉菌酸是细胞壁的一种成分，并抑制过氧化氢酶。

3. 耐药机制：对利福平的耐药性是 DNA 依赖性 RNA 聚合酶的单步突变。异烟肼耐药性表现为过氧化氢酶 - 过氧化物酶基因和参与分枝杆菌酸合成的调控基因的点突变。

4. 代谢途径：利福平在胆汁中迅速消除，并逐渐脱乙酰化并被消除。然而，多达 30% 的剂量通过尿液排出，其中约一半是原形药物。

异烟肼通过乙酰化和脱水作用代谢。乙酰化的速度是由基因决定的。

FDA 批准的适应证

细菌易感的肺结核，且患者已对单个成分进行滴定，因此已确定该固定剂量具有治疗效果。

不良反应 / 毒性

> **警告**
>
> 可能会发生与异烟肼治疗相关的严重且有时致命的肝炎，甚至可能在治疗数月后发展。

对利福霉素或异烟肼有过敏史的患者禁用 Rifamate。

不良事件：过敏反应、肝功能障碍、尿液、汗液、痰液和眼泪呈红色，"流感综合征"（发烧、寒战和不适）、皮疹、潮红、上腹部不适、厌食、恶心、呕吐、胀气、艰难梭菌相关性腹泻、弥散性血管内凝血、视力障碍、肾上腺功能不全、意识模糊、肾功能不全、血清尿酸升高、血小板减少症、白细胞减少症、溶血性贫血、周围神经病变、过敏症、发热、皮疹、血管炎、系统性红斑狼疮样综合征、恶心、呕吐、上腹部不适、癫痫发作、脑病、代谢性酸中毒、视神经炎、关节痛、粒细胞缺乏症、溶血性或铁粒细胞性贫血和血小板减少症。

富含组胺的食物（如奶酪、葡萄酒、金枪鱼）或酪胺（如腌肉、大豆、陈年奶酪）可能会因异烟肼成分而产生潮红和头痛。

Rifamate 可以增强内源性基质的代谢，包括肾上腺激素、甲状腺激素和维生素 D。

▲ 药物相互作用 / 食物相互作用

当药物与食物一起摄入时，Rifamate 的吸收会减少，但吸收通常是足够的，与食物一起摄入会减少胃肠道的不耐受。

异烟肼抑制许多药物的代谢，可能会增加它们的血清水平。应监测服用抗凝剂、抗惊厥药、苯二氮䓬类、氟哌啶醇、茶碱和环丝氨酸的患者的毒性作用，应测量卡马西平、苯妥英和丙戊酸盐的水平。

已知 Rifamate 可诱导某些细胞色素 P450 酶。利福平与通过这些代谢途径进行生物转化的药物一起给药可能会加速消除并降低这些共同给药的药物的治疗效果，其中许多需要在与利福平共同给药期间和之后进行监测和可能的调整。

受影响的药物清单包括以下药物 / 类别：抗惊厥药、抗心律失常药、口服抗凝药、抗真菌药、巴比妥类药物、β - 受体阻滞剂、钙通道阻滞剂、氯霉素、克拉霉素、皮质类固醇、环孢菌素、强心苷制剂、氯贝特、激素避孕药（应建议患者在利福平治疗期间使用非激素避孕方法）、氨苯砜、地西泮、多西环素、依那普利、氟喹诺酮类、氟哌啶醇、口服降糖药、左旋甲状腺素、美沙酮、麻醉镇痛药、去甲替林、孕激素、奎宁、他克莫司、磺胺吡啶、茶碱、三环类抗抑郁药、蛋白酶抑制剂、非核苷逆转录酶抑制剂、CCR5 抑制剂和齐多夫定。

当与阿托伐醌、丙磺舒和复方新诺明共同给药时，Rifamate 的水平可能会增加，而与酮康唑和抗酸剂（在摄入抗酸剂前至少 1 小时给予 Rifamate）时可能会降低。

当 Rifamate 与氟烷同时使用时，肝毒性的可能性增加，应避免同时使用 Rifamate 和氟烷。

应避免使用对乙酰氨基酚和酒精，因为它们可能会增加肝毒性、双硫仑、安氟醚、司他夫定和长春新碱也应避免使用。

🔺 药物 / 实验室相互作用

据报道，接受 Rifamate 的患者中阿片类药物的交叉反应性和假阳性尿液筛查试验。Rifamate 的治疗水平已被证明会抑制血清叶酸和维生素 B12 的标准微生物检测。与抗逆转录病毒药物有显著相互作用。

Rifamate 常用剂量	依法韦仑（Sustiva, Atripla）：常用剂量
	奈韦拉平：常用剂量
	沙奎那韦：400/ 利托那韦 400，每日 2 次
	雷特格韦：800 毫克，每日 2 次（埃替拉韦：无）
	度鲁特韦（Triumeq）：如果没有 INSTI 突变，则为 50，每日 2 次；如果有突变：使用利福布丁
禁忌	Complera、Descovy、Stribild、Genvoya、Prezcobix

💊 剂量

Rifamate 含有 300 毫克利福平和 150 毫克异烟肼。治疗应包含每日 1 次的两个 Rifamate 胶囊；对于间歇治疗，剂量为两粒 Rifamate 胶囊加两片 300 毫克异烟肼片剂，每周 2 次，通过直接观察疗法给药。如果与食物一起服用，Rifamate 的耐受性会提高。

🌐 特殊人群

1. 肾功能不全：无需调整剂量。

2. 肝功能障碍：肝功能受损的患者应仅在必要时给予 Rifamate，然后谨慎并监测肝功能。

3. 儿科：不建议 15 岁以下的儿童或青少年服用。

🔥 抗生素治疗艺术

临床学习精华

（1）在可能的情况下，应在单个成分开始使用并显示耐受后再将 Rifamate 用于治疗结核病。

（2）当直接观察疗法不可行时，Rifamate 很有帮助，因为它可以最大限度地减少无意的单药治疗和随后的获得性耐药风险。

（3）固定剂量的联合用药，如 Rifamate，可能会降低患者的药物负担。

（4）所有接受 Rifamate 治疗的患者均应监测肝功能检查和胃肠道不耐受症状。

（5）利福平是 P450 细胞色素系统的强效诱导剂，联合用药可能需要停药或监测可能的剂量调整。

（6）应给予比哆醇（25 毫克 / 日）以预防那些有周围神经病变风险的患者的维生素 B6 缺乏，即营养缺乏、糖尿病、HIV 感染、肾功能衰竭、酒精中毒、怀孕和哺乳期的母亲。

（7）软性隐形眼镜可能会被永久性染色。

RIFATER/（利福平+异烟肼+吡嗪酰胺）

基本特性

1. 类别：利福平 - 利福霉素，异烟肼 - 异烟酸酰肼，烟酰胺的吡嗪酰胺 - 吡嗪类似物。

2. 作用机制：①利福平抑制易感细胞中 DNA 依赖性 RNA 聚合酶的活性。②异烟肼抑制霉菌酸的合成，霉菌酸是细胞壁的一种成分，并抑制过氧化氢酶。③吡嗪酰胺：未知。

3. 耐药机制：①对利福平的耐药性是 DNA 依赖性 RNA 聚合酶的单步突变。异烟肼耐药性表现为过氧化氢酶 - 过氧化物酶基因和参与分枝杆菌酸合成的调控基因的点突变。②吡嗪酰胺的耐药性以吡嗪酰胺酶基因的点突变形式出现。

4. 代谢途径：①利福平在胆汁中迅速消除，并逐渐脱乙酰化并被消除。然而，多达 30% 的剂量通过尿液排出，其中约一半是原形药物。②异烟肼通过乙酰化和脱水作用代谢。乙酰化的速度是由基因决定的。③吡嗪酰胺在肝脏中水解并随尿液排出体外。

FDA 批准的适应证

Rifater 适用于肺结核短程治疗的初始阶段。在这个阶段，Rifater 应该每日连续给药，并持续 2 个月。

不良反应 / 毒性

> **警告**
>
> 可能会发生与异烟肼治疗相关的严重且有时致命的肝炎，甚至可能在治疗数月后发展。

对利福霉素或异烟肼有过敏史的患者禁用 Rifater。

不良反应包括周围神经病变、过敏、发热、血管炎、系统性红斑狼疮样综合征、癫痫、脑病、代谢性酸中毒、视神经炎、关节痛、粒细胞缺乏症、溶血性或铁粒细胞性贫血和血小板减少症。

Rifater 抑制尿酸盐的肾脏排泄，导致高尿酸血症或痛风；更常见的是，它会产生非痛风性多关节痛。还可见：厌食、恶心、呕吐、腹泻、肠胃气胀、肝炎、皮肤潮红、卟啉症、排尿困难、尿液呈红色、汗、痰和眼泪，"流感综合征"（发烧、寒战和不适）、皮疹、艰难梭菌相关性腹泻、弥散性血管内凝血、意识模糊和肾功能不全。利福平可以增强内源性底物的代谢，包括肾上腺激素、甲状腺激素和维生素 D。

▲ 药物相互作用 / 食物相互作用

当药物与食物一起摄入时，Rifater 的吸收会减少，但吸收通常是足够的，与食物一起摄入会减少 GI 不耐受。

富含组胺的食物（如奶酪、葡萄酒、金枪鱼）或酪胺（如腌肉、大豆、陈年奶酪）可能会引起潮红和头痛。抗酸剂可能会影响吸收，应与摄入异烟肼分开 2 小时。

异烟肼抑制许多药物的代谢，可能会增加它们的血清水平；应监测服用抗凝剂、抗惊厥药、苯二氮䓬类、氟哌啶醇、茶碱和环丝氨酸的患者的毒性作用；应测量卡马西平、苯妥英和丙戊酸盐的水平。应避免使用对乙酰氨基酚和酒精，因为它们可能会增加肝毒性，双硫仑、安氟醚、司他夫定和长春新碱也应避免使用。

已知利福平可诱导某些细胞色素 P450 酶。Rifater 与通过这些代谢途径进行生物转化的药物一起给药可能会加速消除并降低这些协同给药的药物的治疗效果，其中许多需要在与 Rifater 共同给药期间和之后进行监测和可能的调整。

受影响的药物清单包括以下药物 / 类别：抗惊厥药、抗心律失常药、口服抗凝药、抗真菌药、巴比妥类药物、β - 受体阻滞剂、钙通道阻滞剂、氯霉素、克拉霉素、皮质类固醇、环孢菌素、强心苷制剂、氯贝特、激素避孕药（应建议患者在利福平治疗期间使用非激素避孕方法）、氨苯砜、地西泮、多西环素、依那普利、氟喹诺酮类、氟哌啶醇、口服降糖药、左旋甲状腺素、美沙酮、麻醉镇痛药、去甲替林、孕激素、奎宁、他克莫司、磺胺吡啶、茶碱、三环类抗抑郁药、蛋白酶抑制剂、非核苷逆转录酶抑制剂、CCR5 抑制剂和齐多夫定。

当与阿托伐醌、丙磺舒和复方新诺明共同给药时，利福平的水平可能会升高，而与酮康唑和抗酸剂一起给药时可能会降低（在摄入抗酸剂前至少 1 小时给予 Rifater）。

当 Rifater 与氟烷同时使用时，肝毒性的可能性增加，应避免同时使用 Rifater 和氟烷。

▲ 药物 / 实验室相互作用

据报道，在接受利福平治疗的患者中出现了阿片类药物的交叉反应性和假阳性尿液筛查试验。

已证明 Rifater 的治疗水平会抑制血清叶酸和维生素 B12 的标准微生物检测。Rifater 可能会干扰尿中酮体检查剂（Ketostix）和丙酮检出试剂（Acetest），产生棕色。

抗逆转录病毒疗法与利福平有显著相互作用，请注意以下事项。

Rifamate 常用剂量	依法韦仑 (Sustiva, Atripla)：常用剂量
	奈韦拉平：常用剂量
	马拉韦罗：600 毫克, 每日 2 次
	拉替拉韦：800 毫克, 每日 2 次
	度鲁特韦 (Triumeq)：如无 INSTI 突变, 50 毫克, 每日 2 次
禁忌	Complera、Descovy、Genvoya、Stribild、Prezcobix

剂量

Rifater 含有 120 毫克利福平、50 毫克异烟肼和 300 毫克吡嗪酰胺。治疗基于体重，如下所示。

患者体重≤ 44 千克	每日 4 片
患者体重在 45 ~ 54 千克	每日 5 片
患者体重≥ 55 千克	每日 6 片

为了使体重超过 90 千克的人获得足够剂量的吡嗪酰胺，必须额外服用吡嗪酰胺片剂。

特殊人群

1. 肾功能不全：不应使用 Rifater，因为可能需要调整吡嗪酰胺剂量。

2. 肝功能障碍：肝功能受损的患者应仅在必要时给予 Rifater，然后谨慎并监测肝功能。

3. 儿科：Rifater 中的药物比例可能不适用于 15 岁以下的儿科患者（如儿科患者通常给予异烟肼的毫克 / 千克体重剂量高于成人）。

抗生素治疗艺术

临床学习精华

（1）Rifater 应用于肺结核治疗的诱导期。

（2）所有接受 Rifater 治疗的患者均应监测肝功能检查和胃肠道不耐受症状。

（3）利福平是 P450 细胞色素系统的强效诱导剂，联合用药可能需要停药或监测可能的剂量调整。

（4）应给予比哆醇（25 毫克 / 日）以预防那些有周围神经病变风险的患者的维生素 B6 缺乏，即营养缺乏、糖尿病、HIV 感染、肾功能衰竭、酒精中毒、怀孕和哺乳期的母亲。

（5）急性痛风患者不应接受任何含有吡嗪酰胺的药物。

（6）固定剂量组合（如 Rifater）可最大限度地减少无意中的单药治疗和随后的获得性耐药风险。如果不能通过直接观察疗法进行治疗，则应尽可能使用它们。

（7）软性隐形眼镜可能会被永久性染色。

ROCEPHIN/头孢曲松

基本特性

1. 类别：第三代头孢菌素。

2. 作用机制：结合青霉素结合蛋白，破坏细胞壁合成。

3. 耐药机制：①青霉素结合蛋白可能被改变，亲和力降低。② β - 内酰胺酶的产生，导致 β - 内酰胺环水解。③当细菌减少孔蛋白的产生时，抗生素到达青霉素结合蛋白的能力降低，导致细胞内药物浓度降低。

4. 代谢途径：约33% 随尿液排出，67% 随粪便排出。

FDA 批准的适应证

治疗由易感生物引起的综合征：下呼吸道感染、急性细菌性中耳炎、皮肤和皮肤结构感染、尿路感染、无并发症的淋病、盆腔炎、细菌性败血症、骨骼和关节感染、腹腔感染、脑膜炎、在术前给药时，它还适用于某些患者的手术预防。

不良反应 / 毒性

头孢菌素过敏患者和高胆红素血症或需要含钙静脉注射液的新生儿禁用头孢曲松。

如果对青霉素过敏，应慎用头孢曲松。

毒性包括注射部位炎症、发热、过敏反应、皮疹（包括史 - 约综合征）、多形性红斑和中毒性表皮坏死松解症、血管性水肿、潮红、血清病样反应、脑病、癫痫、肌阵挛、腹泻、艰难梭菌相关性腹泻和伪膜性肠炎、口腔念珠菌病、厌食、恶心、呕吐、胃痉挛、胀气、肝炎、肾功能损害、生殖器念珠菌病、阴道炎、出血、凝血酶原时间延长、全血细胞减少症、溶血性贫血、抗球蛋白试验阳性。头孢曲松盐在胆囊中结晶可能产生胆囊淤泥。

🔺 药物相互作用 / 食物相互作用

头孢曲松和静脉注射含钙产品不应混合或共同给药于任何患者，即使是通过不同部位。使用硫酸铜溶液（本尼迪克特溶液，Clintest®）时，头孢菌素可能会导致尿糖测定假阳性。使用葡萄糖氧化酶（Tes-Tape®、Clinistix®）的测试不受头孢菌素的影响。

💊 剂量

根据感染的类型和严重程度，头孢曲松每日静脉注射 1～2 克。总剂量可以每日给药 1 次，也可以平分一日给药 2 次。

1. 脑膜炎：每日 2 次，最多 4 克。

2. 淋病：250 毫克肌肉注射，单次剂量。

3. 手术预防：术前 30～60 分钟给药 1 克。

🌐 特殊人群

1. 肾功能不全：无需调整剂量。

2. 肝功能障碍：无需调整剂量，但不应超过每日 2 克的剂量。

3. 儿科：皮肤和皮肤结构感染：50～75 毫克 /（千克体重·日）（每日 1 次或每日 2 次等分剂量），每日剂量不超过 2 克。

（1）急性细菌性中耳炎：50 毫克 / 千克体重（不超过 1 克）作为单次肌肉注射剂量。

（2）脑膜炎以外的严重其他感染：毫克 /（千克体重·日），不超过 2 克，分次服用，每 12 小时 1 次。

（3）脑膜炎：初始剂量为 100 毫克 / 千克体重（不超过 4 克），随后每日总剂量为 100 毫克 / 千克体重（不超过 4 克），每日给药 1 次或每 12 小时等分剂量给药。

（4）患有高胆红素血症的新生儿不应接受头孢曲松。

抗生素治疗艺术

临床学习精华

（1）头孢曲松无需针对肾功能不全进行剂量调整。

（2）与青霉素交叉过敏＜10%，如果过敏不严重，可慎用于危及生命的感染（如脑膜炎）。

（3）头孢曲松在胆囊中可发生结晶。

（4）避免头孢曲松与静脉钙剂合用。

（5）患有高胆红素血症的新生儿不应接受头孢曲松。

ROVAMYCINE/螺旋霉素

📋 基本特性

1. 类别：大环内酯类。

2. 作用机制：与细菌核糖体的 50S 亚基结合，导致转肽或易位反应的阻断。

3. 耐药机制：未知。

4. 代谢途径：在肝脏中代谢，在胆汁中排泄。

5. 用于：预防先天性弓形虫病。

❋ 不良反应 / 毒性

对其他大环内酯类有过敏反应的患者也可能对螺旋霉素过敏。

还可见：过敏反应、荨麻疹、瘙痒、皮疹、恶心、呕吐、腹泻、腹痛、食道炎、肝炎、伪膜性肠炎、QT 间期延长、室性心律失常、神经肌肉阻滞、感觉异常和血小板减少症。

⚠ 药物相互作用 / 食物相互作用

螺旋霉素可以与食物一起服用，也可以不与食物一起服用。

减少卡比多巴吸收和左旋多巴浓度。与阿司咪唑、西沙必利和特非那定合用会增加室性心律失常的风险。与氟奋乃静一起使用时有肌张力障碍的风险。

💊 剂量

螺旋霉素以片剂、胶囊、静脉内或直肠栓剂的形式给药。

妊娠期弓形虫：每日 3 克，分 3 或 4 次服用。

🌐 特殊人群

1. 肾功能不全：无需调整剂量。

2.肝功能障碍：胆道梗阻或肝功能受损可能会降低螺旋霉素的消除。

抗生素治疗艺术

临床学习精华

为预防先天性弓形虫病，在妊娠头 3 个月出现弓形虫病的妇女应使用螺旋霉素（3 ~ 4 克／日）治疗。妊娠头 3 个月后，如果没有记录到胎儿传播，螺旋霉素可继续使用直至分娩。如果记录到胎儿传播，应开始使用乙胺嘧啶和磺胺嘧啶治疗，但只能在妊娠头 3 个月后开始，因为乙胺嘧啶的致畸性。

SELZENTRY/马拉韦罗

📋 基本特性

1. 类别：CCR5 辅助受体拮抗剂。

2. 作用机制：①马拉韦罗是人类 CCR5 和 HIV-1 gp120 相互作用的拮抗剂，阻断这种相互作用可防止 CCR5 型 HIV-1 进入细胞。②马拉韦罗对所有 HIV 病毒都没有活性，只对那些仅使用 CCR5 作为进入共同受体的病毒有活性。

3. 耐药机制：HIV-1 包膜糖蛋白 gp160、A316T 和 I323V 的 V3 环区域中的两个氨基酸残基置换导致对马拉韦罗的耐药性。

4. 代谢途径：马拉韦罗主要由细胞色素 P450 系统代谢。

FDA FDA 批准的适应证

与其他抗逆转录病毒药物联合治疗仅感染 CCR5 趋向的 HIV-1 的成年患者。

❋ 不良反应 / 毒性

> **警告**
> 据报道，使用马拉韦罗会导致肝毒性。在出现肝毒性之前，可能会出现严重皮疹或全身过敏反应（例如，瘙痒性皮疹、嗜酸性粒细胞增多或 IgE 升高）。应立即评估使用马拉韦罗后出现肝炎或过敏反应的体征或症状的患者。

其他不良反应包括：过敏性发热、皮疹、嗜酸性粒细胞增多、肝毒性、上呼吸道感染、咳嗽、头晕、腹泻、水肿、睡眠障碍、症状性体位性低血压、免疫重建综合征。

马拉韦罗拮抗位于某些免疫细胞上的 CCR5 辅助受体，因此可能会增加发生感染的风险。在接受马拉韦罗治疗时，应密切监测患者是否有感染迹象。

由于马拉韦罗的作用机制，它可能会影响免疫监视并增加恶性肿瘤的风险。心血管事件风险增加的患者慎用。

⚠ 药物相互作用 / 食物相互作用

马拉韦罗可以在有或没有食物的情况下服用。

圣约翰草不应与马拉韦罗一起服用。

由于马拉韦罗由 CYP3A 代谢，因此马拉韦罗与诱导 CYP3A 的药物合用可降低马拉韦罗的血浆浓度并降低其治疗效果。联合服用马拉韦罗和抑制 CYP3A 的药物可能会增加马拉韦罗的血浆浓度。由于这些代谢效应，可能需要改变剂量或进行临床 / 实验室监测的潜在药物相互作用如下。

药物	调整或监测
伊曲康唑和酮康唑	将马拉韦罗减少至 150 毫克, 每日 2 次
伏立康唑	毒性监测
克拉霉素	将马拉韦罗减少至 150 毫克, 每日 2 次
利福平	将马拉韦罗增加至 600 毫克, 每日 2 次
利福布汀	如果与 CYP3A 抑制剂一起使用, 将马拉韦罗降低至 150 毫克, 每日 2 次
	如果与 CYP3A 诱导剂一起使用, 常规剂量
苯巴比妥、苯妥英或卡马西平	将马拉韦罗增加至 600 毫克, 每日 2 次
除替拉那韦外的所有蛋白酶抑制剂	将马拉韦罗降低至 150 毫克, 每日 2 次
依法韦仑	将马拉韦罗增加至 600 毫克, 每日 2 次
替拉那韦 / 利托那韦、奈韦拉平、所有核苷类逆转录酶抑制剂和恩夫韦地	马拉韦罗剂量, 300 毫克, 每日 2 次

剂量

马拉韦罗有25毫克、75毫克、150毫克和300毫克片剂。它还作为口服溶液提供，每毫升含有20毫克。正常剂量为300毫克，每日2次。

特殊人群

1. 肾功能不全：当给予强效CYP3A4抑制剂或诱导剂时，肌酐清除率 < 30毫升/分钟的患者不应使用马拉维罗。

2. 肝功能障碍：肝功能障碍者应谨慎使用马拉维罗。

3. 儿科：可用于2岁以上体重至少10千克的儿童，具体如下。

10 ~ 20千克	20 ~ 30千克	30 ~ 40千克	≥ 40千克
使用强效P450抑制剂: 50毫克,每日2次	75毫克,每日2次	100毫克,每日2次	150毫克,每日2次
没有相互作用: 没有推荐	没有推荐	300毫克,每日2次	300毫克,每日2次
使用强效P450诱导剂: 不推荐			

抗生素治疗艺术

临床学习精华

（1）马拉韦罗应始终与其他抗逆转录病毒药物联合使用。

（2）必须做趋向性试验，看患者是否携带仅使用CCR5受体的病毒，以确保马拉韦罗的使用是合适的。

（3）如果病毒使用CXCR4辅助受体或具有双重嗜性，则不应使用马拉韦罗。

（4）无论何时开始使用马拉韦罗，请务必检查患者正在接受的所有药物，以尽量减少药物相互作用。

SEROMYCIN/环丝氨酸

📋 基本特性

1. 类别：D-丙氨酸的类似物。

2. 作用机制：环丝氨酸抑制革兰氏阳性菌和革兰氏阴性菌以及结核分枝杆菌的细胞壁合成。

3. 耐药机制：不完全了解。

4. 代谢途径：约 2/3 随尿液排出体外，另外 1/3 代谢为未知物质。

FDA 批准的适应证

当病原体对这种药物敏感且用主要药物治疗被证明不充分时，治疗活动性肺结核和肺外结核。

治疗由易感的革兰氏阳性菌和革兰氏阴性菌引起的尿路感染，但仅在常规治疗失败时才应考虑。

✳ 不良反应 / 毒性

对环丝氨酸过敏、癫痫、抑郁、严重焦虑、精神病或过度饮酒的患者禁用。

中枢神经系统毒性，包括无法集中注意力和嗜睡、头痛、震颤、眩晕、轻瘫、构音障碍、癫痫发作、抑郁、精神病和自杀意念、周围神经病变、过敏性皮炎、苔藓样皮疹、史-约综合征、血清转氨酶升高、充血性心力衰竭、维生素 B12 和 / 或叶酸缺乏、巨幼红细胞性贫血和铁粒幼细胞性贫血。

🔺 药物相互作用 / 食物相互作用

食物会轻度降低吸收，避免吃高脂肪食物。

据报道，同时服用乙硫异烟胺会增强神经毒性不良反应。

酒精和环丝氨酸不相容，因为酒精会增加癫痫发作的风险。

同时服用异烟肼可能会导致中枢神经系统影响的发生率增加，例如头晕或嗜睡。

💊 剂量

通常 10 ~ 15 毫克 /（千克体重·日）：口服 250 毫克，一日 2 次；可以增加到 250 毫克。

如果峰值水平保持在 35 微克 / 毫升以下，每日口服 3 次或上午 250 毫克和夜间 500 毫克。

🌐 特殊人群

1. 肾功能不全：制造商禁止将其用于严重肾功能不全。如果必须使用，对于肌酐清除率 < 30 毫升 / 小时或血液透析的患者，每日 1 次 250 毫克或每周 3 次 500 毫克 / 剂量；监测指标。

2. 肝功能障碍：无需调整。

3. 儿科：尚未确定在儿科患者中的安全性和有效性。如果必须使用：10 ~ 20 毫克 /（千克体重·日），每 12 小时 1 次（每日最多 1 克）。

⚔ 抗生素治疗艺术

临床学习精华

（1）不能单独使用环丝氨酸治疗活动性肺结核。

（2）环丝氨酸仅应在发现对一线抗分枝杆菌药物产生耐药性时使用。

（3）环丝氨酸与乙硫异烟胺合用时可能会增加神经毒性不良反应。

（4）尽管环丝氨酸对常见细菌有活性，但它不常用于治疗非分枝杆菌感染。

（5）服用环丝氨酸期间不应饮酒。

（6）神经精神不良反应通常发生在血清水平高于 35 微克 / 毫升时；应监测环丝氨酸的血清水平，目标是峰值水平（给药后 2 小时）为 20 ~ 35 微克 / 毫升。

（7）应监测血液、肾和肝功能。

（8）如果开始治疗时使用小剂量的环丝氨酸，并且在几日到 1 周内逐渐增加，一些患者对环丝氨酸的耐受性最好（逐渐增加）。

（9）所有患者在服用环丝氨酸的同时应同时服用维生素 B6。成人需要 100 ~ 300 毫克（或每 250 毫克环丝氨酸 50 毫克），儿童应接受与其体重成比例的剂量。

SIRTURO/贝达喹啉

📋 基本特性

1. 类别：二芳基喹啉。

2. 作用机制：通过与结核分枝杆菌产生能量至关重要的酶的亚基c结合，抑制分枝杆菌的ATP（5'-三磷酸腺苷）合酶。

3. 耐药机制：atpE 靶基因的修饰和/或 MmpS5-MmpL5 外排泵的上调。

4. 代谢途径：主要在粪便中消除。

FDA FDA 批准的适应证

作为联合疗法的一部分，用于治疗患有肺耐多药结核病（MDR-TB）的成人（18 岁及以上）。

🌼 不良反应 / 毒性

> **警告**
> 1. 死亡率上升。
> 2.QT 延长。

与延长 QT 间期的药物一起使用可能会导致附加的 QT 延长，监测心电图。其他毒性包括死亡率和肝毒性增加。

⚠ 药物相互作用 / 食物相互作用

贝达喹啉暴露在与 CYP3A4 诱导剂共同给药期间可能减少，在与 CYP3A4 抑制剂共同给药期间可能增加。

应避免同时使用贝达喹啉和依法韦仑，或其他中度 CYP3A 诱导剂。

与洛匹那韦 / 利托那韦合用时，应谨慎使用贝达喹啉，且仅在获益大于风险时才使用。

应与食物一起服用。

💊 剂量

贝达喹啉的推荐剂量是前 2 周每日 1 次口服 400 毫克，然后每周 3 次口服 200 毫克（2 次剂量之间至少间隔 48 小时），持续 22 周（总持续时间为 24 周）。

贝达喹啉片应用水整片吞服并随餐服用。

🌐 特殊人群

1. 肾功能不全：严重肾功能不全或需要血液透析或腹膜透析的终末期肾病，应慎用贝达喹啉。

2. 肝功能障碍：严重肝功能障碍患者应谨慎使用贝达喹啉，并且只有在获益大于风险时才应谨慎使用。

3. 儿科：尚未确定在儿科患者中的安全性和有效性。

📙 抗生素治疗艺术

临床学习精华

（1）勿将贝达喹啉用于治疗潜伏性结核、药物敏感性结核、肺外结核或非结核分枝杆菌引起的感染。

（2）由于临床数据有限，贝达喹啉治疗 HIV 感染的耐多药结核病患者的安全性和有效性尚未确定。

（3）通过直接观察疗法（DOT）给予贝达喹啉。

（4）通过导致 MmpS5-MmpL5 外排泵上调的 Rv0678 基因突变对贝达喹啉耐药的结核分枝杆菌分离株对氯法齐明不太敏感。

（5）治疗前和治疗期间，获取并监测以下各项：心电图、血清钾、钙和镁浓度、肝酶。

（6）仅将贝达喹啉与至少三种其他药物联合使用，这些药物已在体外显示患者的耐多药结核病分离株对其敏感。如果无法获得体外试验结果，贝达喹啉治疗可与患者的耐多药结核分离物可能敏感的至少四种其他药物联合使用。

（7）如果有严重室性心律失常或 QTc 间期大于 500 毫秒的证据，则停用贝达喹啉。

SIVEXTRO(Tedizolid)/赛威乐（特地唑胺）

基本特性

1. 类别：恶唑烷酮。

2. 作用机制：特地唑胺的抗菌活性是通过与细菌核糖体的 50S 亚基结合，从而抑制蛋白质合成来介导的。

3. 耐药机制：通过编码 23S rRNA 或核糖体蛋白（L3 和 L4）的染色体基因突变对恶唑烷酮类耐药的生物体通常对特地唑胺具有交叉耐药性。

4. 代谢途径：主要通过粪便排泄。

FDA 批准的适应证

由易感的金黄色葡萄球菌（包括耐甲氧西林金黄色葡萄球菌）和链球菌引起的急性细菌性皮肤和皮肤结构感染（ABSSSI）。

不良反应 / 毒性

毒性包括恶心、头痛、腹泻、呕吐和头晕、贫血、心悸、心动过速、视疲劳、视力模糊、视力障碍、玻璃体漂浮物、输液相关反应、药物过敏、艰难梭菌结肠炎、口腔念珠菌病、外阴阴道真菌感染、肝转氨酶升高、白细胞计数降低、感觉减退、感觉异常、第七神经麻痹、周围神经病变、视神经病变、失眠、瘙痒、荨麻疹、皮炎、潮红、高血压和骨髓抑制。

药物相互作用 / 食物相互作用

特地唑胺是一种可逆的单胺氧化酶（MAO）抑制剂。与 MAO 抑制剂的相互作用无法在第 2 阶段和第 3 阶段试验中进行评估，因为服用此类药物的受试者被排除在试验之外。

特地唑胺可以在有或没有食物的情况下给药。

🔖 剂量

200 毫克，每日 1 次，口服或静脉（IV）输注超过 1 小时。

🌐 特殊人群

1. 肾功能不全：无需调整剂量。

2. 肝功能障碍：无需调整剂量。

3. 儿科：对 18 岁以下儿科患者的安全性和有效性尚未确定。

🔥 抗生素治疗艺术

临床学习精华

（1）特地唑胺对中性粒细胞减少症（中性粒细胞计数 < 1000/ 立方毫米)患者的安全性和有效性尚未得到充分评估。

（2）特地唑胺对肠球菌有活性。

（3）对菌血症，特地唑胺不是一个好选择。

SOVALDI/索非布韦

📋 基本特性

1. 类别: 丙型肝炎 NS5B 聚合酶的核苷酸逆转录酶抑制剂。

2. 作用机制: 索非布韦经过细胞内代谢形成具有药理活性的尿苷类似物三磷酸，它可以通过 NS5B 聚合酶整合到丙型肝炎病毒 RNA 中，并作为链终止剂。

3. 耐药机制: 取代 S282T 可导致三磷酸尿苷类似物的结合减少，从而使病毒继续复制。

4. 代谢途径: 在肝脏中代谢为活性形式，主要通过尿液排出。

FDA FDA 批准的适应证

作为联合抗病毒治疗方案的一个组成部分，索非布韦适用于治疗基因型 1、2、3 或 4 慢性丙型肝炎病毒（HCV）感染。

❋ 不良反应 / 毒性

服用 β 受体阻滞剂的患者，或有潜在心脏合并症和 / 或晚期肝病的患者，与索非布韦和胺碘酮合用可能会增加出现症状性心动过缓的风险。

其他不良反应包括: 疲劳、头痛、恶心、失眠、瘙痒、贫血、虚弱、皮疹、寒战、流感样疾病、发热和腹泻。

有报告实验室指标异常的情况，包括胆红素和肌酐激酶升高。

⚠ 药物相互作用 / 食物相互作用

索非布韦可以在不考虑食物的情况下服用。

当索非布韦与利巴韦林或聚乙二醇干扰素 α / 利巴韦林联合使用时，适用于这些药物的禁忌证适用于联合治疗。

不要将索非布韦与 Harvoni（雷迪帕韦 / 索非布韦）、利福平、利福布汀、利福喷丁、圣约翰草、胺碘酮、卡马西平、苯妥英、苯巴比妥、奥卡西平或替拉那韦 / 利托那韦合用。

剂量

一粒 400 毫克片剂，口服每日 1 次，随餐或不随餐服用。

患者人群	药物	持续时间 / 周
基因型 1 或基因型 4	索非布韦 + 利巴韦林 + 聚乙二醇化干扰素	12
基因型 2	索非布韦 + 利巴韦林	12
基因型 3	索非布韦 + 利巴韦林	24

特殊人群

1. 肾功能不全：如果肌酐清除率低于 30 毫升 / 分钟，请勿使用。

2. 肝功能障碍：无需调整剂量。

3. 儿科：请勿在 18 岁以下的患者中使用。

抗生素治疗艺术

临床学习精华

（1）索非布韦对丙型肝炎病毒基因型 1、2、3 和 4 具有活性。

（2）索非布韦联合利巴韦林治疗 24 周可被作为不适合接受干扰素方案的基因型 1 感染患者的治疗选择。

（3）将索非布韦与利巴韦林联合给药长达 48 周或直至肝移植时，以先发生者为准，以防止移植后丙型肝炎病毒再感染。

（4）虽然没有在索非布韦包装说明书中，但是 12 周的索非布韦 + 西咪匹韦被批准用于治疗基因型 1 丙型肝炎病毒。参考西咪匹韦。

（5）尽管未在索非布韦包装说明书中，但 12 周的索非布

韦 + 达卡他韦已被批准用于治疗丙型肝炎病毒基因型 1 和 3。请参阅达卡他韦。

（6）如果索非布韦与胺碘酮合用，曾报告心动过缓情况。

（7）不要将索非布韦与 Harvoni（雷迪帕韦 / 索非布韦）一起给药。

（8）索非布韦可用于 HIV 合并感染患者。

SPECTRACEF/头孢妥仑匹酯

基本特性

1. 类别：第三代头孢菌素。

2. 作用机制：结合青霉素结合蛋白，破坏细胞壁合成。

3. 耐药机制：①青霉素结合蛋白可以改变，亲和力降低。② β - 内酰胺酶的产生，导致 β - 内酰胺环水解。③当细菌减少孔蛋白的产生时，抗生素到达青霉素结合蛋白的能力降低，导致细胞内药物浓度降低。

4. 代谢途径：头孢妥仑在尿液中以原形排出体外。

FDA 批准的适应证

治疗由易感微生物引起的成人和青少年（12 岁及以上）的以下感染：慢性支气管炎急性细菌性加重、社区获得性肺炎、咽炎 / 扁桃体炎、无并发症的皮肤和皮肤结构感染。

不良反应 / 毒性

头孢妥仑禁用于对头孢菌素过敏的患者、肉碱缺乏症患者和牛奶蛋白过敏（不是乳糖不耐症）患者，因为头孢妥仑含有酪蛋白酸钠，一种牛奶蛋白。

如果对青霉素过敏，应慎用头孢妥仑。

毒性包括发烧、过敏反应、皮疹（包括史 - 约综合征）、多形性红斑和中毒性表皮坏死松解症、血管性水肿、潮红、血清病样反应、脑病、癫痫发作、异常梦境、腹泻、艰难梭菌相关性腹泻和伪膜性肠炎、口腔念珠菌病、厌食、恶心、呕吐、胃痉挛、胀气、肝炎、肾功能损害、关节痛、生殖器念珠菌病、阴道炎、出血、凝血酶原时间延长、全血细胞减少症、溶血性贫血和抗球蛋白试验阳性。

⚠ 药物相互作用 / 食物相互作用

头孢妥仑应与食物一起服用。

丙磺舒会抑制头孢妥仑的肾排泄。

抗酸剂和 H_2 受体拮抗剂可能会降低头孢妥仑的吸收。

使用硫酸铜溶液（本尼迪克特溶液，Clintest®）时，头孢菌素可能会导致尿糖测定假阳性。使用葡萄糖氧化酶（Tes-Tape®、Clinistix®）的测试不受头孢菌素的影响。使用硝普盐进行检测时可能会出现尿液中酮体的假阳性反应，但使用硝基铁氰化物进行检测时则不会出现假阳性反应。

💊 剂量

头孢妥仑以 200 毫克和 400 毫克片剂形式提供。

感染类型	剂量	持续时间 / 日
社区获得性肺炎	每 12 小时 400 毫克	14
慢性支气管炎急性加重	每 12 小时 400 毫克	10
咽炎	每 12 小时 200 毫克	10
无并发症的皮肤和皮肤结构感染	每 12 小时 200 毫克	10

🌐 特殊人群

1. 肾功能不全：推荐剂量见下表。

肾功能	剂量
肌酐清除率 30 ~ 49 毫克 / 毫升	每 12 小时 200 毫克
肌酐清除率 < 30 毫克 / 毫升	每日 200 毫克
血液透析	每日 200 毫克和透析后 200 毫克
连续性可动式腹膜透析	无数据
连续性肾脏替代治疗	无数据

2. 肝功能障碍：无需调整剂量。

3. 儿科：不建议 12 岁以下的儿科患者使用头孢妥仑匹酯。12 岁以上儿科患者的剂量应遵循成人建议。

抗生素治疗艺术

临床学习精华

（1）头孢妥仑必须针对肾功能不全进行剂量调整。

（2）与青霉素的交叉过敏＜ 10%。

（3）不建议头孢妥仑与抗酸剂或 H_2 受体拮抗剂同时服用。

SPORANOX(Itraconazole)(capsules and solution)/伊曲康唑（胶囊和溶液）

基本特性

1. 类别：三唑。

2. 作用机制：抑制羊毛甾醇 14-α-脱甲基酶，该酶参与麦角甾醇的合成，麦角甾醇是真菌细胞膜的重要成分。

3. 耐药机制：①编码靶酶的基因（ERG11）的点突变导致靶标发生改变，对唑类的亲和力降低。② ERG11 的过度表达导致产生高浓度的目标酶，从而需要更高的细胞内药物浓度来抑制细胞中的所有酶分子。③伊曲康唑通过激活两种类型的多药外排转运蛋白主动外排出细胞。

4. 代谢途径：伊曲康唑主要由细胞色素 P450 3A4 同工酶系统代谢，导致形成多种代谢物，包括主要代谢物羟基伊曲康唑。

FDA 批准的适应证

伊曲康唑口服溶液适用于治疗口咽和食管念珠菌病。

对于免疫功能低下或非免疫功能低下的宿主，伊曲康唑胶囊适用于治疗对两性霉素 B 治疗不耐受或难治的芽生菌病、非脑膜组织胞浆菌病和曲霉菌病。

在非免疫功能低下的患者中，伊曲康唑胶囊适用于由皮肤癣菌（甲癣）引起的甲真菌病。

不良反应 / 毒性

警告

1. 充血性心力衰竭、心脏效应和药物相互作用

   对于有心室功能障碍的患者，如充血性心力衰竭（CHF）或充血性心力衰竭病史，不应使用伊曲康唑治疗甲真菌病。如果在伊曲康唑给药期间出现充血性心力衰竭的体征或症状，请停止给药。当伊曲康唑静脉注射给狗和健康人类志愿者时，观察到了负性肌力作用。

2. 药物相互作用

   下列药物禁用与伊曲康唑合用：美沙酮、丙吡胺、多非利特、决奈达隆、奎尼丁、麦角生物碱（如二氢麦角胺、麦角新碱、麦角胺、甲基麦角新碱）、伊立替康、鲁拉西酮、口服咪达唑仑、匹莫齐特、三唑仑、非洛地平、尼索地平、伊伐布雷定、雷诺嗪、依普利酮、西沙必利、洛伐他汀、辛伐他汀、替格瑞洛，以及对于有不同程度肾或肝功能损伤的受试者，不可使用秋水仙碱、弗斯特罗定、泰利霉素和索利那新。与伊曲康唑合用可导致这些药物的血浆浓度升高，并可能增加或延长这些药物的药理作用和／或不良反应。例如，这些药物中某些药物的血浆浓度升高会导致 QT 间期延长和室性快速性心律失常，包括尖端扭转性室速，一种可能致命的心律失常。

其他毒性作用包括严重的肝毒性、神经病变、暂时或永久性听力损失、发烧、皮疹、鼻炎、咽炎、鼻窦炎、食欲增加、恶心、腹泻、便秘、消化不良、胀气、腹痛、头晕、膀胱炎、尿路感染、胃炎、肠胃炎、头痛、震颤、肌痛和异常的梦。

◢ 药物相互作用／食物相互作用

伊曲康唑胶囊应随餐服用，且必须整粒吞服。

伊曲康唑口服液应空腹服用。

同时服用抗酸剂或胃酸分泌抑制剂可能会降低伊曲康唑的吸收。

伊曲康唑是一种有效的细胞色素 P450 3A4 同工酶系统

（CYP3A4）抑制剂，可能会增加通过该途径代谢的药物的血浆浓度。此外，增强或抑制 CYP3A4 活性的药物可能分别降低或升高伊曲康唑的水平。

伊曲康唑不应与：美沙酮、丙吡胺、多非利特、决奈达隆、奎尼丁、麦角生物碱（如二氢麦角胺、麦角新碱、麦角胺、甲基麦角新碱）、伊立替康、卢拉西酮、咪唑二胺、咪唑安定、尼索地平、伊伐布雷定、雷诺嗪、依普利酮、西沙必利、洛伐他汀、辛伐他汀、坦索罗辛、利福布丁、利福平、阿哌沙班、利伐沙班、卡马氮平、阿西替尼、达拉非尼、达沙替尼、依鲁替尼、舒拉替尼、舒拉替尼肺动脉高压、依维莫司、替西罗莫司、沙美特罗、达非那新、伐地那非、考尼伐普坦、托伐普坦、替格瑞洛，以及在有不同程度肾或肝功能损伤的受试者中，不可使用秋水仙碱、弗斯特罗定、泰利霉素和索利那新。

与伊曲康唑有显著相互作用的药物。

（1）苯二氮䓬类：阿普唑仑、地西泮水平升高。

（2）环孢菌素、他克莫司、西罗莫司：水平升高。

（3）地塞米松：水平升高。

（4）地高辛：地高辛水平升高。

（5）多西他赛：水平增加。

（6）丙吡胺：水平升高。

（7）芬太尼：水平升高。

（8）H_2 受体拮抗剂：降低伊曲康唑的水平。

（9）HMG CoA 还原酶抑制剂（他汀类药物）：阿托伐他汀和西立伐他汀的水平可能升高。

（10）异烟肼：降低伊曲康唑的水平。

（11）大环内酯类（克拉霉素、红霉素）：提高伊曲康唑的水平。

（12）口服降糖药：水平升高。

（13）非核苷逆转录酶抑制剂：降低伊曲康唑的水平。

（14）苯巴比妥：降低伊曲康唑的水平。

（15）苯妥英：降低伊曲康唑的水平。

（16）蛋白酶抑制剂（茚地那韦、利托那韦、沙奎那韦）：水平升高，伊曲康唑的水平也升高。

（17）质子泵抑制剂：降低伊曲康唑的水平。

（18）甲氨蝶呤：水平升高。

（19）华法林：水平升高。

（20）长春新碱：水平升高。

剂量

伊曲康唑有 100 毫克胶囊和每毫升含 10 毫克伊曲康唑的溶液形式提供。

1. 治疗芽生菌病和组织胞浆菌病：推荐剂量为每日 1 次 200 毫克。如果没有观察到反应，剂量可以增加 100 毫克至最大每日 400 毫克。超过 200 毫克/日的剂量应分 2 次给药。

2. 治疗曲霉菌病：推荐的口服剂量为每日 200 ~ 400 毫克。在危及生命的情况下，建议在治疗的前 3 日给予每日 3 次 200 毫克的负荷剂量。

3. 治疗甲癣

（1）脚指甲：200 毫克，每日 1 次，连续 12 周。

（2）仅手指甲：2 次脉冲治疗方案，由每日 2 次 200 毫克组成，持续 1 周。脉冲间隔 3 周。

4. 治疗口咽和食管念珠菌病

（1）口服溶液应在口中用力漱口几秒钟（1 次 10 毫升）并吞咽。

（2）口咽念珠菌病：每日 200 毫克，持续 1 ~ 2 周。

（3）食道念珠菌病：在症状消退后的 3 周或 2 周内每日服用 100 毫克（以时间较长者为准）。

⊕ 特殊人群

1. 肾功能不全：在肾功能不全的患者中使用时应谨慎。

2. 肝功能障碍：肝功能障碍患者应慎用，应监测肝功能测试。强烈建议不要用于肝功能检查升高的患者。

3. 儿科：伊曲康唑在儿科患者中的疗效和安全性尚未确定。如果使用，可以使用 100 毫克 / 日的伊曲康唑胶囊治疗全身性真菌感染。

⚡ 抗生素治疗艺术

临床学习精华

（1）伊曲康唑需要酸性环境才能吸收，胃酸缺乏的患者服用可乐饮料会增加吸收。

（2）胶囊应随餐服用，口服溶液应不随餐服用。

（3）给予相同剂量的药物时，口服溶液的药物暴露量大于胶囊。

（4）只有口服液被证明对口腔和 / 或食道念珠菌病有效。

（5）伊曲康唑是细胞色素 P450 的抑制剂，可以增强许多常用药物的活性，例如口服降糖药和抗凝药。

（6）伊曲康唑静脉制剂不再生产。

STREPTOMYCIN/链霉素

基本特性

1. 类别：氨基糖苷类。

2. 作用机制：结合细菌核糖体的 30S 亚基，终止蛋白质合成。

3. 耐药机制：①革兰氏阴性菌通过乙酰化灭活氨基糖苷类。②一些细菌会改变 30S 核糖体亚基，防止链霉素干扰蛋白质合成。③低水平耐药性可能是由于细菌对链霉素的吸收受到抑制。

4. 代谢途径：药物在尿液中以原形排出体外。

FDA 批准的适应证

结核分枝杆菌。

鼠疫杆菌、土拉弗朗西斯菌、布鲁氏菌属、肉芽肿杆菌、杜克雷伊菌、流感嗜血杆菌、肺炎克雷伯菌、大肠埃希菌、变形杆菌、产气杆菌、肺炎克雷伯菌和粪肠球菌引起的尿路感染和革兰氏阴性菌菌血症（与另一种抗菌剂同时使用）。

与青霉素协同治疗草绿色链球菌和粪肠球菌心内膜感染。

不良反应 / 毒性

警告

1. 耳毒性：前庭毒性和听觉耳毒性，尤其是肾功能损害患者、大剂量治疗者和长期治疗者。由于额外的耳毒性，避免与强效利尿剂一起使用，例如依地尼酸。

2. 肾毒性：尤其是肾功能受损的患者和接受较高剂量或长期治疗的患者。避免与其他肾毒性药物和强效利尿剂同时使用，否则会导致脱水。

3. 神经肌肉阻滞剂：尤其是那些接受麻醉剂、神经肌肉阻滞剂或大量输血的患者。

额外的神经毒性包括视神经功能障碍、周围神经炎、蛛网膜炎和脑病。其他不良反应包括恶心、呕吐、皮疹、发烧、全血细胞减少症和溶血性贫血。

药物相互作用

链霉素不应与其他具有肾毒性或耳毒性的药物一起给药。

剂量

仅肌肉注射

（1）结核病：15毫克/（千克体重·日），最多1克；首先每日给药，然后在每日给药一段时间后每周2~3次。对于>59岁的患者，10毫克/（千克体重·次）（最大750毫克）。

（2）兔热病：每日1~2克，分次服用7~14日，直至患者不发热5~7日。

（3）鼠疫：每日2克链霉素，分两次肌肉注射。建议至少治疗10日。

（4）细菌性心内膜炎：链球菌性心内膜炎：第1周1克每日2次，第二周500毫克每日2次。如果患者年龄>60岁，则在整个2周中与青霉素联用的剂量应为500毫克每日2次。

（5）肠球菌性心内膜炎：1克每日2次，连续2周，500毫克每日2次，连续4周与青霉素联合使用。

特殊人群

1. 肾功能不全：对于肾功能不全的患者，给予常用剂量，但是间隔增加，如下表所述。应该测量水平。

肌酐清除率 > 50 毫升 / 分钟	常用剂量
肌酐清除率 10 ~ 50 毫升 / 分钟	增加至 3 倍常用间隔
肌酐清除率 < 10 毫升 / 分钟	增加至 4 倍常用间隔
血液透析	透析后给药一半剂量
连续性肾脏替代治疗	增加至 3 倍常用间隔

2. 儿科：20 ~ 40 毫克 /（千克体重·日），最多 1 克，用于结核病和严重的细菌感染。

🔋 抗生素治疗艺术

临床学习精华

（1）链霉素只能肌肉注射给药。

（2）当链霉素必须长期使用时，尿液碱化可以减少或防止肾损害。

（3）虽然推荐链霉素作为常规治疗结核病的第四种药物，但通常使用乙胺丁醇代替。

（4）如果治疗肺结核，切勿单独使用链霉素。

（5）峰值浓度应在 35 ~ 45 微克 / 毫升之间。

（6）链霉素被认为是治疗革兰氏阴性菌菌血症、脑膜炎和肺炎、布鲁氏菌病、腹股沟肉芽肿、软下疳和尿路感染的二线药物。

（7）在治疗期间监测肾功能、听力和前庭功能。

STRIBILD/（替诺福韦+恩曲他滨+埃替拉韦+考比司他）

基本特性

1. 类别：核苷酸逆转录酶抑制剂 + 核苷酸逆转录酶抑制剂 + 整合酶抑制剂 +CYP3A 抑制剂。

2. 作用机制：①替诺福韦和恩曲他滨通过细胞酶转化为它们的活性药物，替诺福韦二磷酸盐（三磷酸腺苷的类似物）和恩曲他滨三磷酸（三磷酸胞嘧啶的类似物）。这些药物与天然存在的核苷酸竞争结合新形成的 HIV DNA。由于它们没有末端羟基，会停止病毒的转录和复制。②埃替拉韦是一种 HIV-1 整合酶链转移抑制剂（INSTI）。整合酶的抑制可防止 HIV-1DNA 整合到宿主基因组 DNA 中，从而阻止病毒感染的传播。③考比司他是一种 CYP3A 抑制剂，可增加埃替拉韦的全身暴露。

3. 耐药机制：① HIV 逆转录酶结构的变化导致三磷酸腺苷和三磷酸胞嘧啶的优先结合，而二磷酸替诺福韦和三磷酸恩曲他滨的结合减少，从而允许 DNA 继续转录。耐药突变包括 K65R、M184V 和"TAMS"：41L、67N、70R、210W、215F 和 219E。② HIV 整合酶结构的变化阻止了埃替拉韦与酶的活性位点结合，并使整合酶继续保持活性。服用埃替拉韦的患者中出现的耐药突变包括 T66A/I、E92G/Q、S147G 和 Q148R。

4. 代谢途径：①替诺福韦和恩曲他滨以原形从尿液中排出。②埃替拉韦主要通过 CYP3A 进行氧化代谢，然后通过肝脏中的 UGT1A1/3 酶进行葡萄糖醛酸化并排出体外。③考比司他由肝脏中的 CYP3A 代谢，少量由肝脏中的 CYP2D6 酶代谢并排出体外。

FDA FDA 批准的适应证

Stribild 被认为是治疗无抗逆转录病毒治疗史的成年患者 HIV-1 感染的完整方案，或对于那些在稳定的抗逆转录病毒治疗方案中受到病毒学抑制至少 6 个月，且没有治疗失败史，也没有已知的与 Stribild 各个成分耐药性相关的替代药物的患者，替换当前的抗逆转录病毒治疗方案。

✳ 不良反应 / 毒性

警告

1. 据报道，在停止乙型肝炎治疗（包括 Stribild 或任何含有替诺福韦或恩曲他滨的药物）的乙型肝炎感染患者中，肝炎会严重急性加重。对于停止乙型肝炎治疗（包括 Stribild）的患者，应通过临床和实验室随访密切监测肝功能至少数月。如果合适，可能需要恢复抗乙型肝炎治疗。
2. 据报道，使用核苷类似物（包括替诺福韦）会导致乳酸酸中毒和肝肿大伴脂肪变性。如果发生这种综合征，应停药。

其他不良事件：免疫重建炎症综合征，脂肪再分布包括向心性肥胖和背颈脂肪增大、外周消瘦、面部消瘦、乳房增大、腹泻、恶心、疲劳、头痛、头晕、抑郁、失眠、梦异常、皮疹、肾功能损害包括急性肾功能衰竭和范可尼综合征，以及骨矿物质密度降低。

少于 2%：腹痛、消化不良、呕吐、自杀意念和自杀企图、横纹肌溶解症和肾结石。

由于抑制肌酐的肾小管分泌而降低估计的肌酐清除率，但不影响实际肾小球的功能。

▲ 药物相互作用 / 食物相互作用

Stribild 应与食物一起服用。

Stribild 不应与地达诺新一起使用，因为维持该方案的患者的 CD4 计数降低。如果地达诺新与 Stribild 或任何含有替诺福韦的药物一起服用，地达诺新应减少到每日 250 毫克。

埃替拉韦和考比司他由 CYP3A 代谢，诱导或抑制 CYP3A 活性的药物预计会影响埃替拉韦和考比司他的清除率。

下列药物不能与 Stribild 联合给药：依法韦仑、奈韦拉平、茚地那韦、沙奎那韦、奈非那韦、苯巴比妥、苯妥英、卡马西平、奥卡西平、利福平、利福布汀、利福喷丁、地塞米松、圣约翰草、诺孕酯 / 乙炔雌二醇、Kaletra、福沙那韦、替拉那韦、依曲韦林、阿夫唑嗪、决奈达隆、利伐沙班、伊立替康、二氢麦角胺、麦角胺、甲基麦角新碱、西沙必利、洛伐他汀、辛伐他汀、阿非那唑、三唑仑、吡拉那唑。

药物	调整或监测
马拉韦罗马拉韦罗	剂量 150，每日 2 次
抗酸剂	给药间隔 2 小时
秋水仙碱	不推荐用于肾或肝功能障碍者
波生坦	波生坦剂量 62.5 毫克 / 日或隔日 1 次
环孢菌素、他克莫司	监测免疫抑制剂的水平
西地那非	每 48 小时 25 毫克
他达拉非	72 小时内不超过 10 毫克
伐地那非	24 小时内不超过 2.5 毫克

剂量

Stiribild 是富马酸替诺福韦酯 300 毫克 + 恩曲他滨 200 毫克 + 埃替拉韦 150 毫克 + 考比司他 150 毫克的固定配方，推荐的成人剂量是每日 1 次 1 粒。

特殊人群

1. 肾功能不全：不建议在估计肌酐清除率低于 70 毫升 /

分钟的患者中开始使用 Stribild。如果在治疗期间估计的肌酐清除率降至 50 毫升 / 分钟以下，则应停用 Stribild。

2. 肝功能障碍：不推荐用于严重肝功能障碍的患者。

3. 儿科：未在 18 岁以下患者中进行研究。

抗生素治疗艺术

临床学习精华

（1）Stribild 不应与任何包含其成分的药物一起使用。

（2）Stribild 是一种整合酶抑制剂，不应与 Triumeq、Isentress 或 Tivicay 一起使用。

（3）Stribild 含有恩曲他滨，不应与任何含有拉米夫定的药物一起使用。

（4）Stribild 和地达诺新组合给药应慎用。

（5）Stribild 应与食物一起服用。

STROMECTOL/伊维菌素

基本特性

1. 类别：阿维菌素抗寄生虫药。

2. 作用机制：伊维菌素选择性结合谷氨酸门控氯离子通道，该通道发生在无脊椎动物神经和肌肉细胞中。这导致细胞膜对氯离子的渗透性增加，神经或肌肉细胞超极化，导致寄生虫瘫痪和死亡。

3. 代谢途径：经肝脏代谢，随粪便排出。

FDA 批准的适应证

治疗肠道类圆线虫病和盘尾丝虫病（河盲症）。

也用于：皮肤幼虫移行症、疥疮、体虱、毛圆线虫病、蛔虫病和鞭虫病。

不良反应 / 毒性

低血压、头晕、瘙痒、支气管哮喘恶化、中毒性表皮坏死松解症、史 - 约综合征、癫痫和肝毒性。如果盘尾丝虫病患者同时感染罗阿罗阿丝虫并接受伊维菌素治疗，很少会出现脑病和其他神经和眼科不良反应。

接受盘尾丝虫病治疗的患者可能会出现马佐蒂反应（发热、皮疹、淋巴结肿大、关节痛等）。尽管马佐蒂反应不是伊维菌素的直接毒性作用，并且可能是由被处理寄生虫的抗原产物引起的，但它可能类似于药物毒性，应该预料到。

药物相互作用 / 食物相互作用

伊维菌素应与一杯水一起空腹服用。

与华法林一起给药时国际标准化比值会上升。

📋 剂量

1. 类圆线虫病：单次口服剂量为每千克体重 200 微克伊维菌素。

2. 盘尾丝虫病：单次口服剂量为每千克体重 150 微克伊维菌素。

🌐 特殊人群

1. 肾功能不全：没有针对肾功能不全的剂量调整。

2. 肝功能障碍：没有针对肝功能障碍的剂量调整。

3. 儿科：未在体重 15 千克以下儿童中进行研究。

⚔ 抗生素治疗艺术

临床学习精华

（1）虽然伊维菌素仅适用于治疗类圆线虫病和盘尾丝虫病，但它也可用于治疗多种其他寄生虫感染，如上文所述。

（2）尽管未被批准用于疥疮，但伊维菌素在治疗挪威疥疮或结痂疥疮时特别有用，因为单独使用局部治疗很难穿透结痂。

（3）治疗 HIV 感染者的类圆线虫病时，可能需要一个以上疗程。

（4）应进行随访粪便检查以确认感染已被消除。

（5）马佐蒂反应（见上文）是盘尾丝虫病治疗的可能并发症。

SULFADIAZINE/磺胺嘧啶

📋 基本特性

1. 类别：磺胺类。

2. 作用机制：磺胺类药物竞争性地抑制对氨基苯甲酸与二氢蝶酸的结合。

3. 耐药机制：①对氨基苯甲酸的过度生产。②二氢蝶呤合成中的结构变化。

4. 代谢途径：磺胺嘧啶通过尿液排泄。

FDA FDA 批准的适应证

软下疳沙眼。

包含结膜炎诺卡菌病。

没有尿路梗阻或异物的尿路感染。

与乙胺嘧啶共同辅助治疗弓形虫脑炎。

辅助治疗恶性疟原虫抗氯喹菌株引起的疟疾。

预防对磺胺敏感的A组菌株引起的脑膜炎球菌性脑膜炎。

脑膜炎球菌性脑膜炎。

急性中耳炎。

作为青霉素的替代品预防风湿热复发。

与肠外链霉素共同辅助治疗流感嗜血杆菌脑膜炎。

✳ 不良反应 / 毒性

对磺胺类药物过敏的患者、2 个月以下的婴儿（在治疗先天性弓形虫病时使用乙胺嘧啶作为辅助治疗除外）以及足月和哺乳期的妊娠患者禁用，因为磺胺类药物穿过胎盘在母乳中排出，可能导致核黄疸。

不良反应：过敏反应，包括发烧和皮疹、多形性红斑（史 - 约综合征）、全身性皮疹、表皮坏死松解症、荨麻疹、血清病、瘙痒、剥脱性皮炎、恶心、呕吐、腹痛、肝炎、腹泻、胰腺炎、口腔炎、肾功能衰竭、结石形成、头痛、周围神经炎、抑郁、抽搐、共济失调、幻觉、耳鸣、眩晕、甲状腺肿、多尿、低血糖、再生障碍性贫血、血小板减少症、白细胞减少症、溶血性贫血、紫癜、低凝血酶原血症、高铁血红蛋白血症、缺乏葡萄糖-6-磷酸脱氢酶的个体溶血。

药物相互作用 / 食物相互作用

磺胺嘧啶可以在有或没有食物的情况下服用。

服用磺胺类药物可能会增加口服抗凝剂、磺脲类降糖药、噻嗪类利尿剂、促尿酸尿剂和甲氨蝶呤的作用。

吲哚美辛、丙磺舒和水杨酸盐等药物可置换血浆白蛋白中的磺胺类药物，并增加血浆中游离药物的浓度。

剂量

磺胺嘧啶以 500 毫克片剂形式给药。

负荷剂量为 2 ~ 4 克，随后是 2 ~ 4 克，分为 3 ~ 6 剂，每 24 小时 1 次。

特殊人群

1. 肾功能不全：慎用。

2. 肝功能障碍：慎用。

3. 肾和肝功能衰竭：应检测指标。

4. 儿科：磺胺嘧啶禁用于 2 个月以下的婴儿，除非作为与乙胺嘧啶一起辅助治疗先天性弓形虫病。

（1）2 个月以上患者：负荷剂量为 24 小时剂量的一半，随后维持剂量为 150 毫克 / 千克体重或 4 克 / 平方米，分为 4 ~ 6 剂，每 24 小时 1 次，最大剂量为 6 克。

（2）风湿热预防：体重 30 千克以下，每 24 小时 500 毫克；

超过 30 千克，每 24 小时 1 克。

抗生素治疗艺术

临床学习精华

（1）接受磺胺类药物治疗的患者应经常进行全血细胞计数和尿液分析以及仔细的显微镜检查。

（2）服用磺胺嘧啶的患者应饮用足量的水，以减少结晶尿和结石形成的可能性。

（3）2 个月以下婴儿禁用全身性磺胺类药物，除非作为与乙胺嘧啶一起辅助治疗先天性弓形虫病。

（4）磺胺类药物不应用于治疗 A 组 β - 溶血性链球菌感染，在已确定的感染中，它们不会根除链球菌。

SUPRAX/头孢克肟

基本特性

1. 类别：第三代头孢菌素。

2. 作用机制：结合青霉素结合蛋白，破坏细胞壁合成。

3. 耐药机制：①青霉素结合蛋白可能被改变，亲和力降低。② β - 内酰胺酶的产生，导致 β - 内酰胺环水解。③当细菌减少孔蛋白的产生时，抗生素到达青霉素结合蛋白的能力降低，导致细胞内药物浓度降低。

4. 代谢途径：头孢克肟在尿液中以原形排出体外。

FDA 批准的适应证

治疗由易感生物引起的下列感染：无并发症的尿路感染、中耳炎、咽炎和扁桃体炎、慢性支气管炎急性加重、无并发症的淋病。

不良反应 / 毒性

头孢菌素过敏患者禁用头孢克肟，如果对青霉素过敏，应慎用。

毒性包括发烧、过敏反应、皮疹（包括史 - 约综合征）、多形性红斑和中毒性表皮坏死松解症、血管性水肿、潮红、血清病样反应、脑病、癫痫发作、腹泻、艰难梭菌相关的腹泻和伪膜性肠炎、口腔念珠菌病、厌食、恶心、呕吐、胃痉挛、胀气、肝炎、肾损害、生殖器念珠菌病、阴道炎、出血、凝血酶原时间延长、全血细胞减少症、溶血性贫血和抗球蛋白试验阳性。

药物相互作用 / 食物相互作用

头孢克肟可以在有或没有食物的情况下服用。

当卡马西平和华法林与头孢克肟一起给药时，可能会出现卡马西平和凝血酶原时间增加的情况。

使用硫酸铜溶液（本尼迪克特溶液，Clintest®）时，头孢菌素可能会导致尿糖测定假阳性。使用葡萄糖氧化酶（Tes-Tape®、Clinistix®）的测试不受头孢菌素的影响。使用硝普钠的试验可能会出现尿液中酮体的假阳性反应，但使用硝基铁氰化物的试验则不会。

剂量

头孢克肟有 400 毫克片剂和 100 毫克 /5 毫升口服混悬液。

悬浮液的推荐剂量为每日 400 毫克。

对于无并发症的宫颈 / 尿道淋球菌感染的治疗，推荐单次口服剂量为 400 毫克。

特殊人群

1. 肾功能不全：推荐剂量加下表。

肾功能	剂量
肌酐清除率 21 ~ 60 毫升 / 分钟或血液透析	每日 300 毫克
肌酐清除率 < 20 毫升 / 分钟或腹膜透析	每日 200 毫克
连续性肾脏替代治疗	不适用

2. 肝功能障碍：无需调整剂量。

3. 儿科：头孢克肟对 6 个月以下儿童的安全性和有效性尚未确定。

推荐的剂量是悬浮液的 8 毫克 /（千克体重·日）。这可以作为单次日剂量给药，也可以分 2 次给药，每 12 小时 4 毫克 / 千克体重。

体重超过 50 千克或超过 12 岁的儿童应使用推荐的成人剂量进行治疗。

🔥 抗生素治疗艺术

临床学习精华

（1）头孢克肟应根据肾功能障碍调整剂量。

（2）与青霉素的交叉过敏＜ 10%。

（3）头孢克肟与华法林和卡马西平合用时必须进行监测。

SUSTIVA/依法韦仑

也可与替诺福韦和恩曲他滨联合成为 Atripla。

基本特性

1. 类别：非核苷逆转录酶抑制剂。

2. 作用机制：依法韦仑通过结合酶抑制逆转录酶活性。

3. 耐药机制：逆转录酶结构的改变导致依法韦仑无法与酶结合并允许转录继续进行。最常见的耐药突变包括 K103N 和 Y181C。

4. 代谢途径：由细胞色素 P450 系统代谢为羟基化代谢物，随后进行葡萄糖醛酸化。

FDA 批准的适应证

与其他抗逆转录病毒药物联合治疗 HIV-1。

不良反应 / 毒性

严重的精神毒性，包括重度抑郁、自杀意念、非致命性自杀企图、攻击性行为、偏执反应、躁狂反应、失眠、注意力不集中、嗜睡、头晕、异常梦和幻觉。

其他不良反应包括皮疹、肝酶升高、抽搐、胆固醇升高、脂肪重新分布、免疫重建综合征、恶心和呕吐、头痛和疲劳。

药物相互作用 / 食物相互作用

应在睡前空腹服用依法韦仑，以减少中枢神经系统的不良反应。

依法韦仑不应与阿司咪唑、倍普地尔、西沙必利、咪达唑仑、匹莫齐特、三唑仑、麦角衍生物、圣约翰草、西美拉韦、阿托伐醌 / 氯胍或依曲韦林同时给药。

　　依法韦仑引起 CYP3A4 的肝酶诱导，与主要由 2C9、2C19 和 3A4 同工酶代谢的药物共同给药，可能导致药物的血浆浓度改变。预期诱导 CYP3A4 活性的药物会增加依法韦仑的清除率，导致血浆浓度降低。由于这些代谢活动，以下药物相互作用需要考虑调整剂量和监测受影响药物的临床效果和血清水平。

药物	调整或监测
伏立康唑	将伏立康唑增加至 400 每日 2 次，并将依法韦仑减少至 300 每日 1 次
克拉霉素	考虑替代药物
利福布汀	将利福布汀增加至 450 ~ 600 隔日 1 次或 600 每周 3 次
利福平	考虑将依法韦仑增至 800/ 日
避孕药	使用替代或附加方法
苯巴比妥、苯妥英或卡马西平	监测抗惊厥药水平，考虑替代方案
美沙酮	鸦片戒断常见，滴定美沙酮
华法林	密切监测国际标准化比值
福沙那韦	每日福沙那韦 1400+ 利巴韦林 300 或常规剂量每日 2 次
达芦那韦	在正常给药时监测水平
茚地那韦	茚地那韦 800 每日 2 次 + 利巴韦林 100 每日 2 次
马拉韦罗	将马拉韦罗增加到 600 毫克每日 2 次

剂量

　　依法韦仑以 50 毫克、200 毫克和 600 毫克片剂形式给药。

　　依法韦仑的推荐剂量为 600 毫克口服，每日 1 次，与其他抗逆转录病毒药物联合使用。

特殊人群

　　1. 肾功能不全：不需要调整。

　　2. 肝功能障碍：不推荐用于中度至重度肝功能障碍的患者。

3. 儿科：应仅对 3 岁以上的儿童给药，如下所示：

体重 / 千克	剂量 /（毫克 / 日）
3.5 ～ 5	100
5 ～ 7.5	150
7.5 ～ 15	200
15 ～ 20	250
20 ～ 25	300
25 ～ 32.5	350
32.5 ～ 40	400
≥ 40	600

抗生素治疗艺术

临床学习精华

（1）依法韦仑应始终与其他抗逆转录病毒药物联合使用。

（2）依法韦仑应在睡前给药以减少中枢神经系统不良反应。

（3）依法韦仑空腹服用吸收较少，可减少不良反应。

（4）依法韦仑的半衰期很长。如果停止抗逆转录病毒治疗，其他药物应至少再继续使用 48 小时，以降低耐药性。

（5）接受依法韦仑的女性应使用两种避孕方法。

（6）无论何时开始使用依法韦仑，请务必检查患者正在接受的所有药物，以限制药物相互作用。

TAMIFLU/奥司他韦

基本特性

1. 类别：神经氨酸酶抑制剂。

2. 作用机制：奥司他韦羧酸盐是流感病毒神经氨酸酶抑制剂，影响病毒颗粒的释放。

3. 耐药机制：病毒神经氨酸酶或病毒血凝素（或两者）的突变。

4. 代谢途径：磷酸奥司他韦是一种乙酯前药，需要酯水解才能转化为活性形式，即羧酸奥司他韦。它在尿液中以原形排出体外。

FDA 批准的适应证

治疗 2 周及以上患者的甲型和乙型流感。

预防 1 岁及以上患者的甲型和乙型流感。

不良反应 / 毒性

恶心、呕吐、支气管炎、失眠、眩晕、皮疹（包括史 - 约综合征）、谵妄和癫痫发作。

药物相互作用 / 食物相互作用

奥司他韦口服吸收良好，无论有无饮食。

服用奥司他韦前 2 周或服用后 2 日不应接种减毒活流感疫苗。

剂量

磷酸奥司他韦有 30 毫克、45 毫克或 75 毫克胶囊剂和口服混悬剂粉剂，当按指示用水配制时，其中含有 6 毫克 / 毫升的奥司他韦碱。

13 岁及以上患者的治疗剂量为 75 毫克，每日 2 次，持续 5 日。

13 岁及以上人群的预防剂量为 75 毫克，每日 1 次，持续 至少 10 日。

🌐 特殊人群

1.肾功能不全：推荐剂量如下表。

肾功能	治疗	预防
肌酐清除率 60 ~ 90 毫升 / 分钟	75 毫克每日 2 次	75 毫克每日 1 次
肌酐清除率 30 ~ 60 毫升 / 分钟	30 毫克每日 2 次	30 毫克每日 1 次
肌酐清除率 10 ~ 30 毫升 / 分钟	30 毫克每日 1 次	30 毫克隔日 1 次
血液透析	30 毫克，交替透析后 30 毫克	30 毫克，每次透析后 30 毫克
腹膜透析	单一 30 毫克剂量	每周 30 毫克剂量

2.肝功能障碍：对于轻度或中度肝功能障碍的患者，不 建议调整剂量。严重肝功能损伤者不应服用。

3.儿科:奥司他韦适用于治疗 2 周及以上儿科患者的流感， 适用于预防 1 岁及以上儿科患者的流感。

体重	治疗	预防
2 周~ 1 岁患者		
所有	3 毫克 / 千克体重，每日 2 次	不适用
1 岁以上患者		
≤ 15 千克	30 毫克，每日 2 次	30 毫克，每日 1 次
15 ~ 23 千克	45 毫克，每日 2 次	45 毫克，每日 1 次
23 ~ 40 千克	60 毫克，每日 2 次	60 毫克，每日 1 次
> 40 千克	75 毫克，每日 2 次	75 毫克，每日 1 次

🔧 抗生素治疗艺术

临床学习精华

（1）奥司他韦对甲型和乙型流感病毒均有活性。

（2）奥司他韦对 H5N1 流感和新型 H1N1 流感有活性。

（3）有报道对奥司他韦耐药的发生率增加。

（4）对奥司他韦的耐药性可能不会导致对扎那米韦的耐药性。

（5）儿童患者可见谵妄和异常行为。

TECHNIVIE/（奥比他韦+帕利瑞韦+利托那韦）

基本特性

1. 类别：①奥比他韦是一种丙型肝炎病毒 NS5A 抑制剂。②帕利瑞韦是一种丙型肝炎病毒 NS3/4A 蛋白酶抑制剂。③利托那韦是一种 CYP3A 抑制剂。

2. 作用机制：①奥比他韦是丙型肝炎病毒 NS5A 抑制剂，对病毒 RNA 复制和病毒体组装至关重要。②帕利瑞韦是丙型肝炎病毒 NS3/4A 蛋白酶抑制剂，它是丙型肝炎病毒编码的多蛋白的蛋白水解切割所必需的，也是病毒复制所必需的。③利托那韦是一种 CYP3A 抑制剂，可抑制 CYP3A 介导的帕利瑞韦的代谢。

3. 耐药机制：①奥比他韦活性因 NS5A 蛋白突变而降低：M28T/V、Q30E/R、L31V、H58D 和 Y93C/H/L/N。②帕利瑞韦活性因蛋白酶 F43L、R155G/K/S、A156T、D168A/E/F/H/N/V/Y 和 Q80K 的突变而降低。

4. 代谢途径：①奥比他韦通过酰胺水解代谢。②帕利瑞韦由 CYP3A4 代谢。③利托那韦由 CYP3A4 代谢。

FDA 批准的适应证

Technivie 与利巴韦林联合用于治疗基因型 4 慢性丙型肝炎病毒（HCV）感染但无肝硬化的患者。

不良反应 / 毒性

肝功能失代偿和肝功能衰竭，包括肝移植或致命后果，会增加谷丙转氨酶和胆红素升高的风险。

其他不良反应包括疲劳、恶心、瘙痒、皮疹、失眠、虚弱和贫血。

⚠ 药物相互作用 / 食物相互作用

奥比他韦和帕利瑞韦是 UGT1A1 抑制剂，而利托那韦是 CYP3A4 抑制剂。帕利瑞韦是 OATP1B1 和 OATP1B3 抑制剂，而帕利瑞韦和利托那韦是 BCRP 抑制剂。Technivie 与作为 CYP3A、UGT1A1、BCRP、OATP1B1 或 OATP1B3 基质的药物共同给药可能导致此类药物的血浆浓度增加。

利巴韦林的禁忌证也适用于这种联合方案。有关禁忌证列表，请参阅利巴韦林处方信息。

Technivie 不应与下列药物联合给药: 阿夫唑嗪、卡马西平、苯巴比妥、苯妥英、秋水仙碱、利福平、利福喷汀、麦角胺、二氢麦角胺、甲基麦角新碱、乙炔雌二醇、圣约翰草、洛伐他汀、普伐他汀、三唑仑、西非那唑、咪唑非那唑、咪唑仑、氟替卡松、阿扎那韦、Kaletra、利匹韦林或沙美特罗。

所需的剂量调整如下。

药物	调整或监测
缬沙坦、氯沙坦、坎地沙坦	降低血管紧张素受体阻滞剂的剂量
地高辛	减少剂量 30% ~ 50% 并监测水平
抗心律失常药	监测水平
酮康唑	酮康唑的最大剂量应为 200 毫克
喹硫平	减少喹硫平的剂量至 1/6
钙通道阻滞剂	将钙通道阻滞剂减少 50%
达芦那韦	达芦那韦 800 毫克必须与 Technivie 同时服用
普伐他汀	普伐他汀的最大剂量为 40 毫克
环孢菌素	将环孢菌素减至剂量的 1/5 并监测水平
他克莫司	每 7 日减少剂量 0.5 毫克并监测水平
丁丙诺啡 / 纳洛酮	密切监测
阿普唑仑	密切监测
利福布汀	150/ 日或 300 毫克每周 3 次并监测

剂量

Technivie 是奥比他韦 12.5 毫克、帕利瑞韦 75 毫克、利托那韦 50 毫克固定剂量组合。推荐的口服剂量是每日 1 次（早上）2 片奥比他韦 + 帕利瑞韦 + 利托那韦片剂。随餐服用 Technivie，不考虑脂肪或卡路里含量。

患者人群	药物	持续时间
基因型 4, 无肝硬化	Technivie+ 利巴韦林	12 周

特殊人群

1. 肾功能不全：无需调整剂量。

2. 肝功能障碍：不推荐用于中度或重度肝功能障碍患者。

3. 儿科：18 岁以下者请勿使用。

抗生素治疗艺术

临床学习精华

（1）Technivie 仅适用于丙型肝炎病毒基因型 4。

（2）在 Technivie 治疗之前和期间监测肝脏化学测试。

（3）Technivie 含有利托那韦，因此所有 HIV 患者都必须接受治疗以防止 HIV 耐药。

TEFLARO/头孢洛林酯

📋 基本特性

1. 类别：头孢菌素

2. 作用机制：结合青霉素结合蛋白，破坏细胞壁合成。

3. 耐药机制：①青霉素结合蛋白可能被改变，亲和力降低。② β-内酰胺酶的产生，导致 β-内酰胺环水解。③当细菌减少孔蛋白的产生时，抗生素到达青霉素结合蛋白的能力降低，导致细胞内药物浓度降低。

4. 代谢途径：主要由肾脏排泄。

FDA 批准的适应证

由易感革兰氏阳性菌（包括耐甲氧西林金黄色葡萄球菌）和革兰氏阴性菌引起的急性细菌性皮肤和皮肤结构感染（ABSSSI）。

由易感生物引起的社区获得性细菌性肺炎。

✳ 不良反应 / 毒性

对头孢洛林或其他 β-内酰胺类抗生素表现出严重过敏的患者禁用。如果存在其他形式的对 β-内酰胺类的过敏，请谨慎使用。

毒性包括艰难梭菌相关性腹泻（CDAD）、直接抗球蛋白试验假阳性、腹泻、恶心和皮疹、贫血、嗜酸性粒细胞增多、中性粒细胞减少、血小板减少、心动过缓、心悸、腹痛、发热、肝炎、过敏、高血糖、高钾血症、头晕。

药物相互作用 / 食物相互作用

头孢洛林与 CYP450 基质、抑制剂或诱导剂之间发生药物相互作用的可能性很小。

💊 剂量

感染类型	剂量	持续时间 / 日
急性细菌性皮肤和皮肤结构感染	每 12 小时 600 毫克	5 ~ 14
社区获得性细菌性肺炎	每 12 小时 600 毫克	5 ~ 7

🌐 特殊人群

1. 肾功能不全：推荐剂量如下表。

肌酐清除率 /（毫升 / 分钟）	剂量
30 ~ 50	每 12 小时 400 毫克, 静脉注射
15 ~ 30	每 12 小时 300 毫克, 静脉注射

终末期肾病，包括血液透析，每 12 小时 200 毫克静脉注射。如果血液透析，在透析日血液透析后给药。

2. 肝功能障碍：无需调整剂量。

3. 儿科：尚未确定在儿科患者中的安全性和有效性。

🔆 抗生素治疗艺术

临床学习精华

（1）头孢洛林对产生超广谱 β - 内酰胺酶（ESBL）或碳青霉烯酶的革兰氏阴性菌没有活性。

（2）头孢洛林对假单胞菌无效。

（3）头孢洛林是唯一对耐甲氧西林金黄色葡萄球菌有活性的头孢菌素。

（4）虽未获 FDA 批准，头孢洛林已用于治疗耐甲氧西林金黄色葡萄球菌菌血症，但剂量应增加至每 8 小时 600 毫克。

TETRACYCLINE HYDROCHLORIDE/盐酸四环素

基本特性

1. 类别：四环素。

2. 作用机制：它们可逆地结合 30s 核糖体亚基，阻止新氨基酸添加到不断增长的肽链中。

3. 耐药机制：减少进入细胞或增加药物排泄。四环素类很少被失活。

4. 代谢途径：它们在胆汁中被肝脏浓缩，并以高浓度和生物活性的形式从尿液和粪便中排出。

FDA 批准的适应证

四环素适用于治疗在下列病症中由易感微生物菌株引起的严重感染：

呼吸道感染、皮肤和软组织感染、泌尿系统感染、落基山斑疹热、斑疹伤寒群感染、Q 热、立克次体痘、沙眼衣原体引起的鹦鹉热感染（如简单的尿道、宫颈管或直肠感染）、包涵体结膜炎、沙眼和性病性淋巴肉芽肿、奎那肉芽肿、回归热、巴尔通体病、软下疳、兔热病、鼠疫、霍乱、布鲁氏菌病、胎儿弯曲杆菌、阿米巴病、痤疮、梅毒和雅司病引起的感染，奋森氏感染，淋病奈瑟菌、炭疽、李斯特菌病、放线菌病和梭状芽孢杆菌引起的感染。

不良反应 / 毒性

对四环素类药物过敏的人禁用该药。

除非绝对必要且不存在合理的替代方案，否则不应在怀孕期间或 8 岁之前使用四环素。

不良反应包括过敏反应，如皮疹、荨麻疹、血管神经性水肿、血清病、光敏性、心包炎和系统性红斑狼疮的恶化、恶心、呕吐、腹泻、舌炎、食管炎、肝毒性、伪膜性肠炎、婴儿囟门膨出和成人良性颅内高压、眩晕、假性脑瘤、耳鸣和听力下降、剂量相关的尿素氮升高、溶血性贫血、血小板减少症、中性粒细胞减少症和嗜酸性粒细胞增多症。

🔺 药物相互作用 / 食物相互作用

盐酸四环素片应至少饭前 1 小时或饭后 2 小时服用。

同时使用四环素可能会降低口服避孕药的效果。

正在接受抗凝治疗的患者可能需要下调抗凝剂量。

四环素类药物应避免与青霉素合用。

含铝、钙或镁的抗酸剂和含铁制剂会影响口服四环素的吸收。

同时使用四环素和甲氧氟烷会导致致命的肾毒性。

患有肾病的孕妇可能更容易发生四环素相关的肝功能衰竭。

💊 剂量

四环素以 250 毫克和 500 毫克片剂形式给药。通常的日剂量是 500 毫克每日 2 次或 250 毫克每日 1 次。严重感染或对小剂量无反应的感染可能需要更高的剂量,例如 500 毫克每日 4 次。在症状和发烧消退后,治疗通常持续至少 24 ~ 48 小时。

1.布鲁氏菌病:500 毫克每日 4 次,持续 3 周(与其他抗生素联合使用)。

2.梅毒:500 毫克每日 4 次,持续 15 日,用于病程小于一年的梅毒;持续 30 日,用于病程超过一年的梅毒。

3.淋病、衣原体泌尿生殖道感染:500 毫克每日 4 次,持续 7 日。

🌐 特殊人群

1. 肾功能不全：推荐剂量如下表。

肾功能	剂量
肌酐清除率 10 ~ 50 毫升 / 分钟	每 12 ~ 24 小时常用剂量
肌酐清除率＜ 10 毫升 / 分钟	每日常用剂量
血液透析、连续性可动式腹膜透析和连续性肾脏替代治疗	不适用

2. 肝功能障碍：数据不完整。

3. 儿科：对于 8 岁以上的儿童：通常的每日剂量为 10 ~ 20 毫克 / 磅（25 ~ 50 毫克 / 千克体重），分为 4 次相等的剂量。

⚔ 抗生素治疗艺术

临床学习精华

（1）为减少食道刺激和溃疡的风险，四环素应与足量的液体一起服用，不应在临睡前服用。

（2）孕妇服用四环素会对胎儿造成伤害。

（3）在牙齿发育过程中（妊娠后半期、婴儿期、儿童期至 8 岁）使用四环素类药物可能导致牙齿永久性变色（黄 - 灰 - 棕色）。

（4）四环素不应与钙或其他阳离子一起给药。

TIGACYL/替加环素

📋 基本特性

1. 类别：甘氨酰环素。

2. 作用机制：替加环素通过与 30S 核糖体亚基结合并阻止氨酰基 tRNA 分子进入核糖体的 A 位点，从而抑制细菌中的蛋白质翻译。

3. 耐药机制：①替加环素不受主要四环素耐药机制核糖体保护的影响。②某些细菌的替加环素耐药性与多重耐药性外排泵有关。

4. 代谢途径：60% 在粪便中，其余在尿液中排泄。

FDA FDA 批准的适应证

由易感生物引起的复杂皮肤和皮肤结构感染、复杂腹腔内感染、社区获得性细菌性肺炎。

❋ 不良反应 / 毒性

> **警告**
>
> 全因死亡率：在对替加环素治疗患者与对照者进行的 3 期和 4 期临床试验的荟萃分析中观察到全因死亡率增加。死亡率风险差异为 0.6%（95% 可信区间 0.1,1.2）的原因尚未确定。替加环素应保留在不适合替代治疗的情况下使用。

禁用于已知对替加环素过敏的患者。

不良反应包括过敏反应 / 类过敏反应、肝功能障碍和肝衰竭、孕妇服用时对胎儿的伤害、牙齿发育期间（妊娠后半期、婴儿期和儿童至 8 岁）服用时牙齿的永久变色（黄色 - 灰色 - 棕色）、恶心、呕吐、腹泻、腹痛、艰难梭菌相关性腹泻、头痛、低钙血症、低血糖、低钠血症和血小板减少症。

替加环素在结构上与四环素类抗生素相似，可能具有与四环素相似的不良反应，包括光敏性、假性脑瘤、胰腺炎和抗合成代谢作用（导致尿素氮上升、氮质血症、酸中毒和高磷血症）。

🅰 药物相互作用 / 食物相互作用

如果替加环素与华法林合用，应监测凝血酶原时间。

抗菌药物与口服避孕药合用可能会降低口服避孕药的效果。

💊 剂量

推荐的给药方案是初始剂量为 100 毫克静脉注射，然后每 12 小时 50 毫克。

🌐 特殊人群

1. 肾功能不全：无需调整剂量。

2. 肝功能障碍：对于严重肝功能损伤（Child Pugh*C）的患者，替加环素的初始剂量应为 100 毫克，然后减少至每 12 小时 25 毫克的维持剂量。严重肝功能损伤（肝功能分级 C）的患者应谨慎治疗并监测治疗反应。

*有关定义，请参阅有用的公式、方程和定义。

3. 儿科：对 18 岁以下患者的安全性和有效性尚未确定。

🗡 抗生素治疗艺术

临床学习精华

（1）给孕妇服用替加环素会造成胎儿伤害。

（2）在牙齿发育过程中（妊娠后半期、婴儿期、儿童期至 8 岁）使用四环素类药物可能导致牙齿永久性变色（黄 - 灰 - 棕色）。

（3）替加环素对假单胞菌属无效。

（4）替加环素与医院相关性肺炎的不良预后相关。

（5）已知对四环素类过敏的患者应谨用。

（6）替加环素不适用于治疗糖尿病足感染。一项临床试验未能证明替加环素治疗糖尿病足感染的非劣效性。

（7）替加环素不适用于治疗医院获得性或呼吸机相关性肺炎。在一项比较临床试验中，替加环素治疗的患者报告了更高的死亡率和更低的疗效。

TIMENTIN(Ticarcillin Disodium-Clavulanate Potassium)/ 特美汀（替卡西林二钠-克拉维酸钾）

基本特性

1. 类别：羧基青霉素。

2. 作用机制：结合青霉素结合蛋白，破坏细胞壁合成。

3. 耐药机制：①青霉素结合蛋白可能被改变，亲和力降低。② β - 内酰胺酶的产生，导致 β - 内酰胺环水解。③当细菌减少孔蛋白的产生时，抗生素到达青霉素结合蛋白的能力降低，导致细胞内药物浓度降低。

4. 代谢途径：大部分替卡西林和一半克拉维酸盐以原形从尿液中排出。

FDA 批准的适应证

替卡西林 - 克拉维酸盐适用于治疗下列病症中由易感微生物菌株引起的感染：败血症（包括菌血症）、下呼吸道感染、骨骼和关节感染、皮肤和皮肤结构感染、尿路感染、妇科感染、腹腔感染。

不良反应 / 毒性

有青霉素过敏史者为禁忌证。

不良反应包括艰难梭菌相关性腹泻（CDAD）、过敏（包括过敏症）、皮疹（包括多形性红斑和史 - 约综合征）、皮肤黏膜念珠菌病、恶心、呕吐、腹泻、便秘、黑毛舌、头痛、心律失常、多动和癫痫发作、意识模糊、肝炎、肾功能不全、贫血、血小板减少、嗜酸性粒细胞增多、白细胞减少、高钠血症、低钾血症、凝血异常。

药物相互作用 / 食物相互作用

同时使用替卡西林 / 克拉维酸和丙磺舒可能导致替卡西林 / 克拉维酸的血液浓度升高和延长。

替卡西林的高尿浓度可能产生尿蛋白假阳性反应。

抗球蛋白试验假阳性。

氯霉素、大环内酯类、磺胺类和四环素类可能会干扰青霉素的杀菌作用。

使用 Clintest® 检测尿液中葡萄糖的存在时，替卡西林的高尿浓度可能导致假阳性反应。建议使用基于酶促葡萄糖氧化酶反应（例如 Clinistix®）的葡萄糖测试。

剂量

全身和尿路感染的常用剂量为每 4 ~ 6 小时 3.1 克。

妇科感染、中度感染，200 毫克 /（千克体重·日），每 6 小时分次给药；重度感染，300 毫克 /（千克体重·日），每 4 小时分次给药。

特殊人群

1. 肾功能不全：推荐剂量如下表。

肾功能	剂量
肌酐清除率 30 ~ 60 毫升 / 分钟	每 4 小时 2 克
肌酐清除率 10 ~ 30 毫升 / 分钟	每 8 小时 2 克
肌酐清除率 < 10 毫升 / 分钟	每 12 小时 2 克
肌酐清除率 < 10 毫升 / 分钟且有肝功能障碍	每 24 小时 2 克
连续性可动式腹膜透析	每 12 小时 3.1 克
血液透析	每 12 小时 2 克, 透析后 3.1 克
连续性肾脏替代治疗	未知

2. 肝功能障碍：无需调整剂量。

3. 儿科：没有足够的数据支持在 3 个月以下的儿科患者中使用。≥ 3 个月且体重 < 60 千克的儿科患者，轻中度感染每 6 小时 50 毫克 / 千克体重，重度感染每 4 小时 1 次。对于体重 ≥ 60 千克的患者，建议使用成人剂量。

抗生素治疗艺术

临床学习精华

（1）替卡西林 / 克拉维酸需因肾功能不全而调整剂量。

（2）理论钠含量为每克替卡西林 / 克拉维酸盐 4.51 毫克当量（103.6 毫克）。在治疗需要限制盐摄入量的患者时应考虑到这一点。

（3）添加氨基糖苷类药物治疗假单胞菌可能更成功。

TINDAMAX/替硝唑

基本特性

1. 类别：合成抗原生动物药物。
2. 作用机制：合成抗原生动物药物。
3. 代谢途径：大部分以原形在尿液中排泄。

FDA 批准的适应证

治疗滴虫病、贾第虫病、肠阿米巴病、阿米巴肝脓肿、细菌性阴道病。

不良反应 / 毒性

> **警告**
>
> 已在用另一种硝基咪唑药物甲硝唑长期治疗的小鼠和大鼠中观察到致癌性。尽管尚未报道替硝唑的此类数据，但这两种药物在结构上相关且具有相似的生物学效应。

既往对替硝唑或其他硝基咪唑衍生物有过敏史的患者、妊娠头 3 个月和哺乳期母亲禁用替硝唑。

不良反应包括：发热、过敏、血管性水肿、皮疹（包括史-约综合征和多形红斑）、癫痫发作、昏迷、意识模糊、周围神经病变、眩晕、共济失调、失眠、抑郁、嗜睡、舌头变色、口腔炎、腹泻、荨麻疹、瘙痒、皮疹、潮红、出汗、口干、口渴、流涎、尿液变黑、心悸、支气管痉挛、念珠菌过度生长、转氨酶水平升高、关节痛、关节炎、肌痛、中性粒细胞减少、白细胞减少和血小板减少。

药物相互作用 / 食物相互作用

替硝唑应与食物同服。

不要将替硝唑与酒精饮料、含有酒精或丙二醇或双硫仑、氟尿嘧啶或消胆胺的制剂一起给药。

共同给药的药物可能会影响替硝唑或共同给药的药物的水平，如下所示，建议进行监测。

西咪替丁：替硝唑水平上升。

环孢菌素：环孢菌素的作用上升。

磷苯妥英：替硝唑水平降低。

酮康唑：替硝唑水平上升。

锂：锂的作用上升。

苯巴比妥：替硝唑水平降低。

苯妥英：替硝唑水平降低。

利福平：替硝唑水平降低。

他克莫司：他克莫司的作用上升。

华法林：华法林的作用上升。

替硝唑可能会干扰血清化学值的测定，例如谷草转氨酶、谷丙转氨酶、乳酸脱氢酶、甘油三酯和己糖激酶葡萄糖。

💊 剂量

替硝唑以 250 毫克和 500 毫克片剂形式给药。

1. 滴虫病：单次口服 2 克，随餐服用。

2. 贾第虫病：单次 2 克，随餐服用。

3. 阿米巴病

（1）轻至中度肠道疾病：每日口服 1 次 2 克，持续 3 日，随餐服用。

（2）严重的肠道和肠外疾病：

阿米巴肝脓肿患者每日 2 克剂量，连续 5 日，随餐服用。

细菌性阴道病患者每日 1 次 2 克口服，连续 2 日与食物同服；或每日 1 次 1 克口服，连续 5 日与食物同服。

🌐 特殊人群

1. 肾功能不全：如果在血液透析的同一日和之前给予替硝唑，建议在血液透析结束后给予相当于推荐剂量 1/2 的额外剂量。

2. 肝功能障碍：肝功能障碍患者应谨慎使用通常推荐剂量的替硝唑。

3. 儿科

（1）贾第虫病：对于 3 岁以上的儿科患者，推荐剂量为 50 毫克 / 千克体重（最多 2 克）与食物一起服用。

（2）阿米巴病：轻度至中度肠道疾病：对于 3 岁以上的儿科患者，推荐剂量为 50 毫克 /（千克体重·日）（每日最多 2 克），随餐服用 3 日。

（3）严重的肠道和肠外疾病：对于 3 岁以上的儿科患者，推荐剂量为 50 毫克 /（千克体重·日）（每日最多 2 克），随餐服用 5 日。

🔶 抗生素治疗艺术

临床学习精华

（1）服用替硝唑时应避免使用酒精。

（2）无法吞咽片剂者，可将替硝唑片压成人造樱桃糖浆，随餐服用。

（3）在怀孕的前 3 个月不应使用替硝唑。

TIVICAY/度鲁特韦

基本特性

1. 类别：整合酶抑制剂。

2. 作用机制：度鲁特韦是一种 HIV-1 整合酶链转移抑制剂（INSTI）。整合酶的抑制可防止 HIV-1DNA 整合到宿主基因组 DNA 中，从而阻止病毒感染的传播。

3. 耐药机制：度鲁特韦会改变 HIV 整合酶的结构。整合酶的酶突变的发展阻止了度鲁特韦与酶的活性位点结合并允许整合酶活性继续。影响度鲁特韦的耐药突变包括 E92Q、G118R、S153F 或 Y、G193E、R263K、Q148R 或 H、T97A、E138K、G140S、M154I、L74M 和 N155H。

4. 代谢途径：度鲁特韦主要通过 UGT1A1 代谢，部分来自肝脏中的 CYP3A 并排泄。

FDA 批准的适应证

与其他抗逆转录病毒药物联合用于治疗 HIV-1 感染。

不良反应 / 毒性

由于抑制肌酐的肾小管分泌，度鲁特韦已被证明可以增加血清肌酐，但并不影响肾小球功能。

免疫重建炎症综合征。

在接受抗逆转录病毒治疗的患者中观察到身体脂肪的重新分布 / 积累。

过敏。

乙型肝炎免疫重建炎症综合征。

小于 2% 的情况：腹痛、胀气、呕吐、肝炎、肌炎，自杀意念、企图、行为或执行，肾功能损害和瘙痒。

⚠ 药物相互作用 / 食物相互作用

度鲁特韦可以与食物一起服用，也可以单独服用。

度鲁特韦由 UGT1A1 代谢，CYP3A 有一定的贡献。诱导或抑制这些酶的药物会影响度鲁特韦的水平。不要与奈韦拉平、奥卡西平、苯妥英、苯巴比妥或圣约翰草合用。如果与依曲韦林一起给药，则必须同时给予蛋白酶抑制剂。

如果与依法韦仑、福沙那韦、替拉那韦、或卡马西平或（如果没有整合酶链转移抑制剂突变）利福平一起给药，则将度鲁特韦的剂量增加至 50 毫克，每日 2 次。

即使存在整合酶链转移抑制剂突变，也可以与利福布汀一起给药，两者均无需调整剂量。如果与含镁、钙、铝或铁的补充剂一起服用，请在服用这些药物前 2 小时或服用后 6 小时服用度鲁特韦。

如果与二甲双胍一起给药，每日的剂量不要超过 1000 毫克。

💊 剂量

没有整合酶耐药病毒的患者每日 1 次 50 毫克，有整合酶耐药病毒的患者每日 2 次 50 毫克。

🌐 特殊人群

1. 肾功能不全：无需调整剂量。
2. 肝功能障碍：未对肝功能分级 C 级患者指明剂量调整。
3. 儿科：不建议 12 岁以下或体重低于 40 千克的患者使用。

🔬 抗生素治疗艺术

临床学习精华

（1）度鲁特韦不应与 Triumeq 一起使用。

（2）度鲁特韦不应与其他整合酶抑制剂一起使用。

（3）如果存在整合酶突变，度鲁特韦仍保持抗 HIV 整合酶的活性。

（4）度鲁特韦可通过抑制其在远侧小管中的分泌来增加血清肌酐。

TOBRAMYCIN/妥布霉素

基本特性

1. 类别：氨基糖苷类。

2. 作用机制：①重排细菌细胞壁外膜中的脂多糖，导致细胞壁破裂。②结合细菌核糖体的30S亚基，终止蛋白质合成。

3. 耐药机制：①革兰氏阴性菌通过乙酰化灭活氨基糖苷类。②一些细菌改变30S核糖体亚基，防止妥布霉素干扰蛋白质合成。③低水平耐药性可能是由于细菌对妥布霉素吸收的抑制所致。

4. 代谢途径：药物在尿液中以原形排出体外。

FDA 批准的适应证

治疗引起菌血症、肺炎、骨髓炎、关节炎、脑膜炎、皮肤和软组织感染、腹腔内感染、烧伤和术后感染以及尿路感染的敏感革兰氏阴性菌。

也用于：与 β - 内酰胺类联合治疗革兰氏阳性血管内感染和治疗非结核分枝杆菌感染。

不良反应 / 毒性

警告

1. 耳毒性：前庭毒性和听觉耳毒性，尤其是肾功能损害患者、大剂量治疗者和长期治疗者。由于耳毒性增加，避免与强效利尿剂（例如依他尼酸）一起使用。

2. 神经毒性的其他表现可能包括麻木、皮肤刺痛、肌肉抽搐和抽搐。

3. 肾毒性：尤其是肾功能受损的患者和接受较高剂量或长期治疗的患者。避免与其他肾毒性药物和强效利尿剂同时使用，这会导致脱水。

4. 应避免血清浓度长时间超过 12 微克 / 毫升。上升的低谷水平（高于 2 微克 / 毫升）可能表明组织积聚。

其他不良反应包括贫血、粒细胞减少和血小板减少、发热、皮疹、恶心、呕吐、腹泻、意识模糊、肝功能检查异常、神经肌肉阻滞（特别是在接受麻醉剂、神经肌肉阻滞剂或大量输血的患者中）、血清钙、镁、钠和钾降低、白细胞减少症和白细胞增多症。

药物相互作用

妥布霉素不应与其他具有肾毒性或耳毒性的药物一起给药。

剂量

3 ~ 5 毫克 /（千克体重·日）肌肉注射或静脉注射，每 8 小时 1 次；期望的血清水平是峰值 6 ~ 12 微克 / 毫升和谷值＜ 2 微克 / 毫升。也可以每日 5 ~ 7 毫克 /（千克体重·24 小时）给药 1 次；期望的血清水平是峰值 16 ~ 24 微克 / 毫升和谷值＜ 1 微克 / 毫升。输注应超过 60 分钟以避免神经肌肉阻滞。

鞘内剂量：4 ~ 8 毫克 / 日。

🌐 **特殊人群**

1. 肾功能不全：通过增加间隔（血清肌酐乘以8）或通过将剂量除以血清肌酐来降低剂量来调整剂量。无论采用哪种方法，都应按照上述每8小时给药1次的血清检测进行调整。

（1）血液透析：3毫克/千克负荷剂量，血液透析后1～1.7毫克/千克体重。

（2）腹膜透析：去除1毫克/2升透析液。

（3）连续性肾脏替代治疗：3毫克/千克负荷剂量，然后是2毫克/千克体重，每24～48小时1次。

2. 肝功能障碍：无需调整剂量。

3. 儿科：3～6毫克/（千克体重·日），每8小时分1次静脉注射（新生儿：0～7日：<4毫克/（千克体重·日），每12小时1次；1～4周：3～5毫克/（千克体重·日），每8小时1次）。

⚡ **抗生素治疗艺术**

临床学习精华

（1）氨基糖苷类需要氧气才能活跃，因此在厌氧环境中效果较差，例如脓肿或受感染的骨骼。

（2）氨基糖苷类在低pH值环境（如呼吸道分泌物或脓肿）中的活性降低。

（3）计算氨基糖苷类药物剂量时，使用理想体重而不是真实体重。

（4）妥布霉素具有抗生素后作用，可以每日服用1次。

（5）应密切监测肾和第八神经功能。

TRECATOR/乙硫异烟胺

基本特性

1. 类别：异烟酸衍生物。

2. 作用机制：阻止霉菌酸合成。

3. 耐药机制：不完全了解。

4. 代谢途径：推测代谢发生在肝脏中，已分离出 6 种代谢物。

FDA 批准的适应证

治疗对异烟肼或利福平耐药的结核分枝杆菌感染的患者，或对其他药物不耐受患者的活动性结核。

不良反应 / 毒性

严重肝功能损伤患者和对药物过敏的患者禁用。

不良反应：肝炎、低血糖、甲状腺功能减退、恶心、呕吐、腹泻、腹痛、唾液分泌过多、金属味、口腔炎、厌食、体重减轻、头痛、精神病、皮疹、光敏性、血小板减少症、男性乳房发育症、阳痿、周围神经炎、视神经炎、复视、视力模糊和糙皮病样综合征。

药物相互作用 / 食物相互作用

乙硫异烟胺片可不考虑进餐时间而服用。已发现乙硫异烟胺可提高异烟肼的血清浓度。

乙硫异烟胺与环丝氨酸合用时曾有惊厥的报道。应避免过量摄入酒精，因为已报告有精神病反应。

剂量

乙硫异烟胺以 250 毫克片剂形式提供。通常的成人剂量为 15 ~ 20 毫克 /（千克体重·日），经常分次服用（最大剂量为每日 1 克）；通常每日 500 ~ 750 毫克，分 2 次服用或每日服用 1 次。

有时可以在睡前或随主餐服用单次日剂量。

🌐 特殊人群

1. 肾功能不全：无需调整剂量。

2. 肝功能障碍：严重肝功能障碍患者禁用。

3. 儿科：不应用于 12 岁以下的儿童患者，除非微生物对初级治疗有明确的耐药性，且判断疾病的全身性传播或结核病其他危及生命的并发症即将发生。剂量为 15 ~ 20 毫克 /（千克体重·日），通常分为 2 ~ 3 次剂量（每日最大剂量 1 克）。

🔖 抗生素治疗艺术

临床学习精华

（1）乙硫异烟胺不能单独用于治疗活动性肺结核。

（2）乙硫异烟胺仅应在一线抗结核药物出现耐药或不耐受时使用。

（3）乙硫异烟胺与环丝氨酸合用时可能会增加不良反应。

（4）所有接受乙硫异烟胺治疗的患者都应给予吡哆醇以预防或减轻神经毒性作用。成人需要 100 毫克（如果同时服用环丝氨酸，则需要更多），儿童应接受与其体重成比例的剂量。

（5）接受乙硫异烟胺的患者应避免饮酒。

（6）监测促甲状腺激素和肝功能测试。

（7）与异烟肼和氨硫脲可能发生交叉耐药。

（8）应与食物同服，以尽量减少肠胃不适。

（9）如果开始时从小剂量开始服用乙硫异烟胺，然后在几日至 1 周内逐渐增加（ramping），一些患者对乙硫异烟胺的耐受性最佳。

TRIUMEQ（Abacavir+Lamivudine+Dolutegravir）/（阿巴卡韦+拉米夫定+度鲁特韦）

📋 基本特性

1. 类别：核苷逆转录酶抑制剂 + 整合酶抑制剂。

2. 作用机制：①阿巴卡韦和拉米夫定被细胞酶转化为其活性药物拉米夫定三磷酸（一种胞嘧啶类似物）和卡巴韦三磷酸（一种鸟嘌呤三磷酸）。这些三磷酸类似物与天然存在的核苷酸竞争以合并到新形成的 HIV DNA 中。由于三磷酸类似物没有末端羟基，它们会停止病毒的转录和复制。②度鲁特韦是一种 HIV-1 整合酶链转移抑制剂（INSTI）。整合酶的抑制可防止 HIV-1 DNA 整合到宿主基因组 DNA 中，从而阻止病毒感染的传播。

3. 耐药机制：①拉米夫定和阿巴卡韦改变 HIV 逆转录酶的结构，导致胞嘧啶和三磷酸鸟苷结合，这会导致拉米夫定和卡巴韦三磷酸的结合减少，从而使 DNA 的转录继续进行。阿巴卡韦和拉米夫定的耐药突变包括 M184V、K65R 和 L74V。②度鲁特韦改变 HIV 整合酶的结构。整合酶的酶突变的发展阻止了度鲁特韦与酶的活性位点结合并允许整合酶活性继续。影响度鲁特韦的耐药突变包括 E92Q、G118R、S153F 或 Y、G193E、R263K、Q148R 或 H、T97A、E138K、G140S、M154I、L74M 和 N155H。

4. 代谢途径：大部分拉米夫定通过活性有机阳离子分泌在尿液中以原形消除。阿巴卡韦被乙醇脱氢酶和葡萄糖醛酸转移酶代谢成无活性的代谢物，主要在粪便中消除。度鲁特韦主要通过 UGT1A1 代谢，在肝脏中有 CYP3A 的部分作用，并排出体外。

FDA FDA 批准的适应证

治疗人类免疫缺陷病毒 1 型（HIV-1）感染。

✳ 不良反应 / 毒性

警告

1. 对 Triumeq 或任何含有阿巴卡韦的药物过敏可能是致命的。过敏综合征是一种多器官临床综合征，具有以下两项或多项：发热、皮疹、胃肠道症状、全身症状和呼吸道症状，应立即停用 Triumeq 或任何含有阿巴卡韦的药物，切勿重新使用。重新使用会导致严重或致命的反应。高达 8% 的患者会出现过敏，通常在治疗的第 1 个月内。确定患者的 HLA-B5701 状态可以筛查反应风险：如果 HLA-B5701 测试为阴性，则过敏的风险接近于零；如果为阳性，则风险为 50%。

2. 单独或联合使用核苷类似物（包括阿巴卡韦和拉米夫定）会导致乳酸酸中毒和严重肝肿大伴脂肪变性，包括致命病例。

3. 在同时感染乙型肝炎和 HIV 并已停用 Triumeq 或任何含有拉米夫定的药物的患者中，已经报告了乙型肝炎的严重急性加重。对于停用 Triumeq 或任何含有拉米夫定的药物并同时感染 HIV 和乙型肝炎病毒的患者，应通过临床和实验室随访密切监测肝功能至少几个月。如果合适，可能需要开始抗乙型肝炎治疗。

其他不良反应：免疫重建炎症综合征、脂肪再分布包括向心性肥胖和背颈脂肪增大、外周消瘦、面部消瘦、乳房增大、谷氨酰转肽酶升高和胰腺炎。

由于抑制肌酐的肾小管分泌，Triumeq 已显示会增加血清肌酐而不影响肾小球功能。

少于 2% 的情况：腹痛、胀气、呕吐、肝炎、肌炎、自杀意念、企图、行为或完成、肾功能损害和瘙痒。

🔺 药物相互作用 / 食物相互作用

Triumeq 可以在有或没有食物的情况下服用，并且不受 pH 值的影响。

Triumeq 不应与恩曲他滨一起使用，因为拉米夫定和恩曲他滨都是胞嘧啶类似物并且可能具有拮抗作用。

Triumeq 不应与其他含有拉米夫定、阿巴卡韦或度鲁特韦的抗逆转录病毒药物一起服用，包括 Epivir、Combivir、Ziagen、Epzicom、Trizivir 和 Tivicay。

不要与奈韦拉平、奥卡西平、苯妥英、苯巴比妥、圣约翰草、依法韦仑、福沙那韦、替拉那韦或卡马西平合用。如果与依曲韦林一起给药，则必须同时给予蛋白酶抑制剂。

即使存在整合酶链转移抑制剂突变，也可以与利福布汀一起给药，两者均无需调整剂量。如果与利福平一起给药，将度鲁特韦剂量调整为 50 毫克，每日 2 次。应额外服用 50 毫克剂量的度鲁特韦，与 Triumeq 相隔 12 小时。如果与含镁、钙、铝或铁的补充剂一起服用，请在服用这些药物前 2 小时或服用后 6 小时服用度鲁特韦。

如果与二甲双胍一起给药，每日的剂量不要超过 1000 毫克。

💊 剂量

阿巴卡韦 600 毫克、拉米夫定 300 毫克和度鲁特韦 50 毫克的固定剂量组合，每日给药 1 次。

🌐 特殊人群

1. 肾功能不全：肾功能不全患者不应使用该制剂。

2. 肝功能障碍：对于肝功能障碍的患者，不应使用该制剂。

3. 儿科：不建议 18 岁以下的患者使用。

🦠 抗生素治疗艺术

临床学习精华

（1）Triumeq 不应与其他含有阿巴卡韦、拉米夫定或度鲁特韦的药物一起使用，包括 Epivir、Combivir、Ziagen、Epzicom、Trizivir 和 Tivicay。

（2）Triumeq 不应与其他整合酶抑制剂一起使用，包括 Isentress、Stribild 或 Genvoya。

（3）如果存在整合酶突变，度鲁特韦仍保持抗 HIV 整合酶的活性。

（4）度鲁特韦可通过抑制其在远端小管中的分泌而升高血清肌酐。

（5）开始使用含有阿巴卡韦的药物前应进行 HLA-B5701 测试；如果阳性，应避免使用阿巴卡韦。

（6）如果怀疑患者有过敏，则不应使用阿巴卡韦和任何含有阿巴卡韦的药物。

（7）由于拉米夫定对乙型肝炎有活性，因此检查乙型肝炎很重要，因为在乙型肝炎感染者中使用拉米夫定或任何单独含有拉米夫定的药物会导致对拉米夫定的快速抵抗。

TRIZIVIR (Zidovudine,Lamivudine and Abacavir)/（齐多夫定，拉米夫定和阿巴卡韦）

基本特性

1. 类别：具有抗 HIV 活性的核苷逆转录酶抑制剂（NRTI）。

2. 作用机制：由细胞酶转化为其活性药物拉米夫定三磷酸（胞嘧啶类似物）、齐多夫定三磷酸（胸腺嘧啶类似物）和卡巴韦三磷酸（三磷酸鸟苷）。这些三磷酸类似物与天然存在的核苷酸竞争，以并入新形成的 HIV DNA。由于三磷酸类似物没有末端羟基，它们会停止病毒的转录和复制。

3. 耐药机制：①齐多夫定突变会改变 HIV 逆转录酶的结构，导致核苷类似物的焦磷酸分解，从而使 DNA 的转录继续进行。拉米夫定突变改变了 HIV 逆转录酶的结构，导致三磷酸胞嘧啶掺入和拉米夫定三磷酸的掺入减少，从而允许 DNA 的转录继续。②阿巴卡韦突变改变了 HIV 逆转录酶的结构，导致优先掺入三磷酸鸟嘌呤并减少卡巴韦三磷酸的掺入，从而使 DNA 的转录继续进行。③在那些使用 Trizivir 的患者中出现的耐药突变包括 M184V 和"TAMS"：41L、67N、70R、210W、215F 和 219E。

4. 代谢途径：①齐多夫定主要通过肝脏代谢排泄。齐多夫定的主要代谢产物是 3'- 叠氮基 -3'- 脱氧 -5'-O-β-D- 吡喃葡萄糖苷胸苷（GZDV）。②大多数拉米夫定通过活性有机阳离子分泌物在尿液中以原形排出体外。③阿巴卡韦被乙醇脱氢酶和葡萄糖醛酸转移酶代谢成无活性的代谢物，主要在粪便中排泄。

FDA 批准的适应证

Trizivir 被批准与其他抗逆转录病毒药物联合使用或单独用于治疗 HIV 感染。不过，虽然它被批准单独使用，但其首选用途是与其他抗逆转录病毒药物联合使用。

✳ 不良反应 / 毒性

警告

1. 过敏：服用阿巴卡韦（Trizivir 的一种成分）会发生严重的、有时是致命的过敏，涉及多器官。携带 HLA-B*5701 等位基因的患者对阿巴卡韦发生过敏的风险更高，但不携带 HLA-B*5701 等位基因的患者也发生了过敏。Trizivir 禁用于对阿巴卡韦有过敏的患者和 HLA-B*5701 阳性患者。在开始使用 Trizivir 治疗或重新开始使用 Trizivir 治疗之前，所有患者都应筛查 HLA-B*5701 等位基因，除非患者之前有记录的 HLA-B*5701 等位基因评估。无论 HLA-B*5701 状态如何，即使可能有其他诊断，如果怀疑过敏反应，立即停止使用 Trizivir。

2. 对 Trizivir 发生过敏后，切勿重新启动 Trizivir 或任何其他含有阿巴卡韦的产品，因为更严重的症状（包括死亡）可能会在数小时内发生。在没有阿巴卡韦过敏史的患者中重新引入含有阿巴卡韦的产品后，也很少发生类似的严重反应。

3. 血液学毒性：齐多夫定是 Trizivir 的一种成分，与血液学毒性有关，包括中性粒细胞减少症和严重贫血，特别是在患有晚期人类免疫缺陷病毒 (HIV-1) 疾病的患者中。

4. 肌病：长期使用齐多夫定与症状性肌病有关。

5. 乳酸酸中毒和伴有脂肪变性的严重肝肿大：据报道，使用核苷类似物和其他抗逆转录病毒药物会导致乳酸酸中毒和伴有脂肪变性的严重肝肿大，包括致命病例。如果临床或实验室发现提示乳酸性酸中毒或明显的肝毒性发生，则停止使用 Trizivir。

6. 乙型肝炎恶化：据报道，同时感染乙型肝炎病毒 (HBV) 和 HIV-1 并停用拉米夫定（Trizivir 的一种成分）的患者出现严重的乙型肝炎急性恶化。对于停用 Trizivir 并同时感染 HIV-1 和乙型肝炎病毒的患者，应通过临床和实验室随访密切监测肝功能至少数月。如果合适，可能需要开始抗乙型肝炎治疗。

其他不良反应：免疫重建炎症综合征、脂肪再分布包括向心性肥胖和背颈脂肪增大、外周消瘦、面部消瘦、乳房增大、发热、皮疹、头痛、不适和疲劳、恶心、呕吐、腹泻和多梦 / 睡眠。

🧪 药物相互作用 / 食物相互作用

Trizivir 可以在有或没有食物的情况下服用，并且不受 pH 值的影响。

Trizivir 不应与司他夫定一起使用，因为齐多夫定和司他夫定都是胸苷类似物并且可能具有拮抗作用。

Trizivir 不应与利巴韦林一起给药，因为对贫血有累加作用。

Trizivir 不应与多柔比星一起给药。

Trizivir 不应与恩曲他滨或任何含有恩曲他滨的药物一起使用，因为拉米夫定和恩曲他滨都是胞嘧啶类似物并且可能具有拮抗作用，其中包括 Emtriva、Truvada、Descovy、Atripla、Complera、Odefsey、Stribild 和 Genvoya。

Trizivir 不应与其他含有拉米夫定、阿巴卡韦或齐多夫定的抗逆转录病毒药物一起服用。

💊 剂量

Trizivir 以齐多夫定 300 毫克、拉米夫定 150 毫克和阿巴卡韦 300 毫克的固定剂量组合给药。推荐的成人剂量为每日 2 次，每次 1 粒。

🌐 特殊人群

1. 肾功能不全：肌酐清除率低于 50 毫升 / 分钟的患者不要使用。

2. 肝功能障碍：对于肝功能障碍的患者，不应使用该制剂。

3. 儿科：不建议体重低于 40 千克的儿童使用。

⚡ 抗生素治疗艺术

临床学习精华

（1）尽管 Trizivir 含有 3 种抗逆转录病毒药物，但它应与其他抗逆转录病毒药物联合使用，因为与其他抗逆转录病毒方案相比，其疗效较差。

（2）Trizivir 含有拉米夫定、阿巴卡韦和齐多夫定，不应与含有这些成分的药物一起使用，包括 Retrovir、Combivir、Epzicom、Ziagen、Triumeq 和 Epivir。

（3）与其他核苷类逆转录酶抑制剂不同，药代动力学研究不支持每日服用 1 次 Trizivir。

（4）在开始使用任何含有阿巴卡韦的药物之前，应进行 HLA-B5701 测试；如果阳性，应避免使用 Trizivir 或任何含有阿巴卡韦的药物。

（5）如果怀疑患者有过敏，则不应使用 Trizivir 和任何含有阿巴卡韦的药物。

（6）由于 Trizivir 具有抗乙型肝炎的活性，因此检查乙型肝炎感染很重要，因为在乙型肝炎感染者中使用 Trizivir 或任何单独含有拉米夫定的药物会导致对拉米夫定的快速耐药。

TROBICIN/大观霉素

📋 基本特性

1. 类别：氨基环醇类抗生素。

2. 作用机制：细菌细胞内蛋白质合成的抑制剂，作用位点是 30S 核糖体亚基。

3. 代谢途径：以原形从尿液中排出。

ⓕ FDA 批准的适应证

治疗由淋病奈瑟菌易感菌株引起的男性急性淋病性尿道炎和直肠炎，以及女性的急性淋病性宫颈炎和直肠炎。

❋ 不良反应 / 毒性

含有苯甲醇。据报道，苯甲醇与早产儿致命的"喘气综合征"以及神经系统和其他并发症的发生率增加有关。

还可见：过敏反应、注射部位酸痛、荨麻疹、头晕、恶心、寒战、发热、失眠、血红蛋白、血细胞比容和肌酐清除率降低、碱性磷酸酶、尿素氮和谷丙转氨酶升高。

🔺 药物相互作用 / 食物相互作用

未见报道。

💊 剂量

2 克，肌肉注射。

在已知抗生素耐药性普遍存在的区域，首选肌肉注射 4 克的初始治疗。

🌐 特殊人群

1. 肾功能不全：无需调整剂量。

2.肝功能障碍：无需调整剂量。

3.儿科：尚未确定在儿科人群中的安全性和有效性。

抗生素治疗艺术

临床学习精华

（1）盐酸大观霉素对梅毒治疗无效。

（2）4克剂量包含10毫升，可分为两个肌肉内（臀部）部位注射。

TRUVADA(Tenofovir and Emtricitabine)/
替诺福韦和恩曲他滨

基本特性

1. 类别：具有抗 HIV 和乙型肝炎活性的核苷酸逆转录酶抑制剂（NRTI）。

2. 作用机制：替诺福韦和恩曲他滨被细胞酶转化为它们的活性药物替诺福韦二磷酸（三磷酸腺苷的类似物）和恩曲他滨三磷酸（三磷酸胞嘧啶的类似物）。这些药物与天然存在的核苷酸竞争，以并入新形成的 HIV DNA。由于它们没有末端羟基，它们会停止病毒的转录和复制。

3. 耐药机制：HIV 逆转录酶结构的变化导致三磷酸腺苷的优先结合和替诺福韦二磷酸酯的结合减少，从而允许 DNA 继续转录。耐药突变包括 K65R、M184V 和"TAMS"：41L、67N、70R、210W、215F 和 219E。

4. 代谢途径：替诺福韦和恩曲他滨以原形从尿液中排出。

FDA 批准的适应证

与其他抗逆转录病毒药物联合治疗 HIV 感染。

暴露前预防，以降低高危患者因性传播感染 HIV 的风险。

也用于：Truvada 对乙型肝炎有活性。

不良反应 / 毒性

警告

1. 据报道，使用核苷类似物（包括替诺福韦）与其他抗逆转录病毒药物联合使用时，会出现乳酸酸中毒和伴有脂肪变性的严重肝肿大，包括致命病例。

2. Truvada 未被批准用于治疗慢性乙型肝炎病毒 (HBV) 感染，并且尚未确定 Truvada 在同时感染乙型肝炎病毒和 HIV-1 的患者中的安全性和有效性。在同时感染乙型肝炎病毒和 HIV-1 并已停用 Truvada 的患者中，已有报告出现乙型肝炎的严重急性加重。因此，对于感染乙型肝炎病毒并停用 Truvada 的患者，应密切监测肝功能并进行至少几个月的临床和实验室随访。如果合适，可能需要开始抗乙型肝炎治疗。

3. 用于暴露前预防适应证的 Truvada 必须仅用于在开始使用前和使用期间定期（至少每 3 个月）被确认为 HIV 阴性的个体。使用 Truvada 用于暴露前预防适应证已鉴定出耐药性 HIV-1 变体，随后未检测到急性 HIV-1 感染。如果出现急性 HIV-1 感染的体征或症状，除非确认感染状态为阴性，否则不要针对暴露前预防适应证启动 Truvada。

其他不良反应：免疫重建炎症综合征、脂肪再分布包括向心性肥胖和背颈脂肪增大、外周消瘦、面部消瘦、乳房增大，腹泻、恶心、疲劳、头痛、头晕、抑郁、失眠、梦异常、皮疹、肾损害包括急性肾功能衰竭和范可尼综合征，以及骨矿物质密度降低。

▲ 药物相互作用 / 食物相互作用

Truvada 可以在有或没有食物的情况下给药。

Truvada 不应与阿德福韦一起给药。

Truvada 不应与地达诺新合用，因为维持该方案的患者 CD4 计数会降低。如果地达诺新与 Truvada 或任何含有替诺福韦的药物一起服用，地达诺新应减少至每日 250 毫克。Truvada 或任何含有替诺福韦的药物都会降低阿扎那韦的水平。如果一起服用，阿扎那韦必须与利托那韦或考比司他一起服用。

Truvada 不应与任何含有拉米夫定的药物一起给药，因为拉米夫定和恩曲他滨都是胞嘧啶类似物并且可能具有拮抗作用，其中包括 Epivir、Combivir、Trizivir、Epzicom 和 Triumeq。

Truvada 不应与 Viread、Vemlidy、Emtriva、Descovy、Atripla、Complera、Odefsey、Genvoya 或 Stribild 一起给药。

剂量

Truvada 的配方如下：片剂：分别为 200 毫克 /300 毫克、167 毫克 /250 毫克、133 毫克 /200 毫克和 100 毫克 /150 毫克的恩曲他滨和富马酸替诺福韦二吡呋酯。推荐的成人剂量是每日 1 次 200 毫克 /300 毫克的片剂。

特殊人群

1. 肾功能不全：肌酐清除率低于 60 毫升 / 分钟的患者不要使用。

2. 肝功能障碍：无需调整剂量。

3. 儿科：不要用于 17 千克以下的儿童。

Truvada 低强度片剂

体重 / 千克	恩曲他滨 / 富马酸替诺福韦二吡呋酯剂量 /（毫克 / 毫克）
17 ~ 22	每日 1 次 100/150 片剂
22 ~ 28	每日 1 次 133/200 片剂
28 ~ 35	每日 1 次 167/250 片剂

⚡ 抗生素治疗艺术

临床学习精华

（1）Truvada 应与其他抗逆转录病毒药物联合使用。

（2）Truvada 含有替诺福韦和恩曲他滨，不应与 Viread、Vemlidy、Emtriva、Descovy、Atripla、Complera、Odefsey、Genvoya 或 Stribild 一起给药。

（3）HIV-1 患者在开始使用 Truvada 进行抗逆转录病毒治疗之前应进行乙型肝炎病毒检测。

（4）Truvada 和地达诺新联合用药应谨慎。

（5）如果与 Truvada 一起服用，阿扎那韦应该用利托那韦或考比司他加强。

（6）对于 HIV-1 状态未知或阳性的个体，请勿使用 Truvada 进行暴露前预防。

（7）当使用 Truvada 进行暴露前预防时，每 3 个月检查 1 次 HIV 状态。

TYBOST/考比司他

📋 基本特性

1. 类别：CYP3A 抑制剂。

2. 作用机制：基于机制的 CYP3A 抑制剂。

3. 耐药机制：不明。

4. 代谢途径：由肝脏中的 CYP3A 酶代谢，少量由 CYP2D6 酶代谢，并随粪便和尿液排出体外。

FDA FDA 批准的适应证

CYP3A 抑制剂适用于增加阿扎那韦或地瑞那韦（每日 1 次给药方案）与其他抗逆转录病毒药物联合治疗 HIV-1 感染的全身暴露量。

❋ 不良反应 / 毒性

由于抑制肌酐的肾小管分泌而降低估计的肌酐清除率，但并不影响实际肾小球功能。

当在含有富马酸替诺福韦二吡呋酯的抗逆转录病毒治疗方案中使用考比司他时，曾报告肾功能损害，包括急性肾功能衰竭和范可尼综合征。

报告的其他不良反应包括黄疸、皮疹、巩膜黄疸、恶心、腹泻和头痛。

小于 2% 的情况：腹痛、呕吐、疲劳、横纹肌溶解、抑郁、做梦异常、失眠、肾病、肾结石。

🅰 药物相互作用 / 食物相互作用

考比司他应与食物一起服用，因为 Prezista 或 Reyataz 必须与食物一起服用。

考比司他由 CYP3A 代谢，在较小程度上由 CYP2D6 代谢，诱导或抑制 CYP3A 活性的药物可能会影响考比司他的水平。

不要与以下药物合用：奈韦拉平、克力芝、沙奎那韦、福沙那韦、替拉那韦、依曲韦林、阿夫唑嗪、决奈达隆、卡马氮平、苯巴巴妥、苯妥英、利福沙班、伊立替康、二氢麦角胺、麦角胺、甲基麦角新碱、西沙必利、圣约翰草、洛伐他汀、辛伐他汀、匹莫齐特、奈韦拉平、阿伐那非、西地那非、苗地那非、三唑仑或咪达唑仑。

药物	调整或监测
马拉韦罗	马拉韦罗剂量 150, 每日 2 次
依法韦仑	禁用与达芦那韦合用
	阿扎那韦 400 毫克 + 依法韦仑 600 毫克 + 考比司他 150 毫克
抗酸剂	如果与阿扎那韦一起使用, 则间隔 2 小时给药
法莫替丁	如果与阿扎那韦一起服用, 至少间隔 10 小时服用
奥美拉唑	如果与阿扎那韦一起服用, 必须间隔 12 小时
秋水仙碱	不推荐用于肾或肝功能障碍者
利福布汀	利福布汀剂量 150 毫克, 隔日 1 次
波生坦	波生坦剂量 62.5 毫克每日或隔日 1 次
环孢菌素、他克莫司	监测免疫抑制剂的水平
西地那非	每 48 小时 25 毫克
他达拉非	72 小时内不超过 10 毫克
伐地那非	24 小时内不超过 2.5 毫克

🔛 剂量

每日 150 毫克与每日 Prezista800 毫克或 Reyataz300 毫克共同给药。

🌐 特殊人群

1. 肾功能不全：无需调整剂量。

2. 肝功能障碍：无需调整剂量。

3. 儿科：不建议 18 岁以下的患者使用。

抗生素治疗艺术

临床学习精华

（1）Tybost 只能与每日 1 次的 Prezista 或 Reyataz 一起使用。

（2）Tybost 不应与其他含有考比司他的药物一起使用。

（3）Tybost 可因抑制远端小管肌酐分泌而使血清肌酐升高。

（4）不推荐 Tybost 与 Prezista 600 毫克每日 2 次给药。

TYZEKA/替比夫定

📋 基本特性

1. 类别：用于乙型肝炎的核苷逆转录酶抑制剂。

2. 作用机制：替比夫定是一种合成的胸苷核苷类似物，具有抗乙型肝炎病毒（HBV）的活性。它被细胞激酶磷酸化为活性三磷酸形式，通过与天然底物胸苷 5'- 三磷酸竞争来抑制乙型肝炎病毒 DNA 聚合酶（逆转录酶）。替比夫定 5'- 三磷酸结合病毒 DNA 会导致 DNA 链终止。

3. 耐药机制：乙型肝炎病毒 DNA 聚合酶上有或没有 rtL180M 的 rtM204I/V 突变导致三磷酸替比夫定的结合减少。

4. 代谢途径：以原形从尿液中排出。

FDA FDA 批准的适应证

替比夫定适用于治疗有病毒复制证据和血清转氨酶持续升高或组织学活动性疾病的慢性乙型肝炎成人患者（16 岁或以上）。

✳ 不良反应 / 毒性

警告

据报道，单独使用核苷类似物或与抗逆转录病毒药物联合使用时，会出现乳酸酸中毒和严重肝肿大伴脂肪变性，包括致命病例。

据报道，在停止使用包括替比夫定在内的乙型肝炎治疗的患者中，乙型肝炎严重急性加重。对于停止抗乙肝治疗的患者，应密切监测肝功能并进行至少几个月的临床和实验室随访。如果合适，可能需要恢复乙型肝炎治疗。

其他不良事件包括开始治疗后数周至数月的肌病 / 肌炎病例、肌痛、周围神经病、伴随干扰素给药的风险增加、发热、皮疹、疲劳、失眠、头痛、咳嗽、恶心、腹泻、疲劳、关节痛、谷丙转氨酶升高和肌酸激酶升高。

药物相互作用 / 食物相互作用

替比夫定可以在有或没有食物的情况下服用。

替比夫定不应与聚乙二醇化干扰素 α-2a 一起服用。

因为替比夫定主要通过肾脏排泄消除，替比夫定与改变肾功能的药物合用可能会改变替比夫定的血浆浓度。

剂量

替比夫定以 600 毫克片剂和含有 100 毫克 /5 毫升的溶液形式提供。替比夫定治疗慢性乙型肝炎的推荐剂量为 600 毫克，每日 1 次。

特殊人群

1. 肾功能不全：推荐剂量如下表。

肾功能	剂量（口服溶液）	剂量（片剂）
肌酐清除率 > 50 毫升 / 分钟	每日 30 毫升	每日 600 毫克
肌酐清除率 30 ~ 49 毫升 / 分钟	每日 20 毫升	每 48 小时 600 毫克
肌酐清除率 < 30 毫升 / 分钟	每日 10 毫升	每 72 小时 600 毫克
血液透析	每日 6 毫升	每 96 小时 600 毫克 在透析日，透析后给药）

2. 肝功能障碍：肝功能障碍患者无需调整替比夫定的推荐剂量。

3. 儿科：不建议儿童使用替比夫定。

⚡ 抗生素治疗艺术

临床学习精华

（1）对同时感染 HIV、丙型肝炎病毒或丁型肝炎病毒的乙型肝炎患者应谨慎使用替比夫定，因为尚未对这些共同感染的患者进行过研究。

（2）可随餐服用或不随餐服用。

（3）恩替卡韦和替比夫定的耐药突变相似。

UNASYN (Ampicillin Sodium Sulbactam Sodium)/ 氨苄西林钠-舒巴坦钠

基本特性

1. 类别：氨青霉素 / β - 内酰胺酶抑制剂组合。

2. 作用机制：结合青霉素结合蛋白，破坏细胞壁合成。

3. 耐药机制：①青霉素结合蛋白可能被改变，降低亲和力。② β - 内酰胺酶的产生，导致 β - 内酰胺环水解。③当细菌减少孔蛋白的产生时，抗生素到达青霉素结合蛋白的能力降低，导致细胞内药物浓度降低。

4. 代谢途径：氨苄西林和舒巴坦以原形从尿液中排出。

FDA 批准的适应证

氨苄西林舒巴坦适用于治疗下列病症中由易感微生物菌株引起的感染：皮肤和皮肤结构感染、腹腔感染、妇科感染。

不良反应 / 毒性

对任何青霉素有过敏反应史都是禁忌证。

不良反应包括难辨梭状芽孢杆菌相关性腹泻（CDAD）、过敏（包括皮疹、多形红斑、中毒性表皮坏死松解和史 - 约综合征）、黏膜皮肤念珠菌病、黑毛舌、恶心、呕吐、腹泻、肝肾功能不全、中枢神经系统高水平癫痫发作、结晶尿、贫血、血小板减少、嗜酸性粒细胞增多和白细胞减少。

药物相互作用 / 食物相互作用

同时使用氨苄西林 / 舒巴坦和丙磺舒可能导致氨苄西林 / 舒巴坦血浓度升高和延长。

氯霉素、大环内酯类、磺胺类和四环素类可能会干扰青霉素的杀菌作用。使用 Clintest® 检测尿液中是否存在葡萄糖时，氨苄青霉素的高尿浓度可能会导致假阳性反应。建议使用基于酶促葡萄糖氧化酶反应（例如 Clinistix®）的葡萄糖测试。

剂量

氨苄西林 / 舒巴坦含有氨苄西林与舒巴坦的比例为 2:1。
氨苄西林 / 舒巴坦可以通过静脉注射或肌肉注射途径给药。
推荐的成人剂量为每 6 小时 1.5 ～ 3 克。

特殊人群

1. 肾功能不全：推荐剂量如下表。

肾功能	剂量
肌酐清除率 10 ～ 50 毫升 / 分钟	每 12 小时 1.5 克
肌酐清除率＜ 10 毫升 / 分钟	每 24 小时 1.5 克
血液透析	每 24 小时 1.5 克，透析后 1.5 克
连续性可动式腹膜透析	每 24 小时 1.5 克（无补充剂量）
连续性肾脏替代治疗	每 12 小时 1.5 克

2. 肝功能障碍：无需调整剂量。

3. 儿科：1 岁或以上的患者：推荐的每日剂量为每 6 小时 75 毫克 / 千克。体重 40 千克或以上的儿科患者应根据成人的推荐剂量给药。

抗生素治疗艺术

临床学习精华

（1）氨苄西林 - 舒巴坦需要因肾功能不全调整剂量。

（2）接受氨苄青霉素治疗的单核细胞增多症患者出现皮疹的比例很高。

VALCYTE/缬更昔洛韦

📋 基本特性

1. 类别：核苷类似物。

2. 作用机制：缬更昔洛韦是更昔洛韦的缬氨酸酯。口服给药后，缬更昔洛韦转化为更昔洛韦，这是一种合成的 2'- 脱氧鸟苷的鸟嘌呤核苷类似物，可抑制疱疹病毒的复制。更昔洛韦对巨细胞病毒和单纯疱疹病毒具有活性。更昔洛韦被磷酸化并通过①病毒 DNA 聚合酶的竞争性抑制和②结合病毒 DNA 来抑制病毒 DNA 合成，最终导致病毒 DNA 延伸终止。

3. 耐药机制：巨细胞病毒对更昔洛韦的耐药性是形成活性三磷酸部分的能力下降；已经描述了耐药病毒，其包含控制更昔洛韦磷酸化的巨细胞病毒 UL97 基因突变。据报道，病毒 DNA 聚合酶的突变也会使病毒对更昔洛韦产生耐药性。

4. 代谢途径：缬更昔洛韦是更昔洛韦的缬氨酸酯。口服给药后，缬更昔洛韦通过肠道和肝脏的酯酶转化为更昔洛韦，然后随尿液排出。

🅕🅓🅐 FDA 批准的适应证

获得性免疫缺陷综合征患者巨细胞病毒性视网膜炎的治疗。

也适用于预防高危肾脏、心脏和肾胰腺移植患者（供体巨细胞病毒血清阳性 / 受体巨细胞病毒血清阴性（D+/R- ））的巨细胞病毒疾病。

不适用于肝移植患者。

预防肾脏（4 个月 ~ 16 岁）和心脏移植受者（1 个月 ~ 16 岁）的巨细胞病毒疾病。

✳ 不良反应 / 毒性

警告

1. 血液学毒性：据报道，接受缬更昔洛韦治疗的患者出现严重的白细胞减少症、中性粒细胞减少症、贫血、血小板减少症、全血细胞减少症、骨髓再生障碍和再生障碍性贫血。
2. 生育能力受损：根据动物数据，缬更昔洛韦可能会导致精子发生的暂时或永久抑制。
3. 胎儿毒性：根据动物数据，缬更昔洛韦有可能导致人类出生缺陷。
4. 诱变和致癌作用：根据动物数据，缬更昔洛韦有可能导致人类癌症。

其他不良反应包括肝功能障碍、肌酐升高、口腔炎、癫痫发作、耳鸣、肠穿孔、胰腺炎、肺纤维化、尖端扭转型室速、发热、腹泻、呕吐、神经病变、癫痫发作、出汗和瘙痒。

▲ 药物相互作用 / 食物相互作用

缬更昔洛韦应与食物一起服用。

药物相互作用：齐多夫定和缬更昔洛韦都有可能引起中性粒细胞减少和贫血，一些患者可能无法耐受全剂量这些药物的伴随治疗。据报道，接受更昔洛韦和亚胺培南 - 西司他丁治疗的患者出现全身性癫痫发作。除非潜在益处大于风险，否则不应同时使用这些药物。

由于存在叠加毒性，氨苯砜、喷他脒、氟胞嘧啶、长春新碱、长春碱、阿霉素、两性霉素 B、甲氧苄啶 / 磺胺甲噁唑组合或其他核苷类似物等药物，只有在判断潜在益处大于风险时，才应考虑与缬更昔洛韦同时使用。

在接受缬更昔洛韦加环孢菌素或两性霉素 B（已知可能具有肾毒性的药物）治疗的患者中观察到血清肌酐升高。

剂量

缬更昔洛韦以 450 毫克片剂形式给药。

药剂师可以配制 50 毫克 / 毫升的口服溶液。

1. 用于治疗肾功能正常患者的巨细胞病毒视网膜炎

诱导：对于活动性巨细胞病毒视网膜炎患者，推荐剂量为 900 毫克（两片 450 毫克片剂），每日 2 次，共 21 日，随餐服用。

维持：诱导治疗后，或患有非活动性巨细胞病毒视网膜炎的患者，推荐剂量为 900 毫克（两片 450 毫克片剂），每日 1 次，随餐服用。

2. 用于预防心脏、肾脏和肾胰移植中的巨细胞病毒疾病

对于接受肾脏、心脏或肾 - 胰腺移植的患者，推荐剂量为 900 毫克（两片 450 毫克片剂），每日 1 次，从移植后 10 日内开始至移植后 100 日与食物一起服用。

特殊人群

1. 肾功能不全：推荐剂量如下表。

肌酐清除率 /（毫升 / 分钟）	诱导剂量	维持剂量
≥ 60	每 12 小时 900 毫克	每日 900 毫克
40 ~ 59	每 12 小时 450 毫克	每日 450 毫克
25 ~ 39	每日 450 毫克	每 2 日 450 毫克
10 ~ 24	每 2 日 450 毫克	450 毫克, 每周 2 次
血液透析	不用药	

2. 肝功能障碍：无需调整剂量。

3. 儿科：

（1）为了预防小儿肾移植受者的巨细胞病毒疾病: $7 \times$（体表面积 * ）$\times$（肌酐清除率 ** ）在移植后 10 日内开始，直到移植后 200 日。

（2）为了预防小儿心脏移植受者的巨细胞病毒疾病：7×（体表面积*）×（肌酐清除率**）在移植后 10 日内开始，直到移植后 100 日。

*Mostellar 体表面积公式位于有用的公式、方程和定义中。

** 施瓦茨肌酐清除率 =k× 身高（厘米）/ 血清肌酐（毫克 / 分升）

抗生素治疗艺术

临床学习精华

（1）如果中性粒细胞绝对计数＜ 500/ 微升或血小板计数＜ 25 000/ 微升，则不应使用缬更昔洛韦。

（2）缬更昔洛韦对单纯疱疹病毒、水痘带状疱疹病毒和巨细胞病毒有效。它还可能具有抗埃博拉病毒和人类 8 型疱疹病毒的活性，尽管其 FDA 批准的适应证是针对特定的巨细胞病毒感染，如上所述。

（3）口服更昔洛韦吸收不好；如果使用口服疗法，缬更昔洛韦更可靠。

（4）成人应仅使用缬更昔洛韦片剂，不得使用溶液。

VALTREX/伐昔洛韦

基本特性

1. 类别：核苷类似物。

2. 作用机制：伐昔洛韦是核苷类似物阿昔洛韦的缬氨酸酯。水解后，它被胸腺嘧啶激酶磷酸化为活性三磷酸形式。三磷酸阿昔洛韦以三种方式阻止疱疹病毒 DNA 的复制：①病毒 DNA 聚合酶的竞争性抑制。②结合并终止正在生长的病毒 DNA 链。③病毒 DNA 聚合酶的失活。与水痘带状疱疹病毒相比，阿昔洛韦对单纯疱疹病毒的抗病毒活性更强，是因为它更有效地被病毒胸苷激酶磷酸化。

3. 耐药机制：单纯疱疹病毒和水痘带状疱疹病毒对伐昔洛韦的耐药性可由病毒 TK 或 DNA 聚合酶的质或量变化引起。

4. 代谢途径：口服后，盐酸伐昔洛韦从胃肠道迅速吸收，并通过肠道和 / 或肝脏的首过代谢几乎完全转化为阿昔洛韦和 L- 缬氨酸。阿昔洛韦代谢为 9-[（羧甲氧基）甲基] 鸟嘌呤并随尿液排出体外。

FDA 批准的适应证

伐昔洛韦适用于治疗带状疱疹、治疗或抑制免疫正常个体的生殖器疱疹、抑制 HIV 感染者的复发性生殖器疱疹以及治疗唇疱疹（herpes labialis）。

不良反应 / 毒性

血栓性血小板减少性紫癜 / 溶血性尿毒症综合征（TTP/HUS）发生在晚期 HIV 患者以及异基因骨髓移植和肾移植受者中，剂量为每日 8 克。

恶心、呕吐和腹泻是接受口服伐昔洛韦的患者最常见的不良反应。中枢神经系统不良反应包括意识模糊、共济失调、行为改变、癫痫发作和昏迷，特别是在老年人或肾功能不全的患者中。当在肾小管中的溶解度（2.5毫克/毫升）超过阿昔洛韦时，可能会在肾小管中发生沉淀，这导致尿素氮和血清肌酐升高以及随后的肾功能衰竭。过量剂量的伐昔洛韦与潜在肾病患者的急性肾功能衰竭有关。

其他报告的不良反应包括过敏反应、血管性水肿、发烧、头痛、外周水肿、腹泻、贫血、白细胞减少症、血小板减少症、肝炎、皮疹，包括中毒性表皮坏死松解症和史-约综合征，以及视力障碍。

▲ 药物相互作用/食物相互作用

伐昔洛韦可以在有或没有食物的情况下口服给药。

没有药物相互作用。

剂量

伐昔洛韦分为500毫克和1000毫克片剂，也可作为25毫克/毫升和50毫克/毫升的口服混悬液使用。

带状疱疹	1克,每日3次,持续7日
生殖器溃疡的初始治疗	1克,每日2次,持续10日
生殖器溃疡反复发作	500毫克,每日2次,持续3日
抑制性治疗	1克,每日1次
HIV患者的抑制治疗	500毫克,每日2次
减少传播	500毫克,每日1次
唇疱疹	2克,每日2次,持续1日

⊕ 特殊人群

1. 肾功能不全：推荐剂量如下表。

适应证	肌酐清除率 /（毫升 / 分钟）		
	30 ~ 49	10 ~ 29	< 10
带状疱疹	每 12 小时 1 克	每 24 小时 1 克	每 24 小时 500 毫克
初期生殖器疱疹	每 12 小时 1 克	每 24 小时 1 克	每 24 小时 500 毫克
复发生殖器疱疹	每 12 小时 500 毫克	每 24 小时 500 毫克	每 24 小时 500 毫克
抑制生殖器疱疹	每 24 小时 1 克	每 24 小时 500 毫克	每 24 小时 500 毫克
HIV 患者抑制治疗	每 12 小时 500 毫克	每 24 小时 500 毫克	每 24 小时 500 毫克
唇疱疹	2 个 1 克剂量分开 12 小时	2 个 500 毫克剂量分开 12 小时	500 毫克，1 次剂量

（1）血液透析：需要血液透析的患者应接受上表中肌酐清除率＜ 10 毫升 / 分钟的剂量。

（2）腹膜透析：腹膜透析后不需要补充剂量。

（3）连续性肾脏替代治疗：上表中肌酐清除率 30 ~ 49 毫升 / 分钟的剂量，不需要治疗后的补充剂量。

2. 肝功能障碍：无需调整剂量。

3. 儿科：对于 12 岁以上患有唇疱疹的儿童，推荐剂量为每 12 小时 2 克，持续 1 日。对于 2 岁及以上的儿童，水痘的推荐治疗是每日 3 次 20 毫克 / 千克体重，连续 5 日，但每日 3 次总量不超过 1 克。

🛡 抗生素治疗艺术

临床学习精华

（1）伐昔洛韦对单纯疱疹病毒和水痘带状疱疹病毒有效，对其他疱疹病毒没有活性。

（2）伐昔洛韦可引起意识模糊或肾功能不全，尤其是老年人。

（3）伐昔洛韦每日 8 克的剂量与艾滋病患者和移植受者的血栓性血小板减少性紫癜 / 溶血性尿毒症综合征相关。

VANCOCIN (Vancomycin-PO)/万古霉素（口服）

基本特性

1. 类别：糖肽。

2. 作用机制：①万古霉素通过与 d- 丙氨酰 -d- 丙氨酸前体结合，阻止其与肽聚糖末端结合，从而抑制细胞壁肽聚糖聚合物的合成和组装。②万古霉素可能会通过改变细胞质膜的通透性来损害 RNA 合成并损伤原生质体。

3. 耐药机制：①耐药的主要机制由基因复合物（Van A、Van B 和 Van C）携带，主要见于肠球菌（耐万古霉素肠球菌），并已在葡萄球菌中发现，包括金黄色葡萄球菌（耐万古霉素金黄色葡萄球菌）：Van A 是质粒介导的。它是最常见的类型，可合成含有以 d- 丙氨酸 -d- 乳酸结尾的五肽的肽聚糖细胞壁前体。Van B 被编码在一个转座因子上并导致耐药性。Van C 是染色体编码的，导致对万古霉素的低水平耐药。②当细胞壁异常增厚时，葡萄球菌会产生中度耐药性（对万古霉素中度敏感的金黄色葡萄球菌）。

4. 代谢途径：口服万古霉素从胃肠道吸收较差。

FDA 批准的适应证

治疗由金黄色葡萄球菌和艰难梭菌相关性腹泻引起的小肠结肠炎。

不良反应 / 毒性

一些肠黏膜炎症患者可能对口服万古霉素有明显的全身吸收，因此可能有发生通常与胃肠外万古霉素相关的不良反应的风险，例如耳毒性、肾毒性、中性粒细胞减少症、血小板减少症、过敏症、血管炎、皮疹和红人综合征（低血压、荨麻疹、潮红、肌肉痉挛、呼吸困难）。

药物相互作用 / 食物相互作用

无。

剂量

万古霉素以 125 毫克和 250 毫克片剂形式给药。

1. 艰难梭菌相关性腹泻：口服 125 毫克，每日 4 次，共 10 日。

2. 葡萄球菌性小肠结肠炎：每日总剂量为 500 毫克～2 克，分 3 或 4 次口服给药，持续 7～10 日。

特殊人群

1. 肾功能不全：无需调整剂量。

2. 肝功能障碍：无需调整剂量。

3. 儿科：40 毫克 / 千克体重，分 3 或 4 次服用，持续 7～10 日。每日总剂量不应超过 2 克。

抗生素治疗艺术

临床学习精华

（1）万古霉素不能很好吸收，全身感染不宜口服。

（2）静脉注射万古霉素对艰难梭菌腹泻无效。

（3）树脂结合剂，如消胆胺，可与口服万古霉素结合。

VANCOMYCIN-(Intravenous Only)/
万古霉素（仅静脉注射）

关于口服万古霉素，请参见 Vancocin/ 万古霉素（口服）。

📋 基本特性

1. 类别：糖肽。

2. 作用机制：①万古霉素通过与 d- 丙氨酰 -d- 丙氨酸前体结合，阻止其与肽聚糖末端结合，从而抑制细胞壁肽聚糖聚合物的合成和组装。②万古霉素可能会通过改变细胞质膜的通透性来损害 RNA 合成并损伤原生质体。

3. 耐药机制：①耐药的主要机制由基因复合物（Van A、Van B 和 Van C）携带，主要见于肠球菌（耐万古霉素肠球菌），并已在葡萄球菌中发现，包括金黄色葡萄球菌（耐万古霉素金黄色葡萄球菌）：Van A 是质粒介导的。它是最常见的类型，可合成含有以 d- 丙氨酸 -d- 乳酸结尾的五肽的肽聚糖细胞壁前体。Van B 被编码在一个转座因子上并导致耐药性。Van C 是染色体编码的，导致对万古霉素的低水平耐药。②当细胞壁异常增厚时，葡萄球菌会产生中度耐药性（对万古霉素中度敏感的金黄色葡萄球菌）。

4. 代谢途径：万古霉素通过尿液排出体外。

🅵🅳🄰 FDA 批准的适应证

对青霉素过敏、不能服用或对其他药物（包括青霉素或头孢菌素）无效的患者，治疗由耐甲氧西林葡萄球菌敏感菌株引起的严重或严重感染，以及万古霉素敏感菌引起的对其他抗菌药物耐药的感染。当怀疑存在耐甲氧西林葡萄球菌时，建议进行初始治疗，但在获得药敏数据后，应相应调整治疗。

也用于：治疗葡萄球菌性心内膜炎和其他葡萄球菌感染，

包括败血症、骨髓炎、肺炎、皮肤和皮肤结构感染。此外，它还用于治疗肠球菌（与氨基糖苷类药物联合）、链球菌和白喉性心内膜炎。万古霉素与利福平、氨基糖苷或两者联合应用，已用于治疗表皮葡萄球菌或类白喉引起的早发性人工瓣膜心内膜炎。万古霉素也用于预防青霉素过敏患者的细菌性心内膜炎。

✼ 不良反应 / 毒性

伪膜性肠炎、输液相关毒性反应包括过敏样反应、低血压、喘息、呼吸困难、荨麻疹或瘙痒；快速输液也可能导致上半身潮红(红人综合征)或胸背疼痛和肌肉痉挛、过敏症、药物热、寒战、皮疹（包括剥脱性皮炎、线性 IgA 大疱性皮肤病、史 - 约综合征、中毒性表皮坏死松解症和血管炎）、肾毒性、耳毒性（包括听力损失、眩晕、头晕和耳鸣）、中性粒细胞减少症，以及血小板减少症。

▲ 药物相互作用 / 食物相互作用

万古霉素和麻醉剂的同时给药与红斑和组胺样潮红以及过敏样反应有关。

同时和 / 或序贯全身或局部使用其他具有潜在神经毒性和 / 或肾毒性的药物，如两性霉素 B、氨基糖苷类、杆菌肽、多黏菌素 B、黏菌素、紫霉素或顺氯氨铂，需要仔细监测。

💊 剂量

通常的每日静脉注射剂量为 2 克，分为每 6 小时 500 毫克或每 12 小时 1 克。每个剂量应以不超过 10 毫克 / 分钟或至少 60 分钟的时间给药，以较长者为准。

🌐 特殊人群

1. 肾功能不全：肾功能不全的患者必须调整剂量。

肾功能	剂量
肌酐清除率 50 ～ 80 毫升 / 分钟	每 12 小时 500 毫克
肌酐清除率 10 ～ 50 毫升 / 分钟	每 24 小时 500 毫克
肌酐清除率 0 ～ 10 毫升 / 分钟	每周 1 克
血液透析	每周 1 克
连续性可动式腹膜透析	每周 1 克
连续性肾脏替代治疗	每 24 小时 1 克
鞘内剂量	每 48 ～ 72 小时 5 ～ 10 毫克

2. 肝功能障碍：无需调整剂量。

3. 儿科：万古霉素的常用静脉内剂量为每 6 小时每剂 10 毫克 / 千克体重。

婴儿和新生儿：初始剂量为 15 毫克 / 千克体重，随后在出生后的第 1 周每 12 小时给药 10 毫克 / 千克体重，之后每 8 小时给药 1 次，直至 1 个月大。

⚔ 抗生素治疗艺术

临床学习精华

（1）红人综合征不是真正的过敏：如果患者出现红人综合征，减慢输注速度、稀释万古霉素和服用苯海拉明可能有益。

（2）万古霉素常规用量为每 12 小时 1 克，目前建议剂量为每 12 小时 15 毫克 / 千克体重。

（3）尽管万古霉素敏感性的临界值是 4 微克 / 毫升，但许多专家认为 2 或更大的最低抑菌浓度与万古霉素的失效有关。

（4）已报告在使用万古霉素期间对万古霉素的耐受性（尽管最低抑菌浓度表明金黄色葡萄球菌仍然敏感，但金黄色葡萄球菌持续生长）。

（5）万古霉素谷值应在第 4 次给药后和第 5 次给药前 1 小时测量。推荐的谷值为 5 ~ 12 微克 / 毫升。

（6）肾功能不全患者应监测谷值。

（7）对于血液透析或腹膜透析的患者，应根据水平指导剂量，因为每个患者会以不同的速度代谢万古霉素。

VANSIL/奥沙尼喹

📋 基本特性

1. 类别：氢化喹啉。
2. 作用机制：未知。
3. 代谢途径：在肝脏氧化，随尿液排出体外。

FDA FDA 批准的适应证

用于治疗曼氏血吸虫感染。

对血吸虫或日本血吸虫无效。

✳ 不良反应 / 毒性

腹痛、恶心、呕吐和腹泻、发烧、谷丙转氨酶和谷草转氨酶升高、癫痫发作、头晕、嗜睡、严重头痛、幻觉、晕厥、健忘症、定向障碍和意识模糊以及尿液呈橙色至红色。

🛢 药物相互作用 / 食物相互作用

奥沙尼喹不应与食物一起服用，因为食物会延迟其吸收。

💊 剂量

15 毫克 / 千克体重口服 1 次。在东非，剂量应增加到 30 毫克 / 千克体重，口服；在埃及和南非，剂量应增加到 30 毫克 /（千克体重·日），口服 2 日。一些专家建议在整个非洲 40 ~ 60 毫克 / 千克体重，口服 2 ~ 3 日的时间。

⊕ 特殊人群

1. 肾功能不全：无需调整剂量。
2. 肝功能障碍：无需调整剂量。
3. 儿科：20 毫克 /（千克体重·日），1 日内分 2 次口服。

在东非，剂量应增加到 30 毫克 / 千克体重，口服；在埃及和南非 , 剂量应增加到 30 毫克 /（千克体重·日），口服 2 日。一些专家建议在整个非洲在 2 ～ 3 日的时间内 40 ～ 60 毫克 / 千克体重，口服。

VANTIN/头孢泊肟

基本特性

1. 类别：第三代头孢菌素。

2. 作用机制：结合青霉素结合蛋白，破坏细胞壁合成。

3. 耐药机制：①青霉素结合蛋白可能被改变，降低亲和力。② β - 内酰胺酶的产生，导致 β - 内酰胺环水解。③当细菌减少孔蛋白的产生时，抗生素到达青霉素结合蛋白的能力降低，导致细胞内药物浓度降低。

4. 代谢途径：头孢泊肟在尿液中以原形排出体外。

FDA 批准的适应证

治疗由易感微生物菌株引起的轻度至中度感染：急性中耳炎、咽炎和 / 或扁桃体炎、社区获得性肺炎、慢性支气管炎急性细菌性加重、急性、无并发症的尿道和宫颈淋病、淋病奈瑟菌引起的女性急性、无并发症的肛门直肠感染、无并发症的皮肤和皮肤结构感染、急性上颌窦炎、无并发症的尿路感染（膀胱炎）。

不良反应 / 毒性

已知对头孢泊肟或头孢菌素类抗生素过敏的患者禁用头孢泊肟酯。

如果对青霉素存在过敏，应谨慎使用头孢泊肟。

毒性包括发热、过敏症、皮疹（包括史 - 约综合征）、多形性红斑和中毒性表皮坏死松解症、血管性水肿、潮红、血清病样反应、脑病、癫痫发作、幻觉、运动过度、腹泻、艰难梭菌相关性腹泻和伪膜结肠炎、口腔念珠菌病、厌食、味觉变态、恶心、呕吐、胃痉挛、肠胃气胀、肝炎、肾功能损害、生殖器念珠菌病、阴道炎、出血、鼻衄、凝血酶原时间延长、全血细胞减少症、溶血性贫血、库姆斯试验阳性、高血糖、低血糖、低白蛋白血症、低蛋白血症、高钾血症和低钠血症。

药物相互作用 / 食物相互作用

头孢泊肟酯口服混悬剂可不考虑食物服用。

同时服用高剂量的抗酸剂或 H_2 受体拮抗剂可使峰值血浆水平降低 24% ~ 42%。

使用硫酸铜溶液（本尼迪克特溶液，Clintest®）时，头孢菌素可能会导致尿糖测定假阳性。使用葡萄糖氧化酶（Tes-Tape®、Clinistix®）的测试不受头孢菌素的影响。

丙磺舒会提高头孢泊肟的水平。

当头孢泊肟酯与已知具有潜在肾毒性的化合物同时给药时，建议密切监测肾功能。

剂量（口服）

感染类型	剂量	持续时间 / 日
咽炎 / 扁桃体炎	每 12 小时 100 毫克	5 ~ 10
社区获得性肺炎	每 12 小时 200 毫克	1
淋病	200 毫克	单一剂量
皮肤和皮肤结构感染	每 12 小时 400 毫克	7 ~ 14
急性上颌窦炎	每 12 小时 200 毫克	10
尿路感染	每 12 小时 100 毫克	7

特殊人群

1. 肾功能不全：推荐剂量如下表。

肾功能	剂量
肌酐清除率 < 30 毫升 / 分钟	常用剂量，每日 1 次
血液透析	只在透析后 200 毫克
连续性可动式腹膜透析	常用剂量，每日 1 次
连续性肾脏替代治疗	不适用

2. 肝功能障碍：无需调整剂量。

3. 儿科：尚未确定对 2 个月以下婴儿的安全性和有效性。

感染类型	剂量 /（毫克 / 千克体重 /12 小时）	持续时间 / 日
急性中耳炎	5（最多 200 毫克）	5
咽炎 / 扁桃体炎	5（最多 200 毫克）	5 ~ 10
急性上颌窦炎	5（最多 200 毫克）	10

抗生素治疗艺术

临床学习精华

（1）头孢泊肟的剂量应根据肾功能障碍进行调整。

（2）与青霉素的交叉过敏＜ 10%。

（3）抗酸剂或 H_2 拮抗剂可能会降低血清浓度。

VEMLIDY/韦立得

Tenofovir Alafenamide Fumarate（TAF）/替诺福韦艾拉酚胺富马酸盐（TAF）

基本特性

1. 类别：乙型肝炎的核苷酸逆转录酶抑制剂。

2. 作用机制：替诺福韦艾拉酚胺是替诺福韦的膦酰胺前药。替诺福韦是一种单磷酸腺苷的无环核苷酸类似物，可通过细胞激酶磷酸化为活性代谢物替诺福韦二磷酸。替诺福韦二磷酸盐通过乙型肝炎病毒逆转录酶结合病毒 DNA 来抑制乙型肝炎病毒的复制，从而导致 DNA 链终止。

3. 耐药机制：与替诺福韦艾拉酚胺富马酸盐耐药相关的特定取代发生的频率不够高。

4. 代谢途径：替诺福韦艾拉酚胺富马酸盐迅速转化为替诺福韦艾拉酚胺，然后由肝脏 CES1 代谢并排出体外。

FDA 批准的适应证

替诺福韦艾拉酚胺富马酸盐适用于治疗伴有代偿性肝病的慢性乙型肝炎。

不良反应 / 毒性

警告

据报道，使用核苷类似物会导致乳酸酸中毒和伴有脂肪变性的严重肝肿大，包括致命病例。停止包括替诺福韦艾拉酚胺富马酸盐在内的乙型肝炎治疗可能导致乙型肝炎的严重急性加重。对于停止包括替诺福韦艾拉酚胺富马酸盐在内的乙型肝炎治疗的患者，应密切监测肝功能，并进行临床和实验室随访至少几个月。如果合适，可能需要恢复抗乙型肝炎治疗。

其他不良反应包括：头痛、腹痛、疲劳、咳嗽、恶心、背痛和谷丙转氨酶升高。替诺福韦的其他剂型已观察到肾功能损害，但替诺福韦艾拉酚胺富马酸盐尚未报告。

⚠ 药物相互作用 / 食物相互作用

替诺福韦艾拉酚胺富马酸盐应与食物一起服用。

替诺福韦艾拉酚胺富马酸盐是 P-gp 和 BCRP 的基质，强烈影响 P-gp 和 BCRP 活性的药物可能会导致替诺福韦艾拉芬胺吸收发生变化。

替诺福韦艾拉酚胺富马酸盐不应与圣约翰草、利福平、利福布汀或利福喷丁共同给药。如果替诺福韦艾拉酚胺富马酸盐与卡马西平、奥卡西平、苯巴比妥或苯妥英合用，替诺福韦艾拉酚胺富马酸盐剂量应为 50 毫克，每日 1 次。

替诺福韦艾拉酚胺富马酸盐不应与含替诺福韦的任何其他化合物一起使用。

💊 剂量

替诺福韦艾拉酚胺富马酸盐以 25 毫克片剂的形式配发，推荐剂量为 25 毫克，每日 1 次，随餐服用。

🌐 特殊人群

1. 肾功能不全：不建议肌酐清除率低于 15 毫克 / 毫升的患者使用。

2. 肝功能障碍：不推荐用于中度或重度肝功能障碍的患者。

3. 儿科：不推荐 18 岁以下的患者使用。

🔰 抗生素治疗艺术

临床学习精华

（1）在开始替诺福韦艾拉酚胺富马酸盐治疗乙型肝炎之

前，所有患者都应进行 HIV 检测。

（2）尽管富马酸替诺福韦酯与范可尼综合征和骨矿物质流失有关，但研究中并未显示替诺福韦艾拉酚胺富马酸盐会导致这些不良反应。

（3）替诺福韦艾拉酚胺富马酸盐可与其他抗逆转录病毒药物联合使用；不过，该制剂不适用于治疗 HIV。

VFEND/伏立康唑

📋 基本特性

1. 类别：三唑类。

2. 作用机制：抑制羊毛甾醇 14-α-脱甲基酶，该酶参与麦角甾醇的合成，麦角甾醇是真菌细胞膜的重要成分。

3. 耐药机制：①编码靶酶的基因（ERG11）的点突变导致靶标发生改变，对唑类的亲和力降低。② ERG11 的过度表达导致产生高浓度的靶酶，从而需要更高的细胞内药物浓度来抑制细胞中的所有酶分子。③伊曲康唑通过激活两种类型的多药外排转运蛋白主动外排出细胞。

4. 代谢途径：伏立康唑由细胞色素 P450 CYP2C19、CYP2C9 和 CYP3A4 代谢，主要通过尿液排泄。

🅵🅳🅰 FDA 批准的适应证

侵袭性曲霉病。

非中性粒细胞减少症患者的念珠菌血症。

播散性皮肤念珠菌感染和腹部、肾脏、膀胱壁和伤口感染。

食道念珠菌病。

由尖端赛多孢子菌（波氏假阿利什霉）和镰刀菌属引起的严重真菌感染。

✳ 不良反应 / 毒性

已知对伏立康唑或其赋形剂过敏的患者禁用伏立康唑。对其他唑类药物过敏的患者使用伏立康唑时应谨慎。不良反应包括罕见但严重的肝毒性、视神经炎、视神经乳头水肿、肝毒性、发热、皮疹、光敏性、过敏反应、呕吐、恶心、腹泻、头痛、败血症、外周水肿、腹痛、呼吸系统疾病、肾上腺功能不全、尿崩症、甲状腺功能障碍、心脏毒性包括 QT 间期延长和尖端扭转型室速、癫痫、再生障碍性贫血和电解质紊乱。

📐 药物相互作用 / 食物相互作用

口服伏立康唑应至少在饭前 1 小时或饭后 1 小时服用，胃的酸碱度不影响药物水平。

伏立康唑由人肝细胞色素 P450 酶 CYP2C19、CYP2C9 和 CYP3A4 代谢。这些酶的抑制剂或诱导剂可能分别增加或降低伏立康唑的血浆浓度。此外，伏立康唑抑制细胞色素 P450 酶 CYP2C19、CYP2C9 和 CYP3A 的代谢活性，因此伏立康唑可能会增加由这些 CYP450 酶代谢的其他药物的血浆浓度，导致毒性。

以下药物禁忌与伏立康唑合用：特非那定、阿司咪唑、西沙必利、吡莫嗪、奎尼丁、西罗莫司、利福平、利福平、卡马西平、长效巴比妥酸盐、埃法韦仑、大剂量利托那韦、麦角生物碱（麦角胺和二氢麦角胺）、圣约翰草。

以下清单包括与伏立康唑有明显相互作用的药物。

（1）阿芬太尼：应考虑减少阿芬太尼和其他经 CYP3A4 代谢的阿片类药物（如舒芬太尼）的剂量。

（2）苯二氮䓬类：监测苯二氮䓬类药物的作用增加。

（3）钙通道阻滞剂：监测钙通道效应的升高。

（4）环孢菌素：将环孢菌素剂量减至起始剂量的 1/2，并监测环孢菌素血药浓度。

（5）HMG-CoA 还原酶抑制剂（他汀类药物）：监测他汀类药物作用的增加。

（6）美沙酮：监测，可能需要减少美沙酮的剂量。

（7）奥美拉唑：在已经接受 40 毫克或更大剂量奥美拉唑的患者开始使用 VFEND 治疗时，应将奥美拉唑剂量减半。

（8）口服避孕药：口服避孕药和伏立康唑的浓度升高。

（9）苯妥英：监测苯妥英毒性。伏立康唑维持剂量从每

12 小时 4 毫克 / 公斤增加到 5 毫克 / 公斤静脉注射或每 12 小时口服 200 毫克到 400 毫克（体重小于 40 公斤的患者每 12 小时口服 100 毫克 ~ 200 毫克）。

（10）蛋白酶抑制剂：可以给予低剂量（每 12 小时 100 毫克），并且获益大于风险。对于其他蛋白酶抑制剂，蛋白酶抑制剂和伏立康唑的水平可能会升高。

（11）磺脲类口服降糖药：监测低血糖。

（12）他克莫司：将他克莫司剂量减至起始剂量的 1/3，并监测他克莫司血药浓度。

（13）华法林：监测华法林效应的上升。

（14）长春新碱：监测长春新碱的效应增加。

💊 剂量

伏立康唑分为 50 毫克和 200 毫克的片剂、含 45 毫克 / 瓶的口服给药粉剂和用于静脉给药的粉剂。

用于治疗曲霉病、角孢子菌病、镰刀菌病和侵袭性念珠菌病：第 1 日每 12 小时静脉注射 6 毫克 / 千克体重，然后每 12 小时 4 毫克 / 千克体重或每 12 小时口服 200 毫克。

体重低于 40 千克的成年患者应每 12 小时口服 100 毫克维持剂量。

对于食道念珠菌病，每 12 小时口服 200 毫克。

🌐 特殊人群

1. 肾功能不全：肌酐清除率 < 50 毫升 / 分钟的患者会发生静脉内载体磺丁倍他环糊精钠的积聚。这些患者应口服伏立康唑，除非对患者获益 / 风险的评估证明使用静脉伏立康唑是合理的。口服伏立康唑没有剂量调整。

2. 肝功能障碍：Child Pugh*A 级和 B 级患者的维持剂量应为每 12 小时 100 毫克。尚未在严重肝硬化（Child Pugh*C 级）

患者中研究伏立康唑。必须仔细监测肝功能障碍患者的药物毒性。

3. 儿科：对 12 岁以下儿科患者的安全性和有效性尚未确定。对于 12 岁及以上的儿童，维持剂量为 4 毫克 / 千克体重，每 12 小时 1 次。

*Child Pugh 分级，请参阅有用的公式、方程和定义。

🔥 抗生素治疗艺术

临床学习精华

（1）伏立康唑对除接合菌属外的大多数霉菌均有活性。

（2）肾功能不全患者不应静脉给药伏立康唑，建议改为口服伏立康唑。

（3）伏立康唑是细胞色素 P450 的抑制剂，可以增强许多常用药物的活性，例如口服降糖药和抗凝药。

（4）有潜在致心律失常症状的患者应慎用伏立康唑。

（5）对于严重危及生命的感染或对治疗无反应的患者，应监测伏立康唑水平。

（6）最近的报告显示伏立康唑与移植受者的皮肤黑色素瘤 / 鳞状细胞癌之间存在关联。

（7）最近的报告显示伏立康唑与儿童胰腺炎之间存在关联。

VIBATIV/特拉万星

基本特性

1. 类别：脂糖肽。

2. 作用机制：特拉万星通过干扰肽聚糖的聚合和交联来抑制细菌细胞壁的合成。特拉万星与细菌膜结合并破坏膜屏障功能。

3. 耐药机制：未知。

4. 代谢途径：以原形从尿液中排出。

FDA 批准的适应证

由易感革兰氏阳性菌引起的复杂皮肤和皮肤结构感染（cSSSI），包括对甲氧西林敏感和耐药的金黄色葡萄球菌。

由金黄色葡萄球菌的易感分离株（甲氧西林敏感和耐药分离株）引起的医院获得性和呼吸机相关细菌性肺炎（HABP/VABP）。

不良反应 / 毒性

警告

1. 与万古霉素相比，先前存在中度 / 重度肾功能不全（肌酐清除率不高于 50 毫升 / 分钟）的患者，接受特拉万星治疗医院获得性细菌性肺炎 / 呼吸机相关细菌性肺炎（HABP/VABP）时的死亡率增加。只有当对患者的预期益处超过肾毒性的潜在风险和发生新发或恶化的肾损害时，才应考虑在有中度 / 重度肾损害（肌酐清除率不高于 50 毫升 / 分钟）患者中使用特拉万星。监测所有患者的肾功能。

2. 有生育能力的妇女应在特拉万星给药前进行血清妊娠试验。应避免在怀孕期间使用特拉万星，除非对患者的潜在益处超过对胎儿的潜在风险。在 3 个动物物种临床相关剂量中观察到的不良发育结果，引起了对人类潜在不良发育结果的担忧。

毒性包括血清肌酐升高、"红人综合征"、艰难梭菌相关性腹泻、QTc 间期延长、恶心、呕吐、味觉障碍和泡沫尿。

药物相互作用 / 食物相互作用

凝血酶原时间、国际标准化比值、活化部分凝血活酶时间、活化凝血时间和基于凝血的因子 Xa 测试结果的升高。D 二聚体、出血时间和全血凝固时间不受影响。

剂量

特拉万星的剂量为每日 10 毫克 / 千克体重。

特殊人群

1. 肾功能不全：推荐剂量如下表。

肌酐清除率 /（毫升 / 分钟）	特拉万星给药方案
> 50	每 24 小时 10 毫克 / 千克体重
30 ~ 50	每 24 小时 7.5 毫克 / 千克体重
10 ~ 30	每 48 小时 10 毫克 / 千克体重
< 10	不推荐

2. 肝功能障碍：无需调整剂量。

3. 儿科：对 18 岁以下患者的安全性和有效性尚未确定。

抗生素治疗艺术

临床学习精华

（1）特拉万星应根据肾功能进行剂量调整。

（2）育龄妇女用药前应进行血清妊娠试验。

（3）特拉万星可能导致凝血酶原时间 / 国际标准化比值结果的假性升高。

（4）特拉万星对耐万古霉素肠球菌无活性。

VIEKIRA PAK/（达萨布韦+奥比他韦+帕利瑞韦+利托那韦）

基本特性

1. 类别：①达萨布韦是丙型肝炎病毒非核苷 NS5B 聚合酶抑制剂。②奥比他韦是丙型肝炎病毒 NS5A 抑制剂。③帕利瑞韦是丙型肝炎病毒 NS3/4A 蛋白酶抑制剂。④利托那韦是 CYP3A 抑制剂。

2. 作用机制：①达萨布韦是丙型肝炎病毒 RNA 依赖的 RNA 聚合酶的非核苷抑制剂，它对病毒基因组的复制至关重要。②奥比他韦是丙型肝炎病毒 NS5A 抑制剂，它对病毒 RNA 复制和病毒体组装至关重要。③帕利瑞韦是丙型肝炎病毒 NS3/4A 蛋白酶的抑制剂，它是丙型肝炎病毒编码多蛋白的蛋白水解切割所必需的，也是病毒复制所必需的。④利托那韦是一种 CYP3A 抑制剂，可抑制 CYP3A 介导的帕利瑞韦代谢。

3. 耐药机制：①达萨布韦活性因聚合酶蛋白 C316Y、M414I/T、E446K/Q、Y448C/H、A553T、G554S、S556G/R 和 Y561H 的突变而降低。②奥比他韦活性因 NS5A 蛋白 M28T/V、Q30E/R、L31V、H58D 和 Y93C/H/L/N 上的突变而降低。③帕利瑞韦活性因蛋白酶 F43L、R155G/K/S、A156T、D168A/E/F/H/N/V/Y 和 Q80K 的突变而降低。

4. 代谢途径：①达萨布韦由 CYP2C8 代谢。②奥比他韦通过酰胺水解代谢。③帕利瑞韦由 CYP3A4 代谢。④利托那韦由 CYP3A4 代谢。

FDA 批准的适应证

无肝硬化或有代偿期肝硬化的慢性丙型肝炎病毒（HCV）基因型 1b 成年患者的治疗。

与利巴韦林联合使用的无肝硬化或代偿期肝硬化的丙型

肝炎病毒基因型 1a 成年患者的治疗。

✳ 不良反应 / 毒性

肝功能失代偿和肝功能衰竭，包括肝移植或致命后果，会增加谷丙转氨酶升高的风险。

其他不良反应包括疲劳、恶心、瘙痒、皮疹、失眠和虚弱。

⚗ 药物相互作用 / 食物相互作用

奥比他韦、帕利瑞韦和达萨布韦是 UGT1A1 的抑制剂，而利托那韦是 CYP3A4 的抑制剂。帕利瑞韦是 OATP1B1 和 OATP1B3 的抑制剂，帕利瑞韦、利托那韦和达萨布韦是 BCRP 的抑制剂。Viekira Pak 与作为 CYP3A、UGT1A1、BCRP、OATP1B1 或 OATP1B3 基质的药物共同给药可能导致此类药物的血浆浓度增加。

如果 Viekira Pak 与利巴韦林一起给药，利巴韦林的禁忌证也适用于这种联合方案。有关禁忌证列表，请参阅利巴韦林处方信息。

Viekira Pak 不应与以下药物合用：阿夫唑嗪、雷诺嗪、决奈达隆、卡马西平、苯巴比妥、苯妥英钠、秋水仙碱、吉非罗齐、利福平、利福喷丁、卢拉西酮、吡莫嗪、麦角胺、二氢麦角胺、甲基麦角新碱、乙炔基雌二醇、圣约翰草、西沙必利、洛伐他汀、普伐他汀、依法韦仑、西地那非、三唑仑、咪达唑仑、伏立康唑、氟替卡松、地瑞那韦、克力芝、利匹韦林或沙美特罗。

药物	调整或监测
缬沙坦、氯沙坦、坎地沙坦	降低血管紧张素受体阻滞剂的剂量
抗心律失常药	监测水平
酮康唑	酮康唑的最大剂量应为 200 毫克
喹硫平	将喹硫平的剂量减至 1/6
钙通道阻滞剂	将钙通道阻滞剂减少 50%
阿扎那韦 / 利托那韦	阿扎那韦 300 毫克应仅在早上服用
瑞舒伐他汀	瑞舒伐他汀的最大剂量为 10 毫克
普伐他汀	普伐他汀的最大剂量为 40 毫克
环孢菌素	将环孢菌素减至剂量的 1/5 并监测水平
他克莫司	每 7 日减少剂量 0.5 毫克并监测水平
丁丙诺啡 / 纳洛酮	密切监测
阿普唑仑	密切监测
利福布汀	150 毫克 / 日或 300 毫克，每周 3 次并监测

💊 剂量

　　Viekira Pak 是奥比他韦 12.5 毫克、帕利瑞韦 75 毫克和利托那韦 50 毫克固定剂量复方片剂，与达萨布韦 250 毫克片剂共同包装。推荐的口服剂量是每日 1 次（早上）两片奥比他韦、帕利瑞韦、利托那韦片剂和每日 2 次（早上和晚上）一片达萨布韦片剂。随餐服用 Viekira Pak，不考虑脂肪或卡路里含量。

患者人群	药物	持续时间 / 周
无肝硬化基因型 1	Viekira Pak+ 利巴韦林	12
代偿性肝硬化基因型 1	Viekira Pak+ 利巴韦林	24
有或无代偿性肝硬化基因型 1b	Viekira Pak	12
基因型 1(a 或 b) 的移植患者	Viekira Pak+ 利巴韦林	24

🌐 特殊人群

　　1. 肾功能不全：无需调整剂量。

2. 肝功能障碍：不推荐用于中度或重度肝功能障碍的患者。

3. 儿科：18 岁以下者请勿使用。

抗生素治疗艺术

临床学习精华

（1）Viekira Pak 仅对丙型肝炎病毒基因型 1 有活性。

（2）在开始使用 Viekira Pak 之前，所有患者都应进行丙型肝炎病毒耐药性测试。对于具有 Q80K 突变的患者，应考虑替代疗法。

（3）在 Viekira Pak 治疗之前和期间监测肝脏化学测试。

（4）Viekira Pak 含有利托那韦，因此所有 HIV 感染者都必须接受治疗以防止 HIV 耐药。

VIRAMUNE/奈韦拉平

📋 基本特性

1. 类别：非核苷逆转录酶抑制剂。

2. 作用机制：奈韦拉平通过结合酶抑制逆转录酶活性。

3. 耐药机制：逆转录酶结构的变化导致奈韦拉平无法与酶结合并允许转录继续，最常见的耐药突变包括 K103N 和 Y181C。

4. 代谢途径：由细胞色素 P450 系统代谢为羟基化代谢物。

FDA FDA 批准的适应证

与其他抗逆转录病毒药物联合治疗 HIV-1。

✳ 不良反应/毒性

警告

1. 肝毒性：据报道，在接受奈韦拉平治疗的患者中，会出现严重的、危及生命的，在某些情况下会导致致命的肝毒性，特别是在前 18 周内。在某些情况下，患者出现非特异性的肝炎前驱体征或症状并进展为肝功能衰竭。这些事件通常与皮疹有关。治疗开始时女性和更高的 CD4+ 细胞计数使患者面临更高的风险，CD4+ 细胞计数 > 250/ 立方毫米的女性，包括接受奈韦拉平与其他抗逆转录病毒药物联合治疗 HIV-1 感染的孕妇，风险最大。不过，与使用奈韦拉平相关的肝毒性可发生在两种性别、所有 CD4+ 细胞计数以及治疗期间的任何时间。在服用奈韦拉平进行暴露后预防（PEP）的未感染 HIV 的患者中也报告了肝功能衰竭。禁止将奈韦拉平用于职业和非职业暴露后预防。出现肝炎体征或症状，或转氨酶升高并伴有皮疹或其他全身症状的患者，必须停用奈韦拉平并立即就医。

2. 皮肤反应：接受奈韦拉平治疗的患者曾发生严重的、危及生命的皮肤反应，包括致命病例。这些病例包括史 - 约综合征、中毒性表皮坏死松解症和以皮疹、全身症状和器官功能障碍为特征的过敏。出现严重皮肤反应或过敏的体征或症状的患者必须停用奈韦拉平并立即寻求医疗评估。对于在治疗的前 18 周内出现皮疹的所有患者，应立即检查转氨酶水平。已观察到每日服用奈韦拉平 200 毫克的 14 日导入期可降低皮疹的发生率，必须遵循。

3. 监测：在使用奈韦拉平治疗的前 18 周内必须对患者进行密切监测，以检测可能危及生命的肝毒性或皮肤反应。在治疗的前 6 周内需要格外警惕，这是发生这些事件的最大风险时期。临床肝炎后，或转氨酶升高并伴有皮疹或其他全身症状，或出现严重皮疹或过敏反应后，请勿重新开始奈韦拉平。在某些情况下，尽管停止治疗，肝损伤仍在进展。

其他不良反应包括胆固醇升高、脂肪再分布、免疫重建综合征、发热、贫血、中性粒细胞减少、横纹肌溶解和感觉异常。

🧪 药物相互作用 / 食物相互作用

食物：无明显影响。奈韦拉平不应与阿司咪唑、倍普地尔、西沙必利、咪达唑仑、匹莫齐特、三唑仑、酮康唑、麦角衍生物、圣约翰草、阿扎那韦或依曲韦林同时给药。

奈韦拉平主要通过肝脏通过细胞色素 P450 同工酶 3A 和 2B6 代谢。奈韦拉平会引起 CYP3A4 的肝酶诱导，与主要由 3A4 和 2B6 同工酶代谢的药物共同给药，可能导致药物的血浆浓度改变。预期诱导 CYP3A4 活性的药物会增加奈韦拉平的清除率，导致血浆浓度降低。由于这些代谢活动，以下药物相互作用需要考虑调整剂量和监测受影响药物的临床效果和血清水平。

药物	调整或监测
氟康唑	肝毒性风险, 监测毒性
伏立康唑	监测毒性
克拉霉素	考虑替代药物
利福平	使用利福布汀并监测利福布汀的毒性
避孕药	使用替代或附加方法
美沙酮鸦片	戒断常见, 滴定美沙酮
茚地那韦	每 8 小时 1 次茚地那韦 1000 毫克 + 每日两次利托那韦 100 毫克
洛匹那韦 / 利托那韦	使用 600/150 毫克洛匹那韦 / 利托那韦, 每日 2 次
华法林	监测华法林的作用

此外，当与奈韦拉平一起服用时，潜在的药物相互作用需要监测以下药物的作用降低：抗心律失常药、抗惊厥药、钙通道阻滞剂、免疫抑制剂和癌症化疗药物。

剂量

奈韦拉平以 200 毫克片剂和每 5 毫升含有 50 毫克奈韦拉平的白色口服混悬液给药。奈韦拉平的推荐剂量是前 14 日每日服用 1 片 200 毫克片剂，随后每日服用 2 次 200 毫克片剂，并与其他抗逆转录病毒药物联合使用。

奈韦拉平 XR 被配制成 100 毫克和 400 毫克片剂。

特殊人群

1. 肾功能不全：无需调整。

2. 肝功能障碍：奈韦拉平禁用于中度或重度（Child Pugh* B 级或 C 级）肝功能损伤患者。

3. 儿科：15 日及以上儿科患者的推荐口服剂量为 150 毫克 / 平方米，每日 1 次，持续 14 日，之后每日 2 次，每次 150 毫克 / 平方米。任何患者的每日总剂量不应超过 400 毫克。

体表面积可以使用莫斯特勒公式计算。*

** 肝功能分级测定和 Mosteller 公式：请参阅有用的公式、方程和定义。

🔥 抗生素治疗艺术

临床学习精华

（1）奈韦拉平应始终与其他抗逆转录病毒药物联合使用。

（2）CD4 计数大于 250 的女性或 CD4 计数大于 400 的男性不应开始使用奈韦拉平。

（3）在使用奈韦拉平治疗的前 18 周内必须密切监测患者，以检测可能危及生命的肝毒性或皮肤反应。

（4）在完整剂量的奈韦拉平 200 毫克每日 2 次或奈韦拉平 XR 400 毫克每日 1 次之前，应以每日 200 毫克的形式服用奈韦拉平 2 周。

（5）韦拉平的半衰期很长。如果停止抗逆转录病毒治疗，以降低耐药性，其他药物应至少再继续使用 48 小时。

（6）无论何时开始使用奈韦拉平，请务必检查患者正在接受的所有药物，以限制药物相互作用。

VIRAZOLE（Ribavirin Inhaled)/
利巴韦林（利巴韦林吸入剂）

📋 基本特性

1. 类别：核苷类似物。

2. 作用机制：未知。

3. 耐药机制：未知。

4. 代谢途径：利巴韦林通过磷酸化或脱核糖基化／水解代谢产生三唑羧酸代谢物并经肾脏排泄。

FDA FDA 批准的适应证

吸入利巴韦林适用于治疗因呼吸道合胞病毒引起的严重下呼吸道感染的住院婴幼儿。可能需要在严重下呼吸道感染的早期进行治疗才能达到疗效。

也用于：一些权威建议考虑对任何由沙粒病毒（拉沙热、新世界出血热）或布尼亚病毒（汉坦病毒、裂谷热、克里米亚 - 刚果出血热）引起的病毒性出血热患者，或病因不明的疑似病毒性出血热患者考虑利巴韦林治疗。

✴ 不良反应／毒性

警告

1. 需要机械呼吸机辅助的患者的雾化利巴韦林应仅由熟悉所使用的特定呼吸机和这种给药方式的医生和支持人员进行。必须严格注意已被证明可以最大限度减少药物沉淀积聚的程序，这可能导致机械呼吸机功能障碍和相关的肺压升高。

2. 呼吸功能突然恶化与婴儿开始使用雾化利巴韦林有关。治疗期间应仔细监测呼吸功能。如果雾化利巴韦林治疗的开始似乎会导致呼吸功能突然恶化，则应停止治疗并重新开始治疗，但必须非常谨慎，持续监测，并考虑同时服用支气管扩张剂。

3. 吸入利巴韦林不适用于成人。医生和患者应该知道，利巴韦林已被证明会在啮齿动物中产生睾丸损伤，并且在所有已进行充分研究的动物物种中具有致畸作用。

4. 利巴韦林禁用于有过敏、自身免疫性肝炎、血红蛋白病（例如重型地中海贫血、镰状细胞性贫血）病史的患者。

雾化利巴韦林的其他毒性：呼吸功能的突然恶化与婴儿开始使用雾化利巴韦林有关。治疗期间应仔细监测呼吸功能。如果发现呼吸功能突然恶化，应停止治疗并重新开始治疗，但必须非常谨慎、持续监测并考虑同时服用支气管扩张剂。在需要机械呼吸机辅助的患者中使用雾化利巴韦林只能由熟悉这种给药方式和使用的特定呼吸机的医生和支持人员进行。必须严格注意已被证明能最大限度地减少药物沉淀物积累的程序，药物沉淀物可导致机械通气功能障碍和相关肺动脉压升高。

药物相互作用 / 食物相互作用

无。

剂量

吸入用利巴韦林装在 100 毫升玻璃小瓶中，装有 6 克无菌冻干药物，用 300 毫升无菌水复溶，仅通过小颗粒气溶胶发生器（SPAG-2）给药。推荐的治疗方案是 20 毫克 / 毫升，每日连续气雾给药 12 ~ 18 小时，持续 3 ~ 7 日。

特殊人群

1. 肾功能不全：无需调整。

2. 肝功能障碍：无需调整。

3. 儿科：吸入利巴韦林剂量如上文所示。

抗生素治疗艺术

临床学习精华

（1）对于严重的下呼吸道感染，早期吸入利巴韦林治疗可能是达到疗效的必要条件。

（2）利巴韦林为妊娠期用药，安全性分级 X 类，女性应该使用 2 道保护屏障来控制生育。这种谨慎也适用于男性。

VIREAD (Tenofovir Disoproxil Fumarate)/替诺福韦（富马酸替诺福韦二吡呋酯）

也包含在 Truvada、Atripla、Complera 和 Stribild 之中。

基本特性

1. 类别：具有抗 HIV 和乙型肝炎活性的核苷酸逆转录酶抑制剂（NRTI）。

2. 作用机制：由细胞酶转化为其活性药物替诺福韦二磷酸酯，一种三磷酸腺苷的类似物。替诺福韦二磷酸酯与天然存在的核苷酸竞争结合新形成的 HIV DNA。由于替诺福韦二磷酸酯没有末端羟基，它会停止病毒的转录和复制。

3. 耐药机制：HIV 逆转录酶结构的变化导致三磷酸腺苷的优先结合和替诺福韦二磷酸的结合减少，从而允许 DNA 的转录继续。耐药突变包括 K65R 和 TAMS。

4. 代谢途径：替诺福韦以原形从尿液中排出。

FDA 批准的适应证

与其他抗逆转录病毒药物联合治疗 HIV 感染。

治疗成人慢性乙型肝炎。

不良反应 / 毒性

警告

1. 据报道，在停止使用包括替诺福韦在内的乙型肝炎治疗的乙型肝炎感染患者中，肝炎会出现严重急性加重。对于停止抗乙肝治疗（包括替诺福韦）的患者，应密切监测肝功能并进行至少几个月的临床和实验室随访。如果合适，可能需要恢复抗乙型肝炎治疗。

2. 使用核苷类似物（包括替诺福韦）与其他抗逆转录病毒药物联合使用时，已有乳酸酸中毒和伴有脂肪变性的严重肝肿大（包括致命病例）的报告。

其他不良反应：免疫重建炎症综合征、脂肪再分布（包括向心性肥胖和背颈脂肪增大、外周消瘦、面部消瘦、乳房增大）、肾功能损害（包括急性肾功能衰竭和范可尼综合征）、骨矿物质密度降低、皮疹、恶心、腹泻、头痛、疼痛、抑郁和虚弱。

⬛ 药物相互作用／食物相互作用

替诺福韦应与食物一起服用。

替诺福韦不应与阿德福韦合用。

替诺福韦不应与地达诺新同时使用，因为维持该方案的患者的 CD4 计数降低。如果地达诺新与替诺福韦同时服用，地达诺新的剂量应减至每日 250 毫克。

替诺福韦降低阿扎那韦的水平，如果一起服用，阿扎那韦必须与利托那韦或考比司他一起服用。

替诺福韦和雷迪帕韦／索非布韦的共同给药已被证明会增加替诺福韦的暴露。

替诺福韦不应与其他含有替诺福韦的药物（Truvada、Atripla、Complera、Stribild、Descovy、Odefsey 或 Genvoya）一起给药。

💊 剂量

替诺福韦以 150 毫克、200 毫克、250 毫克和 300 毫克片剂的形式给药。它也有口服粉剂，由白色、掩味的包衣颗粒组成，每勺含有 40 毫克富马酸替诺福韦酯，相当于 33 毫克替诺福韦酯。一水平勺含有 1 克口服粉剂。推荐的成人剂量为每日 1 次 300 毫克。

🌐 特殊人群

1. 肾功能不全：应根据肾功能调整替诺福韦。对于 30 ～

49毫升/分钟的肌酐清除率，应每48小时服用1次替诺福韦。对于小于30毫升/分钟的肌酐清除率，应每72～96小时给药1次。对于血液透析患者，每周给药1次。

2. 肝功能障碍：无需调整剂量。

3. 儿科：对于2岁及以上的儿科患者，替诺福韦的推荐口服剂量为每千克体重8毫克富马酸替诺福韦酯（最多300毫克），每日1次，以口服粉剂或片剂形式给药。

⚡ 抗生素治疗艺术

临床学习精华

（1）替诺福韦应与其他抗逆转录病毒药物联合使用。

（2）替诺福韦（替诺福韦酯或替诺福韦艾拉酚胺）存在于九种不同的药物中：Viread、Vemlidy、Truvada、Descovy、Atripla、Complera、Odefsey、Stribild和Genvoya。

（3）HIV-1患者在开始使用替诺福韦进行抗逆转录病毒治疗前应进行乙型肝炎病毒检测。

（4）应谨慎使用替诺福韦和地达诺新组合（见上文）。

（5）如果与替诺福韦一起服用，阿扎那韦应该用利托那韦或考比司他加强。

（6）一种较新的替诺福韦制剂是替诺福韦艾拉酚胺，这种较新的配方可能具有较少的肾脏和骨骼不良反应。

（7）替诺福韦酯的日剂量与替诺福韦艾拉酚胺不同，开药时要小心。

VISTIDE/西多福韦

基本特性

1. 类别：抗病毒药物。

2. 作用机制：将西多福韦二磷酸结合不断增长的巨细胞病毒 DNA 链，会导致病毒 DNA 合成速率降低。

3. 耐药机制：数据不足。

4. 代谢途径：西多福韦必须与丙磺舒一起给药。西多福韦以原形在尿液中排出。

FDA 批准的适应证

治疗获得性免疫缺陷综合征（AIDS）患者的巨细胞病毒视网膜炎。

一些权威机构推荐西多福韦用于天花和天花疫苗接种的并发症，即牛痘性湿疹、进行性牛痘和无意接种，以及猴天花。它还可能具有抗多瘤病毒和腺病毒的活性。

不良反应 / 毒性

警告

1. 肾损害是西多福韦的主要毒性。仅使用 1 或 2 剂西多福韦，就会出现导致透析和 / 或导致死亡的急性肾功能衰竭病例。为减少可能的肾毒性，每次西多福韦输注时必须使用生理盐水和丙磺舒静脉预注射。肾功能（血清肌酐和尿蛋白）必须在每次服用西多福韦前 48 小时内进行监测，并根据肾功能变化对西多福韦剂量进行适当调整。西多福韦禁用于正在接受其他肾毒性药物的患者。

2. 已观察到与西多福韦治疗相关的中性粒细胞减少。因此，在西多福韦治疗期间应监测中性粒细胞计数。

3. 西多福韦仅用于治疗获得性免疫缺陷综合征患者的巨细胞病毒视网膜炎。在动物研究中，西多福韦具有致癌性、致畸性和导致少精子症的作用。

其他毒性作用包括近端肾小管细胞损伤伴代谢性酸中毒伴范可尼综合征、糖尿、血清磷酸盐、尿酸和碳酸氢盐降低，眼内压降低伴视力受损、葡萄膜炎或虹膜炎、肝功能障碍和胰腺炎。

🔺 药物相互作用 / 食物相互作用

已知丙磺舒与许多药物的代谢或肾小管排泄相互作用（例如，醋氨酚、阿昔洛韦、血管紧张素转换酶抑制剂、氨基水杨酸、巴比妥类、苯二氮䓬类、布美他尼、氯贝特、甲氨蝶呤、法莫替丁、呋塞米、非甾体抗炎药、茶碱和齐多夫定）。应仔细评估伴随用药。

在西多福韦输注当天与丙磺舒合用时，应暂时停用齐多夫定或减量 50%。

肾毒性药物禁止与西多福韦和具有肾毒性的药物同时服用。

💊 剂量

西多福韦的推荐诱导剂量为 5 毫克 / 千克体重，每周 1 次，连续 2 周。西多福韦的推荐维持剂量为 5 毫克 / 千克体重，每 2 周给药 1 次。

🌐 特殊人群

1. 肾功能不全：西多福韦的维持剂量必须从 5 毫克 / 千克体重减至 3 毫克 / 千克体重，以使血清肌酐比基线增加 0.3 ~ 0.4 毫克 / 分升。如果血清肌酐升高超过基线 0.5 毫克 / 分升或出现 ≥ 3+ 蛋白尿，则必须停止西多福韦治疗。

西多福韦禁用于血清肌酐浓度 > 1.5 毫克 / 分升、计算肌酐清除率 * ≤ 55 毫升 / 分钟或尿蛋白 ≥ 100 毫克 / 分升（相当于 ≥ 2+ 蛋白尿）的患者。

2. 肝功能障碍：无需调整。

3. 儿科：西多福韦尚未在儿童中进行过研究。

🔥 抗生素治疗艺术

临床学习精华

（1）为尽量减少潜在的肾毒性，每次西多福韦输注时必须给予丙磺舒和静脉盐水预水化。丙磺舒与每个西多福韦剂量一起口服给药：在西多福韦剂量前 3 小时服用 2 克，在西多福韦输注 1 小时后 8 小时再次服用 1 克（总共 4 克）。应警告患者丙磺舒引起的潜在不良事件（例如头痛、恶心、呕吐和过敏反应，包括皮疹、发热、寒战和过敏症）。

（2）肌酐＞ 1.5、肌酐清除率＜ 55 或尿蛋白＞ 100 的患者禁用西多福韦。

（3）西多福韦不应与其他肾毒性药物合用。

（4）西多福韦不应通过眼内给药。

（5）应监测患者的中性粒细胞减少。

VITEKTA/埃替拉韦

📋 基本特性

1. 类别：整合酶抑制剂。

2. 作用机制：埃替拉韦是 HIV-1 整合酶链转移抑制剂（INSTI）。整合酶的抑制可防止 HIV-1DNA 整合到宿主基因组 DNA 中，从而阻止病毒感染的传播。

3. 耐药机制：埃替拉韦改变 HIV 整合酶的结构。整合酶的酶突变发展阻止了埃替拉韦与酶的活性位点结合并允许整合酶活性继续。服用依替拉韦的患者中出现的耐药突变包括 T66A/I、E92G/Q、S147G 和 Q148R。

4. 代谢途径：埃替拉韦主要通过 CYP3A 进行氧化代谢，然后通过肝脏中的 UGT1A1/3 酶进行葡萄糖醛酸化并排出体外。

FDA FDA 批准的适应证

与 HIV 蛋白酶抑制剂、利托那韦和其他抗逆转录病毒药物联合给药，用于治疗有抗逆转录病毒治疗经验的成人的 HIV-1 感染。

✴ 不良反应 / 毒性

免疫重建炎症综合征。

报告的其他不良反应，包括腹泻、恶心和头痛。

小于 2% 的情况：腹痛、消化不良、呕吐、疲劳、抑郁、失眠、自杀意念和自杀企图，以及皮疹。

🔺 药物相互作用 / 食物相互作用

埃替拉韦必须与食物一起服用。

埃替拉韦由 CYP3A 代谢，诱导或抑制 CYP3A 活性的药物预计会影响埃替拉韦的清除率。

不要将埃替拉韦与依法韦仑、奈韦拉平、茚地那韦、沙奎那韦、奈非那韦、苯巴比妥、苯妥英、卡马西平、奥卡西平、利福平、利福喷丁、地塞米松、圣约翰草 / 炔诺孕酮酯合用。

如果与抗酸剂一起给药，至少间隔 2 小时。

利福布汀：对于与蛋白酶抑制剂联合给药的埃替拉韦，利福布汀的剂量应为每周 3 次 300 毫克或每日 150 毫克。如果与波生坦一起给药，波生坦应每日或每隔一日服用 62.5 毫克。

💊 剂量

当与 Kaletra 或 Reyataz/Norvir 一起给药时，每日 85 毫克。

当与 Prezista/Norvir、Lexiva/Norvir 或 Aptivus/Norvir 一起给药时，每日 150 毫克。

🌐 特殊人群

1. 肾功能不全：无需调整剂量。
2. 肝功能障碍：不适用于肝功能分级 C 级患者。
3. 儿科：不建议 12 岁以下儿童使用。

🗲 抗生素治疗艺术

临床学习精华

（1）埃替拉韦仅被批准与包括 Norvir 在内的蛋白酶抑制剂联合使用。

（2）埃替拉韦不应与其他含有埃替拉韦的药物如 Stribild 或 Genvoya 一起使用。

（3）埃替拉韦不应与其他整合酶抑制剂一起使用，包括 Isentress、Tivicay 或 Triumeq。

（4）使用埃替拉韦时应谨慎，因为不同的蛋白酶抑制剂使用不同的剂量。

XIFAXAN/利福昔明

基本特性

1. 类别：利福平的类似物。

2. 作用机制：利福昔明通过与细菌 DNA 依赖性 RNA 聚合酶的 β 亚基结合而起作用，从而抑制细菌 RNA 的合成。

3. 代谢途径：利福昔明在粪便中排泄。

FDA 批准的适应证

治疗由非侵入性大肠埃希菌菌株引起的旅行者腹泻患者（≥ 12 岁）。

也用于：预防旅行者腹泻、治疗艰难梭菌和治疗肝性脑病。

不良反应 / 毒性

对利福霉素有过敏的患者禁用。

不良反应包括过敏反应，包括剥脱性皮炎、皮疹、血管神经性水肿、荨麻疹、潮红、晒伤、颈部疼痛、耳痛、牙龈疾病、喉咙干燥、厌食、味觉丧失、腹胀、腹泻、便血、鼻咽炎、呼吸道感染、胸痛、呼吸困难、乏力、不适、脱水、关节痛、肌痛、梦异常、头晕、晕车、耳鸣、偏头痛、晕厥、失眠、排尿困难、血尿、多尿、蛋白尿、尿频、潮热、淋巴细胞增多、单核细胞增多症、中性粒细胞减少症和天冬氨酸转氨酶升高。

药物相互作用 / 食物相互作用

利福昔明可以在有或没有食物的情况下给药，没有报道显著的药物相互作用。

剂量

利福昔明片剂以 200 毫克片剂形式提供。通常的剂量是 1 片，每日 3 次，连续服用 3 日。

特殊人群

1. 肾功能不全：无需调整剂量。

2. 肝功能障碍：无需调整剂量。

3. 儿科：利福昔明在 12 岁以下儿科患者中的安全性和有效性尚未确定。

抗生素治疗艺术

临床学习精华

（1）利福昔明与其他药物无明显相互作用。

（2）腹泻合并发热、便血或大肠埃希菌以外的病原体引起的腹泻患者禁用利福昔明。

（3）利福昔明口服后吸收率低于 0.4%，不适合治疗全身性细菌感染。

（4）几乎所有抗菌药物都曾报道过伪膜性肠炎，对于在使用包括利福昔明在内的抗菌药物后出现腹泻的患者，考虑这种诊断是很重要的。

YODOXIN/双碘喹啉

📋 基本特性

1. 类别：卤化羟基喹啉。

2. 作用机制：未知。

3. 代谢途径：双碘喹啉从胃肠道吸收较差，大部分通过粪便排出。

4. 用于：①治疗肠阿米巴病。②对于无症状的疾病，它作为单药疗法给予。③如果患者患有侵袭性（肠或肠外）疾病，双碘喹啉与甲硝唑或替硝唑联合用于以下治疗。④治疗龟头炎。⑤治疗人芽囊原虫。⑥治疗脆弱双核阿米巴。

✳ 不良反应 / 毒性

已知对碘和卤化羟基喹啉过敏的患者禁用双碘喹啉。

毒性作用包括皮疹、过敏、恶心、呕吐、腹泻、罕见的视神经萎缩、神经炎和失明。

⚠ 药物相互作用 / 食物相互作用

没有报道。

由于碘含量高，双碘喹啉可能会干扰甲状腺功能测试。

💊 剂量

650 毫克，每日 3 次，持续 20 日。

🌐 特殊人群

1. 肾功能不全：禁用。

2. 肝功能障碍（不是阿米巴病引起）：禁用。

3. 儿科：10 毫克 / 千克体重，每 8 小时 1 次，持续 20 日，每日最多 2 克。

抗生素治疗艺术

临床学习精华

（1）儿童应尽可能避免使用双碘喹啉。

（2）对腔外或重度阿米巴病，双碘喹啉应与甲硝唑等其他药物合用。

YOMESAN/氯硝柳胺

📋 基本特性

1. 类别：水杨酰苯胺。

2. 作用机制：阻断肠道绦虫对葡萄糖的摄取，导致死亡。

3. 代谢途径：发生最小吸收。

4. 用于：氯硝柳胺对肠道绦虫有效，包括带绦虫、猪绦虫、双叶鞭毛虫、绦虫和犬绦虫。

✳ 不良反应 / 毒性

恶心、呕吐、腹泻、头晕、不适和瘙痒。

⚠ 药物相互作用 / 食物相互作用

服用这种药物时应避免饮酒，因为它会增加吸收，增加不良反应的风险。

💊 剂量

1. 绦虫和裂头绦虫感染：应使用单次 2 克剂量，片剂应彻底咀嚼并用少量水冲服。

2. 微小膜壳绦虫：每日口服 2 克，持续 7 日。

🌐 特殊人群

1. 肾功能不全：无可用数据。

2. 肝功能障碍：无可用数据。

3. 儿科：

（1）绦虫和裂头绦虫感染：50 毫克 / 千克体重口服 1 次。

（2）微小膜壳绦虫：11 ~ 34 千克，第 1 日口服 1 克，然后每日口服 500 毫克，持续 6 日。大于 34 千克，第 1 日口服 1.5 克，然后每日口服 1 克，持续 6 日。

应将片剂压碎，然后与水混合服用。

⚕ 抗生素治疗艺术

临床学习精华

（1）氯硝柳胺对猪绦虫的幼虫形式（囊尾蚴病）没有活性，因为它吸收不良。

（2）氯硝柳胺在吞咽前应彻底咀嚼。

（3）儿童服用时，应将药丸捣碎，加水冲服。

ZEPATIER/艾尔巴韦和格佐匹韦

基本特性

1. 类别：①艾尔巴韦是丙型肝炎病毒 NS5A 的抑制剂。②格佐匹韦是丙型肝炎病毒 NS3/4A 蛋白酶的抑制剂。

2. 作用机制：①艾尔巴韦是丙型肝炎病毒 NS5A 的抑制剂，它对病毒 RNA 复制和病毒体组装至关重要。②格佐匹韦是丙型肝炎病毒 NS3/4A 蛋白酶的抑制剂，这是丙型肝炎病毒编码多蛋白的蛋白水解切割所必需的。

3. 耐药机制：①对于艾尔巴韦，在 28、30、31、58、93 位的单个 NS5A 取代会降低其活性。②对于格佐匹韦，在 36、43、56、80、107、155、156、168 位的单个 NS3 取代会降低其活性。

4. 代谢途径：艾尔巴韦和格佐匹韦通过氧化代谢部分消除，主要通过 CYP3A 并在粪便中排泄。

FDA 批准的适应证

Zepatier 适用于联合或不联合利巴韦林治疗成人慢性丙型肝炎病毒（HCV）基因型 1 或 4 感染。

不良反应 / 毒性

疲劳、头痛、恶心和腹泻。

实验室异常，包括谷丙转氨酶和胆红素升高，血红蛋白减少。

药物相互作用 / 食物相互作用

Zepatier 可不考虑食物服用。

当 Zepatier 与利巴韦林联合使用时，适用于利巴韦林的禁忌证适用于联合治疗。

不要将 Zepatier 与卡马西平、苯妥英、利福平、利福布汀、利福喷丁、圣约翰草、环孢菌素、依法韦仑、阿扎那韦、达芦那韦、洛匹那韦、沙奎那韦、替拉那韦、依曲韦林、Stribild、莫非那唑、博洛芬那唑、博西那芬、奈非那韦合用。所需的剂量调整如下:

药物	调整或监测
他克莫司	密切监测水平
瑞舒伐他汀	瑞舒伐他汀的最大剂量为 10 毫克
阿托伐他汀	阿托伐他汀的最大剂量为 20 毫克
氟伐他汀、洛伐他汀、辛伐他汀	使用必要的最低剂量

剂量

Zepatier 是一种双药、固定剂量组合产品,在单片中含有 50 毫克艾尔巴韦和 100 毫克格佐匹韦。推荐剂量是每日 1 次口服 1 粒,随餐或不随餐服用。

患者人群	药物	持续时间 / 周
未经蛋白酶抑制剂治疗的无 NS5A 多态性基因型 1a	Zepatier	12
未经蛋白酶抑制剂治疗的有 NS5A 多态性基因型 1a	Zepatier+ 利巴韦林	16
未经蛋白酶抑制剂治疗的基因型 1b	Zepatier	12
已经蛋白酶抑制剂治疗的基因型 1a 或 1b	Zepatier+ 利巴韦林	12
未经治疗的基因型 4	Zepatier	12
已经治疗的基因型 4	Zepatier+ 利巴韦林	16

特殊人群

1. 肾功能不全:无需调整剂量。

2. 肝功能障碍:请勿用于中度至重度肝功能障碍。

3. 儿科:请勿用于 18 岁以下患者。

抗生素治疗艺术

临床学习精华

（1）Zepatier 仅对丙型肝炎病毒基因型 1 和基因型 4 有活性。

（2）基因 1A 型感染患者使用 Zepatier 之前，必须进行 NS5A 耐药测试。

（3）氨基酸位置 28、30、31 或 93 处的 NS5A 耐药相关多态性需要与利巴韦林共同给药以提高疗效。

（4）Zepatier 可用于 HIV 合并感染患者。

ZERBAXA (Ceftolozane and Tazobactam)/
他唑巴坦（头孢洛生和他唑巴坦）

📋 基本特性

1. 类别：头孢菌素和 β - 内酰胺酶抑制剂。

2. 作用机制：结合青霉素结合蛋白，破坏细胞壁合成。

3. 耐药机制：①青霉素结合蛋白可能被改变，降低亲和力。② β - 内酰胺酶的产生，导致 β - 内酰胺环水解。③当细菌减少孔蛋白的产生时，抗生素到达青霉素结合蛋白的能力降低，导致细胞内药物浓度降低。

4. 代谢途径：主要由肾脏排泄。

FDA FDA 批准的适应证

治疗易感微生物引起的复杂腹腔感染，与甲硝唑合用。

治疗由易感微生物引起的复杂尿路感染，包括肾盂肾炎。

✺ 不良反应 / 毒性

对头孢洛生 / 他唑巴坦或其他 β - 内酰胺类药物表现出严重过敏的患者禁用。如果存在其他形式的对 β - 内酰胺类的过敏，请谨慎使用。

毒性包括恶心、腹泻、头痛和发热、艰难梭菌相关性腹泻（CDAD）心动过速、心绞痛肠梗阻、胃炎、腹胀、消化不良、肠胃气胀、输液部位反应、口咽念珠菌病、真菌性尿路感染、血清（谷氨酰转肽酶）上升、碱性磷酸酶、抗球蛋白试验阳性、高血糖、低镁血症、低磷血症、缺血性中风、肾功能损害、呼吸困难、荨麻疹和静脉血栓形成。

⏱ 药物相互作用 / 食物相互作用

预计头孢洛生 / 他唑巴坦与细胞色素 P450 酶（CYPs）的

基质、抑制剂和诱导剂之间不会发生显著的药物相互作用。

剂量

感染类型	剂量	持续时间
腹腔感染	每 8 小时 1.5 克	4 ~ 14 日(加甲硝唑 500 毫克每 8 小时 1 次)
尿路感染	每 8 小时 1.5 克	7 日

特殊人群

1. 肾功能不全：推荐剂量如下表。

肾功能	剂量
肌酐清除率 30 ~ 50 毫升 / 分钟	每 8 小时 750 毫克(500+250)
肌酐清除率 15 ~ 29 毫升 / 分钟	每 8 小时 375 毫克(250+125)
血液透析的终末期肾病	单次负荷剂量 750 毫克(500+250),然后是 150 毫克(100+50),每 8 小时 1 次,透析后给药

2. 肝功能障碍：无需调整剂量。

3. 儿科：对 18 岁以下患者的安全性和有效性尚未确定。

4. 老年：在 65 岁及以上的患者中观察到的不良反应发生率较高。在复杂的腹内感染中,65 岁及以上患者的治愈率较低。

抗生素治疗艺术

临床学习精华

(1)与清除率为 50 毫升 / 分钟或更高的患者相比,肌酐清除率 30 ~ 50 毫升 / 分钟的患者的疗效可能会降低。

(2)对于肾功能有改变的患者,至少每日监测肌酐清除率,并相应地调整头孢洛生 / 他唑巴坦的剂量。

(3)头孢洛生 / 他唑巴坦是一种非常活跃的抗假单胞菌剂,即使生物体对头孢他啶有耐药性。

(4)头孢洛生 / 他唑巴坦对耐碳青霉烯的肠杆菌科细菌无效。

ZIAGEN/阿巴卡韦

Epzicom、Trizivir 和 Triumeq 中也含有阿巴卡韦。

基本特性

1. 类别: 具有抗 HIV 活性的核苷逆转录酶抑制剂 (NRTI)。

2. 作用机制: 由细胞酶转化为其活性药物卡巴韦三磷酸, 一种三磷酸鸟苷的类似物。三磷酸卡巴韦与天然存在的核苷酸竞争结合新形成的 HIV DNA。由于卡巴韦三磷酸没有末端羟基, 它会停止病毒的转录和复制。

3. 耐药机制: HIV 逆转录酶结构的变化导致三磷酸鸟苷的优先结合和三磷酸卡巴韦的结合减少, 从而允许 DNA 继续转录。耐药突变包括 L74V、K65R 和 3 "TAMS"(41L、67N、70R、210W、215F 和 219E) +M184V。

4. 代谢途径: 被乙醇脱氢酶和葡萄糖醛酸转移酶代谢成无活性的代谢物, 主要在粪便中排出。

FDA 批准的适应证

阿巴卡韦被批准与其他抗逆转录病毒药物联合用于治疗 HIV 感染。

不良反应 / 毒性

警告

1. 过敏: 阿巴卡韦片剂 (阿巴卡韦) 曾发生严重的、有时是致命的过敏, 涉及多器官。

2. 携带 HLA-B*5701 等位基因的患者对阿巴卡韦的过敏风险较高, 尽管在未携带 HLA-B*5701 等位基因的患者中发生过过敏。Abacavir 片剂与先前对 Abacavir 过敏的患者和 HLA-B*5701 阳性的患者相反。在开始使用阿巴卡韦片剂治疗或重新开始使用阿巴卡韦片剂治疗之前，所有患者都应进行 HLA-B*5701 等位基因筛查，除非患者之前有记录的 HLA-B*5701 等位基因评估。无论 HLA-B*5701 状态如何，即使可能有其他诊断，如果怀疑过敏反应，立即停止服用阿巴卡韦片。在对阿巴卡韦片剂产生过敏反应后，切勿重启阿巴卡韦片剂或任何其他含有阿巴卡韦的产品，因为更严重的症状（包括死亡）可能会在数小时内发生。在无阿巴卡韦过敏史的患者重新引入含有阿巴卡韦的产品后，类似的严重反应也很少发生。

3. 乳酸酸中毒和严重肝肿大伴脂肪变性：使用核苷类似物和其他抗逆转录病毒药物，已报告乳酸酸中毒和严重肝肿大伴脂肪变性，包括致命病例。如果临床或实验室发现有乳酸酸中毒或明显的肝毒性，停止服用阿巴卡韦片。

其他不良反应：免疫重建炎症综合征、脂肪再分配（包括中心性肥胖和背颈部脂肪增大、外周消瘦、面部消瘦和乳房增大）、谷氨酰转肽酶升高和胰腺炎。

⚠ 药物相互作用 / 食物相互作用

阿巴卡韦可以在有或没有食物的情况下服用，并且不受 pH 值的影响。

不要将阿巴卡韦与其他含有阿巴卡韦的药物一起使用，包括 Epzicom、Trizivir 和 Triumeq。

💊 剂量

阿巴卡韦以 300 毫克片剂或草莓 - 香蕉味液体形式给药，其中含有 20 毫克 / 毫升。推荐的成人剂量为每日 2 次 300 毫克或每日 1 次 600 毫克。

🌐 特殊人群

1. 肾功能不全：无需调整剂量。

2.肝功能障碍：轻度肝病：200毫克，每日2次；严重肝病患者忌用。

3.儿科：批准的剂量为每日2次8毫克/千克体重，最高每日2次300毫克。

抗生素治疗艺术

临床学习精华

（1）阿巴卡韦应与其他抗逆转录病毒药物联合使用。

（2）阿巴卡韦存在于四种不同的药物中：Ziagen、Trizivir、Epzicom和Triumeq。

（3）开始使用阿巴卡韦前应进行HLA-B5701测试，如果阳性，应避免使用阿巴卡韦。

（4）如果怀疑患者有过敏，则不应使用阿巴卡韦。

ZITHROMAX,ZMAX/阿奇霉素

基本特性

1. 类别：唑内酯 / 大环内酯。

2. 作用机制：阿奇霉素通过与易感微生物的 50S 核糖体亚基结合而起作用，从而干扰微生物蛋白质的合成。

3. 耐药机制：①渗透性降低。②主动外排。③ 50S 核糖体单元的改变。④ 50S 核糖体单元的 23S 亚基的改变。⑤大环内酯酶失活。

4. 代谢途径：阿奇霉素经胆汁排泄。

FDA 批准的适应证

1. 注射用阿奇霉素：社区获得性肺炎、盆腔炎。

2. 阿奇霉素 250 毫克或 500 毫克片剂和溶液治疗下列特定病症中由指定微生物的易感菌株引起的轻度至中度感染：慢性阻塞性肺疾病的急性细菌性加重、急性细菌性鼻窦炎、社区获得性肺炎、咽炎 / 扁桃体炎、无并发症的皮肤和皮肤结构感染、尿道炎和宫颈炎、杜克雷嗜血杆菌引起的男性生殖器溃疡病（软下疳）。

3. 阿奇霉素 600 毫克片剂适用于治疗下列病症中由易感微生物菌株引起的严重感染：播散性鸟分枝杆菌复合体（MAC）的预防、播散性鸟分枝杆菌复合体（MAC）的治疗。

4. 阿奇霉素 1 克小包：由沙眼衣原体和淋病奈瑟菌引起的性传播疾病。

5.Zmax 适用于在下列特定病症中治疗由指定微生物的易感分离株引起的轻度至中度感染：成人急性细菌性鼻窦炎、成人和 6 个月及以上儿童的社区获得性肺炎。

✺ 不良反应 / 毒性

已知对阿奇霉素、红霉素和任何大环内酯类或酮内酯类抗生素有过敏的患者禁用。

不良反应包括严重的过敏反应，包括过敏反应、皮疹、光敏性、血管性水肿、史 - 约综合征和中毒性表皮坏死松解症、艰难梭菌相关性腹泻、心脏复极和 QT 间期延长、重症肌无力症状加重和新发肌无力综合征、恶心、呕吐、腹泻、腹痛、肝炎、消化不良、胀气、黑便、胆汁淤积性黄疸、心悸、胸痛、念珠菌、阴道炎、肾炎、癫痫发作、听力丧失、头晕、头痛、眩晕、嗜睡、血小板减少症和白细胞减少症。

⚗ 药物相互作用 / 食物相互作用

阿奇霉素片剂和混悬液可以与食物一起或不与食物一起给药。

Zmax 制剂应在餐前至少 1 小时或餐后 2 小时空腹服用。

同时使用大环内酯类和茶碱会增加茶碱的血清浓度。

与阿奇霉素合用可能会增强口服抗凝剂的作用。当患者同时接受阿奇霉素和口服抗凝剂治疗时，应仔细监测凝血酶原时间。

当阿奇霉素和这些药物同时使用时，建议仔细监测患者：

（1）地高辛：地高辛水平升高。

（2）麦角胺或二氢麦角胺：急性麦角毒性，以严重的外周血管痉挛和感觉迟钝为特征。

（3）三唑仑：降低三唑仑的清除率，从而可能增加三唑仑的药理作用。

（4）由细胞色素 P450 系统代谢的药物：卡马西平、环孢素、己巴比妥和苯妥英的血清水平升高。

🔖 剂量

1. 阿奇霉素静脉注射制剂：500 毫克，作为单日剂量。对于严重社区获得性肺炎的治疗，可在第 2 次给药后转为口服治疗，并继续每日 500 毫克。改用口服治疗的时间应由医生自行决定。

2. 阿奇霉素片剂和混悬液：规格有 250 毫克和 500 毫克片剂，以及 100 毫克 /5 毫升或 200 毫克 /5 毫升的悬浮液。推荐剂量如下。

感染类型	推荐剂量 / 治疗持续时间
社区获得性肺炎（轻度）	
咽炎 / 扁桃体炎	第 1 日 500 毫克，然后 4 日 250 毫克
皮肤 / 皮肤结构（无并发症）	
慢性阻塞性肺疾病的急性细菌性加重	500 毫克 / 日持续 3 日，或第 1 日 500 毫克，然后 4 日 250 毫克
急性细菌性鼻窦炎	500 毫克，每日 1 次，持续 3 日
生殖器溃疡病（软下疳）	一次 1 克
非淋菌性尿道炎和宫颈炎	一次 1 克
淋菌性尿道炎和宫颈炎	一次 2 克

3. Zithromax600 毫克片剂：预防传播性鸟分枝杆菌复合体感染，每周服用 1200 毫克。治疗播散性鸟分枝杆菌复合体感染，每日剂量为 600 毫克，与推荐的每日剂量为 15 毫克 / 千克体重的乙胺丁醇联合使用。

4. 阿奇霉素口服混悬液（1 克制剂）：治疗非淋菌性尿道炎和沙眼衣原体引起的宫颈炎的推荐剂量为 1 克（1000 毫克）单包。包装中的全部内容物应与两盎司（约 60 毫升）水彻底混合，立即饮用全部内容物，添加额外的两盎司水，混合并饮用以确保完全消耗剂量。单剂量包装不应用于 1000 毫克阿奇霉素以外的剂量。

5. Zmax：Zmax 应作为单次 2 克剂量服用。Zmax 提供单次口服剂量的完整疗程抗菌治疗，建议空腹服用 Zmax（饭前至少 1 小时或饭后 2 小时）。

🌐 特殊人群

1. 肾功能不全：肌酐清除率低于 10 毫升 / 分钟的患者应谨慎使用。

2. 肝功能障碍：应谨慎使用。

3. 儿科：

（1）急性中耳炎：阿奇霉素口服混悬液 30 毫克 / 千克体重单次给药，或 10 毫克 / 千克体重每日 1 次，连续 3 日，或 10 毫克 / 千克体重第 1 日单次给药，然后第 2 至 5 日服用 5 毫克 /（千克体重·日）。

（2）社区获得性肺炎：阿奇霉素口服混悬液，第 1 日单次服用 10 毫克 / 千克体重，然后在第 2 ~ 5 日服用 5 毫克 / 千克体重。

（3）咽炎 / 扁桃体炎：阿奇霉素口服混悬液 12 毫克 / 千克体重，每日 1 次，连续 5 日。对于 6 个月及以上的儿科社区获得性肺炎患者，Zmax 应作为单剂量 60 毫克 / 千克体重服用。体重 34 千克或以上的小儿患者应接受成人剂量 2 克。

（4）阿奇霉素 1 克小包不适用于儿科。

🗡 抗生素治疗艺术

临床学习精华

（1）阿奇霉素有多种剂型可供选择，应谨慎使用正确剂量的适当制剂。

（2）治疗鸟分枝杆菌复合体感染时，阿奇霉素必须与其他药物联合使用，以尽量减少耐药性。

（3）大环内酯类延长 QT 间期，必须谨慎使用。

（4）尽管对过敏症状进行了成功的对症治疗，但一些患者在停止对症治疗后仍出现过敏症状，可能是由于阿奇霉素的组织半衰期较长。这种可能性需要长期观察。

ZOSYN (Piperacillin-Tazobactam)/哌拉西林-他唑巴坦

基本特性

1. 类别：青霉素和 β - 内酰胺酶抑制剂组合。

2. 作用机制：结合青霉素结合蛋白，破坏细胞壁合成。

3. 耐药机制：①青霉素结合蛋白可能被改变，降低亲和力。② β - 内酰胺酶的产生，导致 β - 内酰胺环水解。③当细菌减少孔蛋白的产生时，抗生素到达青霉素结合蛋白的能力降低，导致细胞内药物浓度降低。

4. 代谢途径：哌拉西林在尿液中以原形排出体外，他唑巴坦及其代谢物随尿液排出体外。

FDA 批准的适应证

哌拉西林 / 他唑巴坦适用于治疗在下来病症中由耐哌拉西林、哌拉西林 / 他唑巴坦敏感、产 β - 内酰胺酶的微生物引起的中度至重度感染：阑尾炎、无并发症的和复杂的皮肤和皮肤结构感染、产后子宫内膜炎或盆腔炎、社区获得性肺炎（仅中等严重程度）、医院获得性肺炎（中度至重度）。

不良反应 / 毒性

对青霉素、头孢菌素或 β - 内酰胺酶抑制剂有过敏反应的患者禁用。

不良反应包括艰难梭菌相关性腹泻（CDAD）、过敏包括过敏症、皮疹包括多形性红斑和史 - 约综合征、皮肤黏膜念珠菌病、恶心、呕吐、腹泻、便秘、黑毛舌、头痛、心律失常、多动和癫痫发作、精神错乱、肝炎、肾功能不全、结晶尿、贫血、血小板减少、嗜酸性粒细胞增多、白细胞减少、凝血功能异常、尿糖假阳性反应和低钾血症。

⚠ 药物相互作用 / 食物相互作用

同时使用哌拉西林 / 他唑巴坦和丙磺舒可能会导致哌拉西林 / 他唑巴坦血浓度升高和延长。在哌拉西林的存在下，任何非去极化肌松药产生的神经肌肉阻滞作用都可以延长。甲氨蝶呤的清除率可能会降低。

氯霉素、大环内酯类、磺胺类和四环素类可能会干扰青霉素的杀菌作用。

使用 Clintest® 检测尿液中葡萄糖的存在时，高浓度的哌拉西林可能会导致假阳性反应。建议使用基于酶促葡萄糖氧化酶反应（例如 Clinistix®）的葡萄糖测试。

💊 剂量

通常的剂量是每 6 小时静脉注射 3.375 克。

对于医院获得性肺炎，剂量应为每 6 小时静脉注射 4.5 克，同时使用氨基糖苷类药物。

🌐 特殊人群

1. 肾功能不全：推荐剂量如下表。

肾功能	常用剂量	医院获得性肺炎治疗剂量
肌酐清除率 20 ~ 40 毫升 / 分钟	每 6 小时 2.25 克	每 6 小时 3.375 克
肌酐清除率 < 20 毫升 / 分钟	每 8 小时 2.25 克	每 6 小时 2.25 克
血液透析	每 12 小时 2.25 克	每 8 小时 2.25 克，每次透析后额外给药 0.75 克
连续性可动式腹膜透析	每 8 小时 2.25 克	每 6 小时 2.25 克
连续性肾脏替代治疗	每 12 小时 2.25 克	每 8 小时 2.25 克

2. 肝功能障碍：无需调整剂量。

3. 儿科：对于 9 个月及以上的患者，推荐剂量为每 8 小时 100 毫克哌拉西林 /12.5 毫克他唑巴坦 / 千克体重。

对于 2 至 9 个月大的患者，推荐剂量为每 8 小时 80 毫克哌拉西林 /10 毫克他唑巴坦 / 千克体重。

抗生素治疗艺术

临床学习精华

（1）哌拉西林 / 他唑巴坦需要因肾功能不全而调整剂量。

（2）哌拉西林 / 他唑巴坦是哌拉西林的单钠盐和他唑巴坦的单钠盐，在组合产品中每克哌拉西林总共含有 2.79 毫克当量（64 毫克）Na⁺。在治疗需要限制盐摄入量的患者时应考虑到这一点。

（3）与其他半合成青霉素一样，哌拉西林治疗与囊性纤维化患者发热和皮疹发生率增加有关。

（4）铜绿假单胞菌引起的医院获得性肺炎应与氨基糖苷类联合治疗。

（5）任何非去极化肌松药产生的神经肌肉阻滞在哌拉西林的存在下均可能延长。

ZOVIRAX/阿昔洛韦

基本特性

1. 类别：核苷类似物。

2. 作用机制：阿昔洛韦是一种核苷类似物，可被胸腺嘧啶激酶磷酸化为活性三磷酸盐形式。三磷酸阿昔洛韦以三种方式阻止疱疹病毒 DNA 的复制：①病毒 DNA 聚合酶的竞争性抑制。②结合并终止正在生长的病毒 DNA 链。③病毒 DNA 聚合酶的失活。与水痘带状疱疹病毒相比，阿昔洛韦对单纯疱疹病毒的抗病毒活性更强，是因为它更有效地被病毒胸腺嘧啶激酶磷酸化。

3. 耐药机制：单纯疱疹病毒和水痘带状疱疹病毒对阿昔洛韦的耐药性可以由病毒胸苷激酶或 DNA 聚合酶的定性或定量变化引起。

4. 代谢途径：阿昔洛韦代谢为 9-[（羧甲氧基）甲基] 鸟嘌呤并随尿液排出体外。

FDA 批准的适应证

口服阿昔洛韦适用于带状疱疹的急性治疗、生殖器疱疹的初始和复发发作以及水痘的治疗。

静脉注射阿昔洛韦适用于治疗免疫功能低下患者的初始和复发性黏膜和皮肤单纯疱疹（HSV-1 和 HSV-2）、免疫功能正常患者生殖器疱疹的严重初始临床发作、单纯疱疹脑炎、新生儿疱疹感染和免疫功能低下患者的水痘带状疱疹感染。

不良反应 / 毒性

恶心、呕吐和腹泻是接受口服阿昔洛韦的患者最常见的不良反应。中枢神经系统不良反应包括意识模糊、共济失调、行为改变、癫痫发作和昏迷，特别是在老年人或肾功能不全的患者中。当在肾小管中的溶解度（2.5 毫克 / 毫升）超过阿昔洛韦时，可能会在肾小管中发生沉淀。这导致尿素氮和血清肌酐升高以及随后的肾功能衰竭。

报告的其他不良反应包括过敏反应、血管性水肿、皮疹（包括中毒性表皮坏死松解症和史蒂文斯 - 约翰逊综合征）、发烧、头痛、肝炎、腹泻、外周水肿、贫血、白细胞减少症和血小板减少症。

⚠ 药物相互作用 / 食物相互作用

口服阿昔洛韦可以与食物或不与食物一起服用。

已显示丙磺舒的共同给药可降低阿昔洛韦的尿排泄和肾清除率。

💊 剂量

阿昔洛韦有 200 毫克胶囊、400 毫克和 800 毫克片剂，以及用于口服给药溶液的结晶粉末和用于注射的白色结晶粉末。

病况	剂量
带状疱疹	800 毫克每 4 小时口服 1 次，每日 5 次，持续 7 ~ 10 日
生殖器疱疹	每 4 小时 200 毫克，每日 5 次，连续 10 日
疱疹的慢性抑制治疗	400 毫克每日 2 次，或 200 毫克每日 3 次，持续 5 日
单纯疱疹病毒间断治疗	200 毫克每日 5 次，持续 5 日
水痘治疗	800 毫克每日 4 次，连续 5 日
黏膜和皮肤单纯疱疹	5 毫克 / 千克体重，每 8 小时静脉注射 1 次，免疫功能低下患者持续 7 日
严重初始生殖器疱疹	5 毫克 / 千克体重，每 8 小时静脉注射 1 次，持续 5 日
单纯疱疹病毒性脑炎	10 毫克 / 千克体重，每 8 小时静脉注射 1 次，持续 10 日
免疫功能低下患者的水痘带状疱疹	10 毫克 / 千克体重，每 8 小时静脉注射 1 次，持续 10 日

🌐 特殊人群

1. 肾功能不全

（1）口服剂量调整。

常用剂量	肌酐清除率 /（毫升/分钟）	调整剂量 / 毫克	给药间隔 / 小时
每 4 小时 200 毫克	0 ~ 10	200	12
每 12 小时 400 毫克	0 ~ 10	200	12
800 毫克，服用 5 日	10 ~ 25	800	8
	< 10	800	12

（2）静脉注射剂量调整。

肌酐清除率 /（毫升 / 分钟）	剂量比例	剂量间隔 / 小时
> 50	100%	8
25 ~ 50	100%	12
10 ~ 25	100%	24
0 ~ 10	50%	24

对于需要血液透析的患者，每次透析后都会给予额外的剂量。

对于接受腹膜透析的患者，调整给药间隔后似乎不需要补充剂量。

对于接受连续性肾脏替代治疗的患者，剂量为每日 5 ~ 7.5 毫克 / 千克体重。

2. 肝功能障碍：无需调整剂量。

3. 儿科：推荐剂量见下表。

病况	剂量
水痘（2岁及以上儿童）	20毫克/（千克体重·剂），口服每日4次[80毫克/（千克体重·日）]，连续5日，超过40公斤的儿童应接受成人剂量
免疫功能低下患者的黏膜和皮肤单纯疱疹（12岁以下）	每8小时静脉注射10毫克/千克体重，持续7日
单纯疱疹脑炎	
儿科（3个月至12岁）	每8小时静脉注射20毫克/千克体重，持续10日
新生儿疱疹（出生至3个月）	每8小时静脉注射10毫克/千克体重至20毫克/千克体重，持续10日
免疫功能低下患者的水痘带状疱疹（12岁以下）	每8小时静脉注射20毫克/千克体重，持续7日

🔥 抗生素治疗艺术

临床学习精华

（1）阿昔洛韦剂量应根据理想体重计算。

（2）阿昔洛韦对单纯疱疹病毒和水痘带状疱疹病毒有效，对其他疱疹病毒没有活性。

（3）2岁以下儿童不建议口服阿昔洛韦，该年龄组推荐静脉注射阿昔洛韦。

（4）阿昔洛韦可引起意识模糊或肾功能不全。

ZYVOX/利奈唑胺

基本特性

1. 类别：恶唑烷酮。

2. 作用机制：利奈唑胺与细菌 50S 亚基的 23S 核糖体 RNA 结合，防止形成功能性 70S 起始复合物，这是细菌翻译过程的重要组成部分。

3. 耐药机制：① 23S 核糖体 RNA 突变是耐万古霉素肠球菌和耐甲氧西林金黄色葡萄球菌对利奈唑胺耐药的主要原因。②耐药性也可通过对耐氯霉素 - 氟苯尼考 rRNA 甲基转移酶传递，赋予对林可酰胺类、恶唑烷酮类和链阳菌素类的耐药性。

4. 代谢途径：利奈唑胺通过氧化代谢并以利奈唑胺和利奈唑胺代谢物的形式从尿液中排出。

FDA 批准的适应证

耐万古霉素粪肠球菌感染。

由金黄色葡萄球菌（包括耐甲氧西林金黄色葡萄球菌）或肺炎链球菌引起的医院获得性肺炎。

由金黄色葡萄球菌（包括耐甲氧西林金黄色葡萄球菌）、化脓性链球菌或无乳链球菌引起的复杂皮肤和皮肤结构感染，包括糖尿病足感染，但不伴有骨髓炎。

由甲氧西林敏感的金黄色葡萄球菌或化脓性链球菌引起的无并发症皮肤和皮肤结构感染。

由肺炎链球菌或甲氧西林敏感的金黄色葡萄球菌引起的社区获得性肺炎。

也用于：结核分枝杆菌的易感菌株。

不良反应 / 毒性

过敏症、皮疹（史 - 约综合征）、骨髓抑制（包括贫血、白细胞减少、全血细胞减少和血小板减少）、艰难梭菌相关性腹泻（CDAD）、乳酸酸中毒、周围神经和视神经病变（主要是治疗时间超过最大推荐持续时间28日的患者）、恶心、呕吐、腹泻、头痛、舌头和牙齿变色、味觉改变、口腔和阴道念珠菌病以及癫痫发作。

▲ 药物相互作用 / 食物相互作用

利奈唑胺可以在不考虑食物而服用。

血清素综合征（认知功能障碍、发热、反射亢进和动作不协调）：除非仔细观察患者的血清素综合征体征和 / 或症状，否则利奈唑胺不应给予类癌综合征患者和 / 或服用以下任何药物的患者：血清素再摄取抑制剂、三环类抗抑郁药、血清素5-HT1 受体激动剂（曲坦类）、哌替啶或丁螺环酮。

单胺氧化酶抑制：利奈唑胺是单胺氧化酶抑制剂，有可能与肾上腺素能和血清素能药物相互作用，它不应用于服用MAO 抑制剂的患者（2 周内），也不应用于未控制的高血压、嗜铬细胞瘤、甲状腺毒症和 / 或服用以下任何类型药物的患者：直接和间接作用的拟交感神经药（例如，伪麻黄碱或苯丙醇胺）、血管加压剂（例如肾上腺素、去甲肾上腺素）和多巴胺能药物（例如多巴胺、多巴酚丁胺）。接受利奈唑胺治疗的患者需要避免食用大量酪胺含量高的食物或饮料。

💊 剂量

利奈唑胺有 400 毫克和 600 毫克片剂，作为含有 100 毫克 /5 毫升的口服混悬液，以及用于静脉给药。

感染类型	≥ 12 岁剂量	持续时间 / 日
复杂的皮肤感染	每 12 小时 600 毫克口服或静脉注射	10 ~ 14
肺炎	每 12 小时 600 毫克口服或静脉注射	10 ~ 14
耐万古霉素肠球菌感染	每 12 小时 600 毫克口服或静脉注射	14 ~ 28
无并发症的皮肤感染	每 12 小时 400 ~ 600 毫克口服	10 ~ 14

🌐 特殊人群

1. 肾功能不全：无需调整剂量。
2. 肝功能障碍：无需调整剂量。
3. 儿科：推荐剂量见下表。

感染类型	< 12 岁剂量	持续时间 / 日
复杂的皮肤感染	每 8 小时 10 毫克 / 千克体重, 口服或静脉注射	10 ~ 14
肺炎	每 8 小时 10 毫克 / 千克体重, 口服或静脉注射	10 ~ 14
耐万古霉素肠球菌感染	每 8 小时 10 毫克 / 千克体重, 口服或静脉注射	14 ~ 28
无并发症的皮肤感染	每 8 ~ 12 小时 10 毫克 / 千克体重, 口服	10 ~ 14

⚡ 抗生素治疗艺术

临床学习精华

（1）利奈唑胺未获批准用于治疗导管相关的血流感染或导管部位感染患者。

（2）利奈唑胺对革兰氏阴性病原体无临床活性，不适用于治疗革兰氏阴性菌感染。

（3）当利奈唑胺与选择性 5- 羟色胺再摄取抑制剂、单胺氧化酶抑制剂或肾上腺素能药物一起给药时要小心。

（4）使用利奈唑胺超过 2 周时，每周监测 1 次全血细胞计数。

（5）长期使用利奈唑胺可见周围和视神经病变，应监测视觉功能。

（6）在耐药结核病的慢性治疗中，利奈唑胺（与其他药物联用）的剂量为每日600毫克。

附录1　有用的公式、方程和定义

1. Child Pugh 肝病严重程度分级分级

指标	1级	2级	3级
腹水	无	轻度	中度
胆红素	< 2 毫克 / 分升（< 34.2 毫摩 / 升）	2 ~ 3 毫克 / 分升（34.2 ~ 51.3 毫摩 / 升）	> 3 毫克 / 分升（> 51.3 毫摩 / 升）
白蛋白	> 3.5 克 / 分升（3.5 克 / 升）	2.8 ~ 3.5 克 / 分升（28 ~ 35 克 / 升）	< 2.8 克 / 分升（28 克 / 升）
凝血酶原时间控制秒数	< 4	4 ~ 6	> 6
国际标准化比值	< 1.7	1.7 ~ 2.3	> 2.3
脑病	无	1 ~ 2 级	3 ~ 4 级

2. 估计肌酐清除率（毫升 / 分钟）

Cockcroft 和 Gault 方程：

肌酐清除率 =（140- 年龄）× 理想体重 /（血清肌酐 × 72）（×0.85 由于女性）

3. 估计理想体重（千克）

男性：理想体重 =50 千克 +5 英尺以上每英寸 2.3 千克
女性：理想体重 =45.5 千克 +5 英尺以上每英寸 2.3 千克
注：1 英尺 =0.3048 米；1 英寸 =2.54 厘米

4. 妊娠和哺乳期标签最终规则（PLLR）

FDA 正在改变怀孕风险类别。旧的 A、B、C、D 和 X 类别系统正在逐步淘汰，取而代之的是包装说明书（或药物标签）中题为"怀孕、哺乳期和女性和男性生殖潜能"的叙述部分。

尽管在2001年6月29日之前批准的药物不需要PLLR格式，但所有以前的字母类别都将在2018年6月29日之前删除。有关最新的建议，请查阅该药物的最新包装说明书。

5. 连续性肾脏替代治疗（CRRT）

连续性肾脏替代治疗（CRRT）越来越多地用于急性肾功能衰竭患者，包括多种技术，连续动静脉血液滤过（CAVH）、连续静脉血液滤过（CVVH）、连续动静脉血液透析（CAVHD）、连续静脉血液透析（CVVHD）和连续静脉血液透析滤过（CVVHDF）。对于抗生素给药的实际目的，可以假设动脉和静脉样本相等。一般来说，CRRT产生的肌酐清除率约为30毫升/分钟，尽管这只是一个粗略的估计，在可能的情况下，应监测血清抗生素检测。缓慢延长每日透析（SLEDD）是一种相关的方式，每日使用6-12小时，接受SLEDD治疗的患者的抗生素替代治疗通常与接受CRRT治疗的患者相似。对于在透析过程中明显去除的抗菌药物，通常每24小时给药1次的药物可在每日SLEDD后给药，而通常每12小时给药1次的药物应在SLEDD后和12小时后给药。

6. 体表面积（BSA）（Mosteller公式）

$$体表面积（平方米）= \sqrt{身高（厘米）× 体重（千克）/3600}$$

附录 2　部分抗生素毒性

本清单包括经常引起特定毒性的抗生素。清单并非旨在包罗万象，应始终参考当前的文献和产品插页以获取有关不良事件的完整信息。

导致神经肌肉抑制的抗生素
克林霉素
氨基糖苷类
氟喹诺酮类
万古霉素
多黏菌素类

影响葡萄糖稳态的抗生素
氟喹诺酮类
HIV 蛋白酶抑制剂
戊烷脒
奎宁

与显著骨髓抑制相关的抗生素
干扰素类
氯霉素
氨苯砜
氟胞嘧啶
更昔洛韦
利奈唑胺
利巴韦林
磺胺嘧啶
特地唑胺

甲氧苄啶磺胺甲基异噁唑

三甲曲沙

缬更昔洛韦

齐多夫定

与显著肝毒性相关的抗生素

唑类

棘白菌素类

氟喹诺酮类

利福霉素类

乙硫异烟胺

异烟肼

奈韦拉平

特比萘芬

吡嗪酰胺

阿莫西林克拉维酸钾

甲氧苄啶磺胺甲基异噁唑

苯唑西林

与显著肾毒性相关的抗菌药物

氨基糖苷类

两性霉素类

阿昔洛韦

西多福韦

黏菌素

膦甲酸

含有替诺福韦酯的抗逆转录病毒药物

三甲曲沙

伐昔洛韦

可能导致癫痫发作的抗生素

β - 内酰胺类

氟喹诺酮类

阿昔洛韦

黏菌素

环丝氨酸

乙硫异烟胺

异烟肼

伐昔洛韦

延长 QT 间期的抗生素

唑类

氟喹诺酮类

大环内酯类

HIV 蛋白酶抑制剂

附录3 部分抗生素治疗范围

本清单包括对特定病原体和病原体种类具有体外活性的抗微生物药物。

治疗毛霉菌病的抗生素
两性霉素 B 脱氧胆酸盐
两性霉素 B 脂质复合物
两性霉素 B 胶体分散液
两性霉素 B 脂质体
泊沙康唑
艾沙康唑

治疗厌氧菌感染的抗生素 *
氨苄西林舒巴坦 *
阿莫西林克拉维酸 *
哌拉西林他唑巴坦 *
替卡西林克拉维酸盐 *
亚胺培南 *
美罗培南 *
多利培南 *
厄他培南 *
头孢替坦
头孢西丁
黏菌素
多黏菌素
甲硝唑 *（遗漏了一些具有临床意义的革兰氏阳性厌氧菌）
克林霉素
莫西沙星

多西环素

米诺环素

四环素

替加环素

氯霉素 *

* 对脆弱拟杆菌厌氧覆盖率最高。

治疗肠球菌感染的抗生素 *

氨苄青霉素

氨苄西林舒巴坦

阿莫西林

阿莫西林克拉维酸钾

哌拉西林

哌拉西林他唑巴坦

替卡西林克拉维酸盐

亚胺培南

美罗培南

多利培南

万古霉素

达巴万星

特拉万星

奥利万星

达托霉素

利奈唑胺

特地唑胺

替加环素

　　* 没有一种抗生素能可靠地对肠球菌进行杀菌。对于杀菌覆盖，例如心内膜炎，联合治疗是必不可少的，通常使用细胞壁活性剂，如氨苄青霉素或万古霉素加氨基糖苷类。最近的数据支持氨苄西林加头孢曲松的组合。

治疗耐甲氧西林金黄色葡萄球菌感染的抗生素

药物	活性
万古霉素	杀菌
达巴万星	杀菌
特拉万星	杀菌
奥利万星	杀菌
达托霉素	杀菌
头孢洛林	杀菌
莫西沙星	杀菌
左氧氟沙星	杀菌
利奈唑胺	抑菌
特地唑胺	抑菌
甲氧苄啶磺胺甲基异噁唑	抑菌
强力霉素	抑菌
四环素	抑菌
米诺环素	抑菌
替加环素	抑菌
克林霉素 *	抑菌
利福平 **	抑菌

* 仅在 D 测试为阴性时使用。

** 仅与其他药物联合使用。

治疗抗假单胞菌活性的抗生素

哌拉西林

哌拉西林他唑巴坦

替卡西林克拉维酸钾

氨曲南

亚胺培南

美罗培南

多利培南

头孢他啶

头孢他啶阿维巴坦

头孢吡肟

头孢哌酮

头孢匹罗

头孢唑肟

头孢唑烷他唑巴坦

环丙沙星

左氧氟沙星

阿米卡星

妥布霉素

庆大霉素

黏菌素

多黏菌素

参考书目和参考文献

The Medical Letter, Drugs for Parasitic Infections, Vol.11 (Suppl.),2013.

Cunha, B.A. (ed.), Antibiotic Essentials, Jaypee Brothers Medical Publishers, New Dehli,2015.

Gilbert, D.N., Chanbers, H.F., Eliopoulos, G.M., and Saag, M.S. The Sanford Guide to Antimicrobial Therapy, Antimicrobial Therapy, Inc., Sperryville, VA,2014.

Francis, J. Drug - Resistant Tuberculosis: A Survival Guide for Clinicians, Third Edition, Curry National Tuberculosis Center and California Department of Public Health,2015.

Bennett, J.E., Dolin, R., and Blaser, M.J. Principles and Practice of Infectious Diseases, Eighth Edition, Elsevier, Philadelphia, PA,2015. Schlossberg, D. (ed.) Clinical Infectious Disease, Second Edition, Cambridge University Press, London,2015.

http://www.dailymed.nlm.nih.gov http://www.accessdata.fda.gov/Scripts/cder/DrugsatFDA/ http://www.drugs.com/

http://www.rxlist.com/ http://www.PDR.net http://labeldataplus.org Drugs@FDA.com